名家临证医著重刊

病机临证分析 运气学说

任应秋 编著

上海科学技术出版社

图书在版编目（CIP）数据

病机临证分析　运气学说 / 任应秋编著.—上海：上海
科学技术出版社，2009.4（2024.8重印）
（名家临证医著重刊）
ISBN 978-7-5323-9775-4

Ⅰ.病…　Ⅱ.任…　Ⅲ.①辨证②运气（中医）　Ⅳ. R241
R226

中国版本图书馆CIP数据核字（2009）第026199号

上海世纪出版（集团）有限公司
上海科学技术出版社　出版、发行
（上海市闵行区号景路159弄A座9F-10F）
邮政编码201101　www. sstp. cn
上海华顿书刊印刷有限公司印刷
开本 889×1194　1/32　印张 8.75
字数 215千字
2009年4月第1版　2024年8月第10次印刷
ISBN 978-7-5323-9775-4 / R · 2650
定价：30.00元

本书如有缺页、错装或坏损等严重质量问题，请向印刷厂联系调换

重　刊　说　明

　　上海科学技术出版社曾于20世纪50年代开始，相继出版了一大批中医临床医论医著。这些著作的撰写者，当时在中医临床理论研究或临床实践方面即是学验俱丰，建树颇多，如今看来，更是堪称为临证大家，中医泰斗，如秦伯未、任应秋、刘渡舟、邱茂良、何任等等诸老。而这些著作中的内容，亦均是源于中医临床实际，或与临床关联非常密切，其中阐微伤寒、金匮或温病学等中医经典著作之临床应用者占了不少比例，充分体现了中医经典与临床实践之间不可分割的重要关系。

　　近年来，一些忠实读者不断以各种方式向我们咨询这些著作的情况，其中绝大多数是求购者，甚至许以重金，因为年代久远，现在这些图书几无在书架上销售者，我们只能让读者一时失望。

　　有鉴于此，同时也是为了更好地留存、传承这些饱含中医临床精华之医论医著，让中医后学者能更好地领略或重温诸位名家在治学、临证、教研等各方面的方法、思路和经验，我们从中甄选了10种名家临证医论医著，分成7个分册，作为丛书首批重新刊印以飨广大读者。

　　本次重刊这些医论医著，我们除对原著中少数字词错误

病机临证分析　运气学说

1

名家临证医著重刊

或体例不当之处给予一一修正，使质量更臻优良之外，均保持了原书的内容特色，因为我们深知，广大的读者真正需要的，就是这些名家原汁原味的临证经验和朴实凝练的语言风格。

我们殷切希望各位读者在阅读本丛书之后，对不足之处给予批评、指点，也请给我们予以鼓励和支持，我们将在此基础之上，加倍努力地将更多、更好的名家医论医著整理出来，奉献给广大读者！

上海科学技术出版社
2009 年 2 月

病机临证分析

任应秋　编著

内容提要

　　病机学说，是中医学基础理论之一，它是研究"辨证"的基本知识，既散见于《灵枢》、《素问》两部古医经中，尤其集中地记载于《素问·至真要大论》，凡十九条。因此，从来研究病机的，无不首先研习这十九条。

　　唯十九条言简旨深，虽经注释，仍不易领悟其在临证时的具体运用。作者将十九条的原文拆散，提取其所有三十病证，分列于形体、藏气、二阴、神志四类。每一病证，都就其原条文的精神所在，分析其为寒为热，属虚属实之不同证候，并各拟附施治方药，足以启发对古典医籍理论的体会和临证具体运用理论的方法。

　　本书可供学习研究中医学者及临床医师参考。

序

　　壬寅（1962 年）之夏，我执教于北京中医学院，全院师生在党的"百家争鸣"学术方针的号召下，院里的学术活动异常热烈。学生会要我就《素问》"病机十九条"作临证分析的报告。我本着共同学习、相互提高的精神，虽于"病机十九条"本无所心得，但亦很可以借这机会来一次突击性的学习。白天课务医务两忙，只有继晷灯下，把《素问·至真要大论》翻开，就"十九条"反复思索揣摩，各家的注解，亦拿来次第研习。大约经过了十来天的夜战，于条文精神始略有体会，随即写出报告提纲。写好了先行检查一遍，自知不符合同学们的要求，未敢遽作报告。同学们的要求是：不仅对条文应有较深入的理解，并须充分结合临证来分析，就是要把"十九条"辨证的精神完全贯穿到临证中去。这样对帮助同学们如何运用基础理论于临证，才能起到一定的作用。因之便抛开各随文释义的注解，把"十九条"里所包括的病证如：眩晕、瞀冒、项强、口噤等，凡三十种，一一提出来，分列于形体、藏气、二阴、神志四类。形体类计十七证，藏气类计六证，二阴类计四证，神志类计三证。每一病证以其于"十九条"之所属为基础，从而分析其盛、衰、虚、实之所在，并各具施治之法。这样便把"十九条"纯理论的东西，一变而为理论结合实际，能于临证时起到一定的"绳墨"作用。主意既定，便据此重写报告提纲，按照分列四类三十病证的次第编写，边编写，边报告。经过一个多月的龟勉从事，终于写成了这本小册子。

　　"病机十九条"，出于《素问》的《至真要大论》中。由于七篇《大论》补自李唐王太仆，内容主要是谈"运气"，反对"运气"的人，常以浅陋视之，唯于"十九条"则都珍视而不怠。自从刘河间阐发之而成《素问病机原病式》后，益引起大家的研究。第研究的虽不乏人，而能尽合人意者，则不多觏。他无论矣，即以研究最有代表性的王太仆、刘河间、张介宾三大家而言，王太仆发挥"十九条"求责有无虚实之大旨，固卓越不群，而于各条病证则未作具体的分析。刘河间以"五运六气"概括"十九条"，并以"六气皆从火化"立说，反复"兼化鬼贼"之义，于理固然深化一层，究不免失之片面。张介宾已能领悟王太仆之全，亦觉察到刘河间之偏，并列举《大论》诸篇"淫胜"、"反胜"、"客胜"、"主胜"各种变化的有关病证，互为印证各条之虚、实、盛、衰所在，但未结合临证，不能为中人说法。浅薄如我，何敢与诸公相比拟，但我既知其各具不同的特点，把它吸收过来，充分贯注到我临证分析的内容中去，则王、刘、张诸公于我，实有很大的启发作用了。这一从纯理论的原条文，一变而为理论结合实际的辨证录的方法，是我学习中的尝试。同时我也想用这种方法来研究中医学的其他理论，尤其是《素问》、《灵枢》两部古典著作的基础理论，更应该大加发掘来丰富我们的临证研究资料，不能老是停留在训诂、注疏那个阶段（当然，未经训诂、注疏的古典著作，仍不能放弃这种方法，而且是必须的）。

我经常接到各地的中医同志来信，尤其是在乡县里的中医同志，由于临证时理论不够运用，都感到基础理论必须学习，唯苦无门径，亦没有太多能结合临证来阐发基础理论的著作，我是和他们深具同感的。现在我们唯一的光荣任务，是调动一切力量来支援农业。在农村里的中医，仍是绝对多数，他们直接负担起保护广大农民的保健任务。为了充实他们临证的辨证理论，同时也是对"病机十九条"来一次温课，借此得以逐渐掌握理解古典医籍中理论的方法，并提高其医疗效率。

那么,我写成这本小册子,也算是我支援农业间接又间接的一点力量吧!

任应秋
一九六二年十二月
识于北京济群医舍

目　　录

病机临证分析　运气学说

名家临证医著重刊

经文节录

帝曰:"夫百病之生也,皆生于风寒暑湿燥火,以之化之变也。经言盛者写之,虚者补之。余锡以方士,而方士用之,尚未能十全。余欲令要道必行,桴鼓相应,犹拔刺雪汗,工巧神圣,可得闻乎?"

岐伯曰:"审察病机,无失气宜,此之谓也。"

帝曰:"愿闻病机何如?"

岐伯曰:"诸风掉眩,皆属于肝。诸寒收引,皆属于肾。诸气膹郁,皆属于肺。诸湿肿满,皆属于脾。诸热瞀瘛,皆属于火。诸痛痒疮,皆属于心。诸厥固泄,皆属于下。诸痿喘呕,皆属于上。诸禁鼓栗,如丧神守,皆属于火。诸痉项强,皆属于湿。诸逆冲上,皆属于火。诸胀腹大,皆属于热。诸躁狂越,皆属于火。诸暴强直,皆属于风。诸病有声,鼓之如鼓,皆属于热。诸病胕肿,疼酸惊骇,皆属于火。诸转反戾,水液浑浊,皆属于热。诸病水液,澄澈清冷,皆属于寒。诸呕吐酸,暴注下迫,皆属于热。故大要曰,谨守病机,各司其属,有者求之,无者求之;盛者责之,虚者责之。必先五胜,疏其血气,令其调达,而致和平,此之谓也。"(《素问·至真要大论篇》)

一、概　述

　　凡导致疾病的原因,以及疾病的内在变化、外现证候等,都属于疾病变化的机制问题,这也就是《素问》所说的"病机"。张景岳说:"机者,要也,变也,病变所由出也。"张氏的解释,基本是正确的。那么,疾病的机变多端,究竟如何才能把握其机要呢? 略而言之,不外有三个方面:

(一)发病

　　疾病的发生和变化,是极其错综复杂的,但概括言之,总不外乎体力强弱和致病因素的两个方面,正如《灵枢·百病始生》所说:"风雨寒热,不得虚邪,不能独伤人。卒然逢疾风暴雨而不病者,盖无虚,故邪不能独伤人。此必因虚邪之风,与其身形,两虚相得,乃客其形。"

　　所谓"虚邪"或"虚邪之风",都是指不正常的气候而言。"无虚",就是指人体的体力正常,正气不虚。意思即是说:正常的气候,很难致人于病。即使气候不正常,而人体的正气完好,亦不会招致疾病。如果气候既不正常,而人体正气又极虚弱的时候,这样"两虚相得",才是构成了疾病发生的真正条件。因此说疾病发生的过程,也就是"正气"和"邪气"相互斗争的过程。正邪斗争过程中,并不决定于外来邪气,而是决定于人体内在的正气。正由于人体内在的正气,是发生疾病的决定因素,所以体质既各有不同,发病亦大有出入。例如同样遭受病邪侵袭,有当时发病的,有不当时发病的,有潜伏待机而发的。有再次感受而引发旧邪的。凡此种种,都说明了外因必须通过内因才能致病的道理。十九条的开端说:"审察病机,无失气宜。"凡一病之成,不由于邪气之实,便由于正气之虚,实者即当知其为实而议写之之法,虚者即当辨其为虚而议补之之方,是谓之"无失气宜"。因而认识到发病的一邪一正,是掌握病机的首要之图。

(二)病因

导致疾病的原因,固是多种多样的,但约而言之,不外三端。第一为六淫,即风、寒、暑、湿、燥、火。病机十九条中大部分都在阐发这方面的机制问题。第二为七情,即喜、怒、忧、思、悲、恐、惊七种情志的发生变化。情志变化,首先是影响藏气。喜则伤心,而使气耗;怒惊伤肝,而使气逆;忧悲伤肺,而使气郁;思则伤脾,而使气滞;恐则伤肾,而使气却。凡此藏气诸变,也能引起风、火、湿、燥、寒等病。故十九条中,除肝心脾肺肾诸条应包括情志病变外,诸风诸火诸热各条,亦不完全是外淫。第三为饮食劳伤,饮食不节,常能损害肠胃,这是人所共知。至劳伤,即劳损伤害之意,凡一切不适当的起居动定、劳心劳力等都属之。如《素问·宣明五气篇》说:"五劳所伤,久视伤血,久卧伤气,久坐伤肉,久立伤骨,久行伤筋"是也。十九条中五藏诸病,也应该包括着这方面的病变。

(三)辨证

将患者所出现的各种症状,以及一切与疾病有关的因素加以综合分析,探求其病变的性质所在和机制,从而了解疾病的本质,这就叫做辨证。这是中医认识疾病的基本方法。其中包括阴、阳、表、里、寒、热、虚、实八个方面。尽管疾病的变化是错综复杂的,反映的症候是多种多样的,但是变化的机制,总不能超越这八个范围之外,一般所说的"八纲辨证",义即指此。如十九条的最后所说:"有者求之,无者求之,盛者责之,虚者责之。"这就是辨证的问题。有阳证则求之于阳,有阴证则求之于阴,有表证则求之于表,有里证则求之于里,有寒证则求之于寒,有热证则求之于热。而阴阳表里寒热诸证,又当进而责其为虚为实。能如此,辨证之能事毕矣。

病机的含义既如上述矣。而阅读病机十九条时,有两个问题亦必须明确,才可能得到比较正确的理论。第一,十九条之前一则曰"风、寒、暑、湿、燥、火之化之变","谨察病机,无失气宜",十九条之后再则曰"谨守病机,各司其属,有者求之,无者求之,盛者责之,虚者责之,必先五胜,疏其血气,令其调达,而致和平",其是十九条的主要精神所在。如舍此而不顾,则十九条变成了僵硬的东西,毫无辨证的价值可言。正如张景岳《类经·疾病类病机一注》所说:"凡或有或无,皆谓之机,有者言其实,无者言其虚。求之者,求有无之本也……写其盛气,责其有也;培其衰气,责其无也。求得所本,而直探其颐,则排难解纷。如拾芥也。设不明逆顺盈虚之道,立言之意,而凿执不移,所谓面东者不见西墙,面南者不睹北方;察一曲者不可与言化,察一时者不可与言大,未免实实虚虚,遗人害矣"。

也就是说十九条诸病,一一都应该用辨证的方法来分析它,例如其言属于热、属于寒也,而寒热均有虚实表里之分,不能热仅谓之热,寒直指为寒,便算完了。第二,对十九条"诸"、"皆"、"属"三字,要活泼泼地理解它,不能解得太死煞了。诸,众也,仅表示不定的多数,不能释为"凡"字。凡者,为统计及总指一切之词,以此释之,未免失之太泛。皆者,乃"同"字之义,与"诸"字正成相对的词儿。属,近也,犹言"有关",不必释为"隶属"之属。"诸风掉眩,皆属于肝",即是说有多种振掉和眩晕的风病,同样是有关于肝。第必须辨其为肝虚、肝实、肝寒、肝热而治之。假使简单地解释为:一切振掉、眩晕的风病,都是肝病。这便毫无辨证的余地,徒见其以词害意而已。

二、临证分析

（一）　形体诸病

1. 眩晕　2. 瞀冒

——诸风掉"眩"，皆属于肝。诸热"瞀"瘛，皆属于火。

目视物发黑，叫作眩；目视物旋转，叫作晕。这两种症状往往同时存在，兼而有之，所以眩晕一般都是并称的。不过有的眩多于晕，有的晕多于眩，而不是绝对地刚刚两平。眩晕甚而经常昏闷不爽，叫做瞀冒，又叫做郁冒，具有如物冒首、昏闷不堪之义，故常常有瞀冒甚而良久始醒的。因此说：瞀冒，只是不同程度的眩晕而已。

眩晕和瞀冒，总由肝风胆火上逆冲于头目所致。因目既为肝窍，而肝的经脉又上通巅顶，胆的经脉亦起于目锐眦，上抵头角。所以肝胆两经的风火之气上冒，扰乱清阳，必然发生为眩为瞀的病变。盖风为肝之本气，火为胆之本气也。风性动摇，火性炎上，动则必眩，炎则必瞀，物性固如此，则眩的属于肝，瞀的属于火，可得而解了。

于临床辨证，则有虚实两类，虚证有阴、阳、上、下之分，实证有痰、涎、风、火之辨。阳虚证，多由饥饱劳倦，大吐大下，汗多亡阳而来。头为清阳之府，如阳气不足于上，清府空虚者，宜用四君子汤（方1）、补中益气汤（方2）之类，以升举其清阳。其状有晨起眩晕，须臾即定，日以为常者；有头面喜暖，手按之晕即渐定者，总宜用参、芪之类以大补清阳。如属下元亏损者，还以崔氏八味丸（方3）、右归丸（方4）等以峻补元阳为是。阴虚证，凡房劳过度、妇人产后、金疮失血过多等常有之。

如日晡眩晕,得卧稍可者,尤为阴虚之征,地黄丸(方5)、四物汤(方6)等以补肝肾之阴,在所必需。阴阳虚甚,抬头则屋转,眼常黑花,如见物飞动或歧视者,尤宜用秘旨正元散(方7)加鹿茸以治之。盖鹿之为物,头上清阳最足,故以之治阳虚眩冒,常获捷效。实证而风淫盛者,则有因火因虚的不同。因于虚者,宜补虚以熄风;因于火者,宜清火以熄风。熄风之品虽多,要以天麻、钩藤、菊花之属为最。火证:在营分宜逍遥散(方8)加丹、栀以两清内外之热;在气分宜戊己丸(方9)以泻火平肝;实火宜泻心汤(方10)折其炎上之势;虚火宜甘露饮(方11)平其化燥之机。痰证:脾痰宜半夏白术天麻汤(方12)以燥太阴之湿;热痰宜二陈汤(方13)加黄芩、栀子以泻太阴之热;风痰或寒痰宜青州白丸子(方14)以弭其生痰之由;湿痰宜甘草干姜茯苓白术汤(方15)以散脾土之湿;若痰盛气虚,尤宜六君子(方16)加姜汁、竹沥以澄本清源;如有气实于上者,可用黑锡丹(方17)以重坠之。不过眩晕一证,据临床所见,实证少而虚证多;下虚上实者,亦屡见不鲜。下虚者总属气与血,上实者无非风火痰,下虚是病本,上实是病标,必须以治本为主,辅以治标,明乎此,则临证施治,绰有余裕了。

附方

(1) 四君子汤:见《太平惠民和剂局方卷三·治一切气》。

人参一至三钱,白术一至二钱,茯苓一至钱半,甘草六分至一钱。

此为补气之主方。补气必从脾胃着手,故以参、苓、术、草为主。人参滋胃,白术健脾,茯苓渗湿以扶脾,甘草和中以养胃。四味均甘温之品,以扶助中宫、展布津液,使消化之功能健全、水谷之精微敷布,则体气自然强壮矣。

(2) 补中益气汤:见《内外伤辨卷中·饮食劳倦论》。

黄芪一钱,人参三分,甘草五分,当归身一钱,橘皮五分,升麻二分,柴胡二分,白术三分。

此为劳倦伤脾,谷气不胜,阳气下陷之良剂。方以黄芪护皮毛而固腠理,人参培中宫而补元气,白术健脾,当归调血,陈皮通之,甘草和之;清气陷于下者,柴胡、升麻遂其生阳之气而升之。凡脾胃不足,喜甘恶苦,喜补恶攻,喜温恶寒,喜通恶滞,喜升恶降,喜燥恶湿者,此方最宜。

(3) **崔氏八味丸**:见《金匮要略·中风历节病脉证并治第五·附方》。

熟地黄八两,干山药、山茱萸肉各四两,白茯苓、牡丹皮、泽泻各三两,肉桂、附子各一两。炼蜜为丸。

方以附子、肉桂壮命门之火,熟地、山萸肉以增血益精,茯苓、山药以健脾渗湿,丹皮、泽泻以润燥制亢。元阳壮而精血充,脾湿去而阳气健,即虚火之外浮者,亦可归于本原,诚为内伤要剂。

(4) **右归丸**:见《类经附翼·求正录·真阴论》。

大熟地八两,山药、山萸肉、枸杞、菟丝、杜仲、鹿角胶各四两,当归三两,附子、肉桂各二两。

方以专培右肾之元阳为主,在八味丸"益火之原"的基础上,去其茯苓、丹皮、泽泻下渗之药,而益以枸杞、菟丝、杜仲、当归、鹿角胶等性温味厚,大补精血、大益元气之品。则温补之力,尤在八味丸之上矣。

(5) **地黄丸**:见《小儿药证直诀卷下·诸方》。

熟地黄八两,山萸肉、干山药各四两,牡丹皮、白茯苓、泽泻各三两。蜜丸。

方脱胎于八味而注重填补。地黄、山萸补血益精,以"壮水之主";山药、茯苓健脾渗湿,以培水之源;丹皮、泽泻一以伏相火之亢,一以养肾精之清,以遂其阳生阴长之妙,洵为伏火益水之良剂。

(6) **四物汤**:见《太平惠民和剂局方卷九·治妇人诸疾》。

熟地黄、当归身各三钱,白芍二钱,川芎钱半。

此为补血之主方。以熟地之甘温厚味为君,增补新血;虑其滞而难行也,则臣以当归温养而行之。血虚者,肝必旺,泄以芍药之苦酸,则血液无耗;散以川芎之辛窜,则血畅肝平,经络通行,无所阻滞矣。

(7) **正元散**:见《张氏医通卷十四·眩晕》引虞天益《制药秘旨》方。

人参三两(用附子一两煮汁收入,去附子),黄芪一两五钱(用川芎一两酒煮收入,去川芎),山药一两(用干姜三钱煮汁收入,去干姜),白术二两(用陈皮五钱煮汁收入,去陈皮),甘草一两半(用乌药一两煮汁收入,去乌药),茯苓二两(用玉桂六钱酒煮收入晒干,勿见火,去桂)。除茯苓,余均用文武火缓缓焙干,杵为散。

此为补火生土、降浊升清之方。人参济以附子汁，假火以生土也。黄芪济以川芎汁，助脾以升散之力也。山药济以干姜汁，资土以阳和之气也。白术济以陈皮汁，渗湿以消阴也。甘草济以乌药汁，缓中以降逆也。茯苓济以玉桂汁，借阳以消阴也。全方益火正元之力，妙在温而不燥。

（8）**逍遥散**：见《太平惠民和剂局方卷九·治妇人诸疾》。

柴胡七分，白术、茯苓、当归各一钱，白芍钱半，甘草八分，薄荷叶五分，煨姜三片。

此为治肝气抑郁、火旺血虚之方。方用白术、茯苓，助土德以升木；当归、芍药，益营血以养肝。薄荷解热，甘草和中。柴胡既为厥阴之报使，复有升发诸阳之用，所谓木郁达之，以遂其曲直之性也。若内外热俱盛者，加丹皮以解肌热，栀子以清内热，名丹栀逍遥散。

（9）**戊己丸**：见《太平惠民和剂局方卷六·治泻痢》。

川黄连、吴茱萸、白芍药各等分。研末，米煮面糊和丸。

此为泻肝保土之方，故名戊己（土）。火为木之子，实则泻其子，故以黄连泻心清火为君，使火不克金，金能制木，则肝平矣。吴萸辛热，入厥阴行气解郁，又能引热下行以反佐之。芍药苦酸，泄营热而伐肝泻木，土益不受克矣。丹溪之左金丸本此。

（10）**泻心汤**：见《金匮要略·惊悸吐衄下血胸满瘀血病脉证治第十六》。

大黄二两，黄连、黄芩各一两。

此为泻心火要方。芩、连苦寒，入心清火；大黄更能涤火热而泄于外，用于心火上炎而致诸血证最宜。

（11）**甘露饮**：见《太平惠民和剂局方卷六·治积热》。

生地、熟地、天冬、麦冬、石斛、茵陈、黄芩、枳壳、甘草、枇杷叶各等分。

此为养阴润燥之剂。二地、二冬、石斛、甘草之甘，所以清胃肾之虚热，泻而兼补者也。茵陈、黄芩之苦寒，所以折热而祛湿。枇杷叶、枳壳足以抑降炎上之气。故此方用于虚热上行者最宜。

（12）**半夏白术天麻汤**：见《脾胃论卷下·调理脾胃治验》。

姜半夏、麦芽各钱半，神曲、白术各一钱，苍术、人参、黄芪、陈皮、茯苓、泽泻、天麻各五分，干姜三分，黄柏二分。

此方主燥太阴脾湿。半夏领陈皮、神曲、苍术、茯苓以燥湿痰，白术领干姜、人参、黄芪、麦芽以健脾阳，天麻领泽泻、黄柏以清风热。健脾阳为化痰之源,清风热为弭痰之热,亦二陈、四君之加味者也。

（13）**二陈汤**：见《太平惠民和剂局方卷四·治痰饮》。

陈皮、姜半夏、茯苓各二钱,甘草一钱。

此为降气渗湿祛痰之方也。半夏辛温,体滑性燥,行水利痰为君。气顺则痰降,故辅以陈皮。湿利则痰消,故臣以茯苓。中土和则痰涎不聚,故佐以甘草也。

（14）**青州白丸子**：见《太平惠民和剂局方卷一·治诸风》。

生白附子、生南星各二两,生半夏七两,生川乌五钱。为末,绢袋盛,水摆出粉为丸。

痰之生也,由风、由寒、由湿。半夏、南星辛温燥湿以散寒,川乌、白附辛热以温经逐风,故本方为治风痰寒痰之上品。水摆出粉,尤得其气味之纯而不燥烈也。

（15）**甘草干姜茯苓白术汤**：见《金匮要略·五藏风寒积聚病脉证并治第十一》。

甘草、白术各二两,干姜、茯苓各四两。

此为燠土以胜水之方。四品均以温补脾土见长,脾土气壮,则制水有权,肾水下流,无从痹著矣,故亦名之曰肾着汤。

（16）**六君子汤**：见《证治准绳类方第二册·痰饮》。

即四君子汤加陈皮、半夏。

表解

眩晕督冒
- 鉴别
  - 眩：目视物发黑
  - 晕：目视物旋转
  - 督冒：眩晕甚而昏闷不爽
- 病机：肝风胆火上逆冲于头目所致
- 虚证
  - 阳虚
    - 阳虚于上
      - 症状：晨起眩晕,须臾即定；或头面喜暖,手按之晕即渐定
      - 治法：升举清阳
      - 处方：四君子汤、补中益气汤
    - 下元亏损
      - 治法：峻补元阳
      - 处方：崔氏八味丸、右归丸
  - 阴虚
    - 症状：日晡眩晕,得卧稍可
    - 治法：补肝肾之阴
    - 处方：地黄丸、四物汤

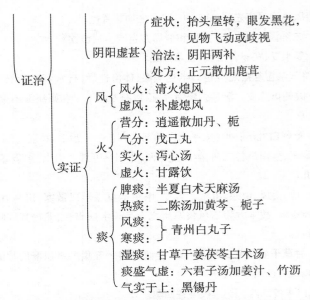

症状：抬头屋转，眼发黑花，见物飞动或歧视
治法：阴阳两补
处方：正元散加鹿茸

阴阳虚甚

证治

风 { 风火：清火熄风
虚风：补虚熄风 }

火 { 营分：逍遥散加丹、栀
气分：戊己丸
实火：泻心汤
虚火：甘露饮 }

实证

痰 { 脾痰：半夏白术天麻汤
热痰：二陈汤加黄芩、栀子
风痰：
寒痰： } 青州白丸子
湿痰：甘草干姜茯苓白术汤
痰盛气虚：六君子汤加姜汁、竹沥
气实于上：黑锡丹 }

本为补气之方，再加陈皮以理气散逆，半夏以燥湿除痰，用于脾虚而痰湿滞者最宜。

（17）**黑锡丹**：见《太平惠民和剂局方卷五·治痼冷》引丹阳慈济大师传方。

黑铅（熔去渣）、硫黄各二两，沉香、附子、胡芦巴、阳起石（研水飞）、破故纸、舶上茴香、肉豆蔻、金铃子、木香各一两，肉桂五钱。酒曲糊丸。

方以火热之硫黄和黑锡所结成之砂子为君，诸纯阳香燥之药为臣，以一味苦寒之金铃为反佐，沉香引入至阴之分为使。凡阴火逆冲，真阳暴脱，气喘痰鸣之急证，用以镇固其阳，则坎离可交于顷刻。

3. 项强

——诸痉"项强"，皆属于湿。

颈项为三阳经脉所过之处，如果颈项现强直，总属邪客三阳经所致。凡寒湿搏于经脉，筋肉必因之拘急而强；风湿搏于经脉，筋肉必因之弛张而强。左多属血，右多属痰。这是辨项强的大法。

《伤寒论》说:"太阳病,项背强几几,反汗出恶风者,桂枝加葛根汤主之。"这是风湿循太阳之经,自上而下,经气不舒使然,故用桂枝汤以解太阳肌中之邪,加葛根宣通经脉之气。又说:"太阳病,项背强几几,无汗恶风,葛根汤主之。"这个项强的病变与桂枝加葛根汤证同,不过彼为表虚证,此为表实证而已,故多用麻黄三两以伐其寒湿邪气。如项强而发热恶寒,脉浮紧,乃风寒湿气客于三阳经也,宜驱邪汤(方1)以辛散之。项强而动则微痛,脉弦数,右侧为甚,湿热客于三阳经也,甚或有痰,宜消风豁痰汤(方2)以清涤之。项强而动则微痛,脉弦涩,左侧为甚,先因血虚,而风湿客于太阳、阳明也,宜疏风滋血汤(方3)以养血熄风。项强而寒热往来,或呕吐,或胁痛,湿热稽留于少阳经也,宜小柴胡汤(方4)以疏表清里。项强如拔,腰痛如折者,风湿滞于经脉也,宜加味胜湿汤(方5)以通畅经络。项强而精神短少,筋肿难伸而不能睡者,气虚火盛,湿热滞于经也,宜养神汤(方6)以调气泻热。虚寒甚而项背不能转侧者,往往为肾中寒湿上攻所致,宜椒附散(方7)以温阳散寒。可见所谓湿者,既有在表在里之分,复有风湿、寒湿、热湿、痰湿以及气虚、血虚之辨,未可以一"湿"字而简单视之。

附方

(1) **驱邪汤**:见《证治准绳类方第四册·颈项强痛》引《会编》方。

麻黄、桂枝、葛根、生姜、甘草、杏仁、羌活、防风、川芎、独活、藁本、柴胡、白芷、升麻、薄荷、紫金藤。

此乃由葛根汤、九味羌活汤等组成之大方。诸药总以驱风、祛湿、散寒见长,独紫金藤一味所以行经络之滞,善于驱风活络也。

(2) **消风豁痰汤**:见《证治准绳类方第四册·颈项强痛》。

羌活、独活、防风、白芷、葛根、柴胡、升麻、生姜、紫金藤、黄芩、红花、半夏、陈皮、茯苓、甘草。

此乃柴葛解肌汤、二陈汤等组合之大方。柴胡、葛根,羌活、白芷、升麻、黄芩、生姜、甘草,解肌汤(缺石膏、芍药、桔梗)也,能消散太阳、阳明之风热。陈皮、半夏、茯苓、甘草,二陈汤也,能燥湿痰。紫金、红花,所以行经脉之滞钦。

（3）**疏风滋血汤**：见《证治准绳类方第四册·颈项强痛》。

当归、川芎、白芍、熟地、羌活、独活、红花、牛膝、防风、白芷、葛根、升麻、甘草、柴胡、桃仁、生姜、紫金藤。

此乃四物汤、九味羌活汤等组合之大方。羌活汤(缺苍术、细辛、黄芩)所以胜风,四物汤所以滋血。独活、升麻、柴胡、葛根,亦所以伍羌活汤胜风；紫金藤、桃仁、牛膝,亦所以伍四物汤和血也。

（4）**小柴胡汤**：见《伤寒论·辨太阳病脉证并治中》。

柴胡八两,黄芩、人参、甘草、生姜各三两,半夏五合,大枣十二枚。清水煮,去滓再煎,温服。

此为和解半表里之方。方以柴胡疏散少阳经络,使半表里之邪从此外达。半夏和胃,黄芩清热,使半表里之邪,从此内彻。再以人参补虚,助生发之气；甘草佐柴、芩调和内外：姜、枣佐参、夏以通营卫,皆有其相须相济之妙。

（5）**加味胜湿汤**：见《证治准绳类方第四册·颈项强痛》。

羌活、独活、藁本、防风、蔓荆子、川芎、苍术、黄柏,荆芥、甘草、生姜、紫金藤。

此乃东垣羌活胜湿汤合二妙散加味而成之复方也。胜湿汤所以祛风湿,二妙散所以除热湿。加荆芥、生姜,亦所以祛风胜湿,紫金藤以宣通经络也。

（6）**养神汤**：见《兰室秘藏卷中·头痛门》。

表解

项强
- 病机：风寒湿邪气客于三阳经脉所致
  - 风寒湿证
    - 症状：项强而发热恶寒,脉浮紧
    - 处方：驱邪汤
  - 湿热
    - 症状：项强而动则微痛,脉弦数,右侧为甚
    - 处方：消风豁痰汤
  - 血虚风湿
    - 症状：项强而动则微痛,脉弦涩,左侧为甚
    - 处方：疏风滋血汤

$$\text{证治} \begin{cases} \text{少阳湿热} \begin{cases} \text{症状：项强而往来寒热，呕吐胁痛} \\ \text{处方：小柴胡汤} \end{cases} \\ \text{风湿} \begin{cases} \text{症状：项强如拔，腰痛如折} \\ \text{处方：加味胜湿汤} \end{cases} \\ \text{气虚湿热} \begin{cases} \text{症状：项强而精神短少，筋肿难伸，不能睡} \\ \text{处方：养神汤} \end{cases} \\ \text{水寒上攻} \begin{cases} \text{症状：虚寒甚而项背不能转侧} \\ \text{处方：椒附散} \end{cases} \end{cases}$$

黄芪、人参、甘草、苍术、柴胡、橘皮、升麻、木香、黄柏、当归、黄芩、半夏、黄连、川芎、麦芽、白术。

本方除川芎、麦芽、白术外，余药即东垣调中益气汤原方及其加味法，重在泻火燥湿，并培养脾胃以升举其清阳之气也。

(7) 椒附散：见《普济本事方卷二》。

附子为末，每二钱以川椒二十粒，白面填满，生姜七片，煎成去椒，入盐少许，空心服。

附子温肾，川椒、生姜逐寒而降逆气，所以治下元虚而寒气攻冲者之方也。

4. 口噤

——诸"噤"鼓栗，如丧神守，皆属于火。

口噤，即一般所说的牙关紧急，《千金方》叫做风懿，多为三阳经的病变。因三阳之经，并络入于颔颊；尤其是足阳明胃之经，环于口唇，于口噤的关系更为密切。凡邪气入于三阳经，筋脉拘急，势必口噤不开，牙关紧急了。风、寒、痰、火诸因，都可以导致本证。因于风者，恒见痉挛抽搐诸证，宜《千金》独活汤（方1）以祛风和营。因于寒者，常见脸青面黑，筋脉拘强，宜乌犀丸（方2）以散寒通窍。因于湿者，往往身重色晦，四肢沉滞，宜石南汤（方3）以和营胜湿。因于痰者，喉中痰声漉漉，吞吐不得，宜十味导痰汤（方4）以豁痰开窍。因于火者，则身热面赤，气粗，宜凉膈散（方5）加黄连、犀角，以涤热清窍。如果属虚证，还宜

病机临证分析　运气学说

名家临证医著重刊

用地黄饮子（方6）以温通少阴。可见口噤属火，不过为诸证中之一，未可以火一证而概其余。口噤甚，不得入药者，南星、半夏研末擦牙，郁金、藜芦碾细嚏鼻诸法，亦宜权用，以启其闭。总之，辨治口噤，无论其为何因，要以缓急开窍两者，最为当务之急。

附方

（1）**独活汤**：见《千金要方卷八·风懿第六》。

独活、桂心、芍药，生姜，甘草、栝蒌根。

方即栝蒌桂枝汤去大枣，易桂心，加独活而成。栝蒌桂枝汤本为和营疗风，养筋脉而治痉之方。所以易桂心者，欲其入包络而开心窍也；加独活者，所以胜风邪也。

（2）**乌犀丸**：见《普济方卷九十二.风口禁附论》。

犀角屑、天麻、白附子、僵蚕、乌蛇、半夏、天南星、独活、麻黄，当归、晚蚕砂、麝香、干蝎。

本方之南星、干蝎、白附子、僵蚕、天麻、麝香，即牛黄丸（缺牛黄、防风、蝉蜕）也，为治风痫惊痰之要药。而白附、僵蚕、干蝎三者，又为《直指方》的牵正散，为入经息风而正口眼之专剂。乌蛇去风湿，犀角解风热，一入于肝，一通于心，火静风平，故为方中之主药。半夏、独活、麻黄、当归、晚蚕砂，亦所以助其祛风痰之用而已。

（3）**石南汤**：见《千金要方卷八·风懿第六》。

石南、干姜、黄芩、细辛、人参各一两，桂心、麻黄、当归、川芎各一两半，甘草二两，干地黄十八铢，吴茱萸三十铢。水六酒三煎服。

此为温散湿邪之方。石南胜阴复阳，专治风痹痿弱。麻、桂、细辛，祛风散邪；姜、萸、参、草，实脾杜湿；芎、归、地黄，养血荣筋；黄芩一味，开发郁闭之风热，以风能胜湿也。

（4）**十味导痰汤**：见《张氏医通卷十六·二陈汤祖方》。

半夏、陈皮、茯苓、甘草、枳实、胆星、羌活、天麻、蝎尾、雄黄末。

二陈汤加南星、枳实名导痰汤，所以除湿痰之壅盛也。再加羌活、天麻、蝎尾、雄黄，则能平风木之威。湿渗风停，痰无再作之余地焉。

（5）**凉膈散**：见《太平惠民和剂局方卷六·治积热》。

连翘四两，大黄、芒硝、甘草各二两，栀子、黄芩、薄荷各一两。共为末，每服三钱,加竹叶、生蜜煎。

此泻上中二焦火热之剂也。连翘、栀子、黄芩、竹叶、薄荷以凉散上焦之热,大黄、芒硝荡涤中焦之火,甘草、蜂蜜又从而清解之。上清下泻,膈中自清利矣。

(6) 地黄饮子:见《宣明论方卷二·瘖痱证》。

熟地黄、巴戟、山茱萸、肉苁蓉、附子、官桂、石斛、茯苓、石菖蒲、远志、麦冬、五味子等分。为末,每服五缓,入薄荷少许,姜、枣煎服。

此为温养心肾之方。熟地以滋根本之阴,巴戟、苁蓉、官桂、附子以返真元之火,石斛安脾而秘气,山萸温肝而固精,菖蒲、远志、茯苓补心而通肾脏,麦冬、五味保肺以滋水源,使水火相交,精气渐旺,而风火自熄,乃寓攻于补之剂也。

表解

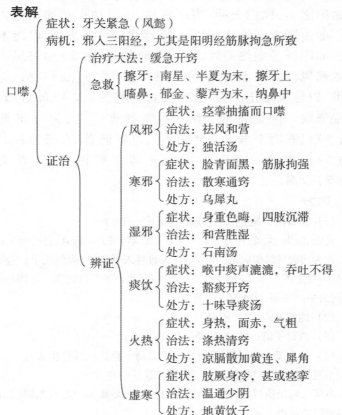

5. 振掉

——诸风"掉"眩,皆属于肝。

振掉,又叫做颤振。为筋脉约束不住,不能任持之象。虽与瘛疭类似,但瘛疭为手足牵引而或伸或屈,振掉只是振颤动摇不已,正如《伤寒论》真武汤证所说:"身𥆧动,振振欲擗地者"是也。为什么振掉属于肝风的病呢?肝主筋膜之气,风为阳邪,阳主动,肝木的风阳太盛,势必克制脾土;脾主四肢,为诸阳之本,风阳亢,脾土的津液不能营运于四肢,以致筋膜大伤,随风而动,《左传》所谓"风淫末疾"者,即此之谓。唯亦有独头振掉,而手足不动的,因头为诸阳之会,风阳上冲,阳动愈甚,所以独头动摇而无休止也。如因肝木实热盛而生风者,宜泻青丸(方1)以泻木宁风。如因肝经虚热而风动者,宜地黄丸(方2)加熄风药以养木熄风。脾胃虚弱,则宜六君子汤(方3)加归、芍、钩藤之类,以定风培土。因于痰者,宜导痰汤(方4)加竹沥,以燥湿涤痰。阴血虚衰,水亏不能制火者,宜秘方定振丸(方5)以养阴平木。心气虚不足以营筋者,宜秘方补心丸(方6)以养之。肾阳虚不能充沛于肢体者,宜真武汤(方7)以温之。

附方

(1) **泻青丸**:见《小儿药证直诀卷下·诸方》。

龙脑、山栀、大黄、川芎、当归、羌活、防风各等分。蜜丸,竹叶汤下。

此为两泻肝风胆火之方。龙脑、大黄直入厥阴,折而使之下;羌活、防风,祛而使之散。栀子泻少阳之郁热,川芎、当归养肝以润燥。一泻一散一补,同为平肝之剂,此所以名泻青也。

(2) **地黄丸**:见"1.眩晕"(方5)。

(3) **六君子汤**:见"1.眩晕"(方16)。

(4) **导痰汤**:见《证治准绳类方第二册·痰饮》引《济生方》。

半夏四两,天南星、橘红、枳实、赤茯苓各一两,甘草五钱。

方中二陈汤所以去湿痰,加南星、枳实,其导痰下行之力尤剧,二者皆苦温善降之品也。

（5）**秘方定振丸**：见《证治准绳类方第五册·颤振》。

天麻、秦艽、全蝎、细辛各一两，熟地、生地、当归、川芎、芍药各二两，防风、荆芥各七钱，白术、黄芪各一两五钱，威灵仙五钱。研末，酒煮米糊为丸。

方以四物汤为主，盖疏风必先养血之道也。次臣以黄芪、白术之益脾，脾健则营能统而风不能侮之。余皆为疏风之药，风去则振定矣。

（6）**秘方补心丸**：见《证治准绳类方第五册·颤振》。

川芎、当归、生地各一两五钱，人参、甘草各一两，远志二两五钱，酸枣仁、柏子仁各三两，金箔二十片，麝香一钱，琥珀三钱，茯神七钱，朱砂、牛胆、南星各五钱，石菖蒲六钱。研细，蒸饼糊为丸。

方用人参以补心气，川芎、当归、生地以补心血，茯神、远志、柏仁、酸枣、琥珀以补心神，甘草补土以实其母，凡此均为补心之正药。再以麝香、牛胆、南星、菖蒲以清其窍，并以金箔、朱砂镇以宁之，则凡扰心之痰火邪气，均无虑矣。

（7）**真武汤**：见《伤寒论·辨太阳病脉证并治中》。

附子一枚，白术二两，茯苓三两，白芍三两，生姜三两。

此补火胜寒之方也。附子、生姜回阳益卫，能壮真火而逐虚寒；茯苓、白术补土养心，能伐肾邪而止心悸。芍药和营以养阳，则水火相济而为用也。

表解

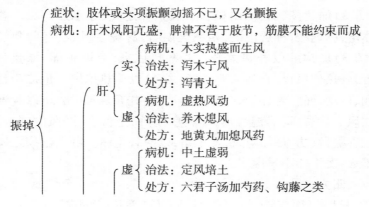

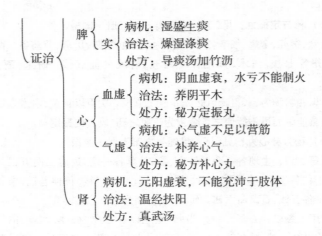

$$
\text{证治}\begin{cases}
\text{脾}\begin{cases}
\text{实}\begin{cases}
\text{病机：湿盛生痰} \\
\text{治法：燥湿涤痰} \\
\text{处方：导痰汤加竹沥}
\end{cases}
\end{cases} \\[2em]
\text{心}\begin{cases}
\text{血虚}\begin{cases}
\text{病机：阴血虚衰，水亏不能制火} \\
\text{治法：养阴平木} \\
\text{处方：秘方定振丸}
\end{cases} \\
\text{气虚}\begin{cases}
\text{病机：心气虚不足以营筋} \\
\text{治法：补养心气} \\
\text{处方：秘方补心丸}
\end{cases}
\end{cases} \\[2em]
\text{肾}\begin{cases}
\text{病机：元阳虚衰，不能充沛于肢体} \\
\text{治法：温经扶阳} \\
\text{处方：真武汤}
\end{cases}
\end{cases}
$$

6. 瘛疭

——诸热瞀"瘛"，皆属于火。

瘛，筋脉拘急也。疭，筋脉弛纵也。在暴病得之，为风痰及肝火郁于经络之象，其证多实。若于汗后、病后得之，尤其是失血后、产后、痈疽溃后得之，多为气血津液过伤，不能营养筋脉而然，其证多虚。瘛疭的病变，多关于心脾肝三经。如自汗少气，脉急而按之弱小者，心气虚也，宜辰砂妙香散（方1）以温养之。若气盛神昏，筋挛脉大者，心火旺也，宜导赤散（方2）加黄芩、黄连、山栀、犀角、茯神之类，养水以泻火。若体倦，脉迟缓，神昏不语，四肢欠温者，脾虚生风也，宜归脾汤（方3）加钩藤以养脾柔肝。若寒热往来，上视头摇，脉弦急者，肝热生风也，宜加味逍遥散（方4）以泻热熄风。瘛疭而目瞤、口动、面肿者，风水两甚也，可用秦艽升麻汤（方5）以胜湿祛风。病暑风（暑温身热，卒然痉厥）而瘛疭者，肝风内动也，宜香薷散（方6）加防风、羚羊角，以清暑止痉。可见瘛疭之属于火，尤不能不辨虚实也。

附方

（1）辰砂妙香散：见《太平惠民和剂局方卷五·治诸虚》。

山药、茯苓、茯神、黄芪各一两，人参、桔梗、甘草各五钱，木香二钱五分,辰砂三钱,麝香一钱。研细,每服二三钱,莲肉煎汤调下。

此乃固气涩精之方也。山药益阴涩精以为君,人参、黄芪固气,茯苓、茯神宁神,神宁气固,则精自守矣。丹砂镇心安魂,二香开郁通窍,桔梗载诸心药久留膈上,甘草调和诸药交和于中。不从泻火固涩立法,但安神固气而精自秘。调以莲肉汤,尤有交心肾而扶元气之妙用焉。

(2) **导赤散**:见《小儿药证直诀卷下·诸方》。

生干地黄五钱,木通、生甘草梢各一钱。研末,每服三钱,淡竹叶煎汤送下。

此益水以降虚火之方也。生地滋肾以凉心,木通通利小肠,佐甘草梢以泻最下之热,送以竹叶汤,助其淡渗下降之势,则心经虚火可导而下也。利水而不伤阴,泻火而不伐胃,洵为釜底抽薪之良法。

(3) **归脾汤**:见《济生方卷四·健忘》。

当归身一钱,人参、白茯苓、黄芪、白术、龙眼肉、酸枣仁各二钱,青木香、甘草各五分,生姜三五片,红枣一二枚。

参、苓、芪、术、炙草甘温以补脾,龙眼、枣仁、归身濡润以养心,佐木香一味,借以宣畅三焦之气机,则气调而脾舒;平抑肝气以实脾,则血洪而得归矣,故命之曰归脾。

(4) **逍遥散**:见"1.眩晕"(方8)。

表解

瘈瘲
- 症状:筋脉拘急曰瘈,筋脉弛纵曰瘲
- 病机:风痰肝火郁于筋脉,或气血津液亏损,不能营养筋脉所致
  - 心
    - 气虚
      - 症状:自汗少气,脉急而按之弱小
      - 治法:温养心气
      - 处方:辰砂妙香散
    - 火旺
      - 症状:气盛神昏,筋挛脉大
      - 治法:养水济火
      - 处方:导赤散加味
  - 脾虚生风
    - 症状:体倦,脉迟缓,神昏不语,四肢欠温
    - 治法:养脾柔肝
    - 处方:归脾汤加钩藤

病机临证分析 运气学说

名家临证医著重刊

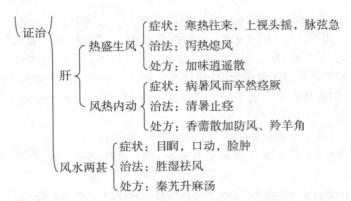

$$
证治 \begin{cases} 肝 \begin{cases} 热盛生风 \begin{cases} 症状：寒热往来，上视头摇，脉弦急 \\ 治法：泻热熄风 \\ 处方：加味逍遥散 \end{cases} \\ 风热内动 \begin{cases} 症状：病暑风而卒然痉厥 \\ 治法：清暑止痉 \\ 处方：香薷散加防风、羚羊角 \end{cases} \end{cases} \\ 风水两甚 \begin{cases} 症状：目眴，口动，脸肿 \\ 治法：胜湿祛风 \\ 处方：秦艽升麻汤 \end{cases} \end{cases}
$$

（5）**秦艽升麻汤**：见《卫生宝鉴卷八·风中血脉治验》。

秦艽三钱，升麻、葛根、甘草、芍药、人参各五钱，白芷、防风、桂枝各三钱，葱白三茎。

此培土以胜风之方也。升麻、白芷皆阳明本经之药，故用为直入之兵。桂枝、芍药和其营卫，防风、秦艽驱散风邪，葱白佐风药以达于表，又借人参、甘草补而和之，则大气周流，外邪解散矣。

（6）**香薷散**：见《太平惠民和剂局方卷二·治伤寒》。

香薷二钱，厚朴一钱，白扁豆一钱五分，甘草一钱。

此祛暑渗湿之方也。香薷芳香，发越阳气，有彻上彻下之功，故治暑者君之，以解表利小便。佐厚朴以除湿，扁豆、甘草以和中，则内外之暑湿悉除矣。

7. 厥逆

——诸"厥"固泄，皆属于下。

厥逆一证，大别之有二：一为阴阳气不相顺接的手足逆冷证；一为气血败乱，卒然昏冒，不省人事的暴仆证。前者以足三阴、三阳经均起于足趾之端（足阳明胃经历兑，在足次趾端；足太阳膀胱经至阴在足小趾外侧；足少阳胆经窍阴，在足四趾外侧；足太阴脾经隐白，在足大趾内侧；足少阴肾井始于足小趾下，而涌泉在足心；足厥阴肝经大敦，在足大趾之端），若阳经邪盛，阴经气虚，阳乘阴位而为热厥,往往从足下始;而阴虚之病,足下亦常潮热也。如果阴经邪盛,阳经气虚,阳不胜阴而为寒厥,亦必起于足五趾而上行于膝,所以阳虚之病,四肢多不温也。至手经之厥,亦多由足经而渐及之,以足为元气之根结也。后者由于脏精先伤,气血暴乱,冲逆而上,尤以肝肾两脏为多。如《素问·生气通天论篇》说:"大怒则形气绝,而血菀于上,使人薄厥。"是病之发于肝者。肝为风木之脏,性最喜升。精血足,则肝阳有所附丽,虽怒不至大厥。唯精血衰少时,则肝阳失于涵养,怒则勃然而上,通身的气血便随之上逆而厥。又《素问·脉解篇》说:"内夺而厥,则为瘖俳,此肾虚也。"肾主藏精,真阴真阳寓焉。阳喜升浮,借阴涵吸。若内夺其精,则阳气无依,升浮于上而成厥也。于此,诸厥属于下之理,不辨自明。

手足逆冷证,有寒热阴阳之分。阳气衰于下,则为寒厥,证必肢冷,脉沉而微数,或虽数无力,常呈似热而实非热之证,宜附子理中汤(方1)以益火之源。阴气衰于下,则为热厥,多先见热证,脉沉滑而数,畏热喜冷,或烦躁便秘,时时昏冒,每为肾水日涸,阳气独盛所致,宜地黄丸(方2)以壮水之主。阳厥者,外感六淫,初起头疼身热,口干脉数,继则四肢乍冷乍凉,有似阴证,但寒不过肘膝,冷不过一时,大便秘结,目溺俱赤,此热邪入里,气血不得宣通,所谓阳极似阴,火极似水也,宜用清凉攻里之剂,不可误作阴证治,凡四逆散(方3)、白虎(方4)、承气(方5,6,7)之类,都可随证酌用。阴厥者,素有内寒,或食凉物,或中寒邪,或因病后自利自汗,变见身寒厥冷,倦卧不渴,面青溺白,脉沉细迟,忽然烦躁不宁,欲坐卧泥水井中,此寒极而躁,阴盛似阳也,宜四逆汤(方8)之类,以温经散寒。

暴仆厥逆证,则有气、血、痰、食之不同。气厥有虚实之分,实则形气愤然,卒倒肢冷,口无涎沫,其脉沉弦或伏,又名为中气,治宜四磨汤(方9)或乌药顺气散(方10)以

病机临证分析　运气学说

名家临证医著重刊

顺气调肝（这与中风身温多痰涎者大异；中气身冷，牙关紧闭，与中寒之身冷亦异，但出冷气，气不相一续也）。虚则形气索然，色清脉弱，肢体微冷，唯宜大补元气。血厥则分血逆、血脱两证，逆则因经行、产后，适有恚怒而见者，血上行积于心胸，昏闷不省人事，血从气逆，必先调气，气调则血亦调矣。脱则如大吐大崩，或产后恶露过多不止，而气随血散，卒仆无知，宜急服独参（方11）大剂，这是血脱益气的方法；紧急时可先掐人中，或烧醋炭以收其气，则气不尽脱，必能渐苏。痰厥，便不必因于恚怒，忽然气闷痰鸣，吐涎肢冷，脉见沉滑，宜四君子汤（方12）加竹沥、姜汁以温脾祛痰，或导痰汤（方13）以燥湿豁痰，亦甚合拍。食厥，则因食填胸中，胃气不行所致，多见于小儿，每见昏迷不醒，肢不能举，脉形急大或沉伏，宜先用盐汤探吐，后以平胃消导治之，亦可转危为安。

附方

（1）**附子理中汤**：见《太平惠民和剂局方卷五·治痼冷》。

附子二钱，干姜、白术、人参、甘草各二钱五分。

此补火生土之方也。附子益少火，干姜暖中州，参、术、草补气，火足气旺，则脾土自能健运矣。

（2）**地黄丸**：见"1.眩晕"（方5）。

（3）**四逆散**：见《伤寒论·辨少阴病脉证并治》。

甘草、枳实、柴胡、芍药各一钱。捣筛，白饮和服。

此为和脾通气之方。方以枳实之通，芍药之疏，甘草之和，柴胡之输转，则内陷之清气，借脾之输运而外达也。

（4）**白虎汤**：见《伤寒论·辨太阳病脉证并治下》。

石膏一斤，知母六两，甘草二两，粳米六合。

此泻热养胃之方也。石膏辛寒，擅两解内外邪热之能，故以为君。知母苦润，以泻火滋燥为臣。甘草、粳米调中，且能于土中泻火，寒剂得之缓其寒，苦药得之化其苦，俾无伤于胃，故以为佐使。名曰白虎者，取其具庚金清肃之气也。

（5）**小承气汤**：见《伤寒论·辨阳明病脉证并治》。

大黄四两,厚朴二两,枳实三枚。

此攻里而不犯下焦之方也。枳实去上焦之痞满,大黄去胃中之实热,厚朴快气以速其行。实而未至于坚,故不用芒硝以攻其下也。

（6）**大承气汤**：见《伤寒论·辨阳明病脉证并治》。

大黄四两,芒硝三合,厚朴半斤,枳实五枚。

此攻里热闭结之方也。大黄以泻热下结,芒硝以润燥软坚,枳实、厚朴苦降以去实满。热泻结除,气得以顺,故曰承气。

（7）**调胃承气汤**：见《伤寒论·辨太阳病脉证并治上》。

大黄、芒硝各一两,炙甘草五钱。

此攻里而不犯上焦之方也。大黄除热荡实,芒硝润燥软坚。二物下行甚速,故用甘草缓之,不致伤胃,是曰调胃。以其邪热不在上焦,斯不用枳、朴。

（8）**四逆汤**：见《伤寒论·辨太阳病脉证并治上》。

炙甘草二两,干姜一两五钱,附子一枚。

此为温经救阳之峻剂。方以炙甘草为君,外温营卫,内补中焦。臣以姜、附之辛温,上行头顶,外彻肌表,通行十二经。甘草得姜、附,鼓肾阳,温中寒,有水中暖土之功;姜、附得甘草,通关节,走四肢,有逐阴回阳之力。真阳得振,沉阴消退,故为少阴经之主方。

（9）**四磨汤**：见《济生方卷二·喘》。

人参、槟榔、沉香、乌药。清水浓磨,煎三五沸,温服。

此为气分攻补兼施之剂。方以人参补正气,沉香纳之于肾,而后以槟榔、乌药导之,所谓实必顾虚,泻必先补也。浓磨,取其气味俱足之义也。用于七情感伤,胸膈不快,上气喘急者最宜。

（10）**乌药顺气散**：见《太平惠民和剂局方卷一·治诸风》。

乌药、橘红各二钱,麻黄、川芎、白芷、桔梗、枳壳各一钱,僵蚕、炮姜、炙甘草各五分。加姜、葱煎服。

此乃解表顺里之方。麻黄、桔梗,肺家之药,发汗以祛寒;川芎、白芷,头面之药,散风而活血。枳、橘利气行痰,僵蚕清化散结,炮姜温经通阳,甘草和中泻火。乌药能通行邪滞诸气,故独任以为君也。

（11）**独参汤**：见《景岳全书卷五十三·补阵》。

人参,分量随人随证定之。

表解

厥逆 ┬ 类别 ┬ 手足逆冷
│   └ 暴仆厥逆
│
├ 手足逆冷 ┬ 病机 ┬ 热厥：阳经邪盛，阴经气虚，阳乘阴位所致
│   │   └ 寒厥：阴经邪盛，阳经气虚，阳气不胜阴邪而成
│   │
│   └ 证治 ┬ 寒厥 ┬ 症状：肢冷，脉沉而微数，数而无力
│   │   ├ 病机：阳气衰于下
│   │   ├ 治法：益火之源
│   │   └ 处方：附子理中汤
│   │
│   ├ 热厥 ┬ 症状：先见热证，脉沉滑而数，畏热喜冷，
│   │   │   烦躁便秘，时时昏冒
│   │   ├ 病机：阴衰于下，肾水日涸，阳邪独盛
│   │   ├ 治法：壮水之主
│   │   └ 处方：地黄丸
│   │
│   ├ 阳厥 ┬ 症状：头疼身热，口干脉数，四肢乍凉，但寒不过
│   │   │   肘膝，冷不过一时，大便秘结，目溺俱赤
│   │   ├ 病机：外感六淫，邪热渐入于里，气血不得宣通
│   │   ├ 治法：清热攻里
│   │   └ 处方：四逆散、白虎汤、承气汤
│   │
│   └ 阴厥 ┬ 症状：身寒肢厥，倦卧不渴，面青溺白，
│   │   脉沉细迟，烦躁不宁
│   ├ 病机：内素虚寒，再伤寒湿，或大汗大利
│   │   后之剧变
│   ├ 治法：温经散寒
│   └ 处方：四逆汤
│
└ 暴仆厥逆 ┬ 病机：肝肾精伤，气血暴乱，阳气失所涵养，遽冲逆而上使然
              │
              ├ 气厥 ┬ 实证 ┬ 症状：形气愤然，卒倒肢冷，口无涎沫，
              │   │   │   脉沉弦或伏
              │   │   ├ 病机：邪中气分
              │   │   ├ 治法：顺气调肝
              │   │   └ 处方：四磨汤、乌药顺气散
              │   │
              │   └ 虚证 ┬ 症状：形气索然，色清脉弱，肢体厥冷
              │   ├ 病机：元气大虚
              │   └ 治法：大补元气
              │
              └ 血逆 ┬ 症状：血积于心胸，昏闷不省人事
                       ├ 病机：经行产后，适有恚怒，血从气逆
                       └ 治法：导气以降血

$$
证治\begin{cases}
血厥\begin{cases}
\ \\
血脱\begin{cases}
症状：卒仆无知 \\
病机：大吐大崩，或产后恶露过多不止，\\
\qquad 气随血散 \\
治法：益气固血 \\
处方：独参汤
\end{cases}
\end{cases} \\[4pt]
痰厥\begin{cases}
症状：忽然气闷痰鸣，吐涎肢冷，脉沉滑 \\
治法：导气驱痰 \\
处方：四君子汤加竹沥、姜汁，局方导痰汤
\end{cases} \\[4pt]
食厥\begin{cases}
症状：昏迷不醒，肢不能举，脉急大或沉伏 \\
病机：食填胸中，胃气不行 \\
治法：先探吐，再平胃消导
\end{cases}
\end{cases}
$$

人参得土中清阳之气，禀少阳之令而生，为大益元气之品，故独任之而专，常获续绝扶危之奇效。

（12）**四君子汤**：见"1.眩晕"（方1）。

（13）**导痰汤**：见"5.振掉"（方4）。

8. 痿躄

——诸"痿"喘呕，皆属于上。

痿弱无力，周身四肢不能举动为痿，躄则仅指足弱不能行而言。《素问·痿论篇》既言"五藏因肺热叶焦发为痿躄"，又说"治痿独取阳明"，这就指出了痿躄的根本原因。肺体燥，居上而主气，最是畏火。阳明胃土湿（也可以包括脾），居中央而主肌肉四肢，最是畏木。如果嗜欲无节，精水亏耗，火寡于畏，而侮所胜，肺被火刑而燥热，则金气不肃，木寡于畏，而强制于土，脾胃受木克而伤矣。肺热气耗，不能行治节之权而管摄一身，脾胃伤则四肢不为人用而痿躄之证作。则所谓属于上者，基本是指肺金、胃土之气而言。因于肺热者，宜甘寒以清金，可用清燥救肺汤（方1）加天冬、石斛、犀角之类滋土以润肺金。中气虚者，宜用四君子（方2）、黄芪汤（方3）之类以补气培元。湿热下注者，宜用二妙丸（方4）加当归、牛膝、防己、萆薢、龟版之类以清渗之,李东垣清燥汤(方5)亦得。肾虚者,宜虎潜丸(方6)以润养之。因于湿痰者,脉必沉滑,宜二陈汤(方7)加竹沥、姜汁,以燥脾行痰。总之,泻火清肺金,而使东方不实以养脾;补水降心火,而使肺金不虚以化燥,这是治痿躄的大法,值得临证三思。

附方

(1)清燥救肺汤:见《医门法律卷四·秋燥门》。

桑叶三钱,石膏二钱五分,甘草、胡麻仁各一钱,阿胶八分,麦门冬一钱二分,杏仁、人参各七分,枇杷叶一片。

此乃养胃以润肺燥之方。方用人参、甘草甘温以补胃气,气壮火自消。佐以石膏、麦冬、桑叶、阿胶、胡麻仁辈,使清肃令行,而壮火亦退。又佐以杏仁、枇杷叶之苦以降气,气降火亦降,而制节有权也。

(2)四君子汤:见"1.眩晕"(方1)。

(3)黄芪汤:见《兰室秘藏卷下·小儿门》。

炙黄芪二钱,人参一钱,炙甘草五分。加白芍药尤妙。

方用黄芪保在外一切之气,甘草保在内一切之气,人参保上下内外一切之气,诸气治而元气自足。如阳虚而营不通者,白芍药足以通之。元气壮而营气行,则经脉为用,而痿躄愈矣。

(4)二妙丸:见《证治准绳类方卷四·痛痹》引丹溪方。

黄柏、苍术各等分。

此为除湿热之方。苍术所以胜湿,黄柏所以清热,寒温相济,湿热自除。

(5)清燥汤:见《兰室秘藏卷下·自汗门》。

黄芪钱半,苍术一钱,白术、陈皮、泽泻各五分,人参、茯苓、升麻各三分,当归、生地黄、麦冬、炙甘草、神曲、黄柏、猪苓各二分,柴胡、黄连各一分,五味子九粒。锉,每服五钱。

此乃益气化水,运土生金之方也。黄芪益元气而实皮毛,故以为君。二术、参、茯、甘、橘、神曲,健脾燥湿,理气化滞,所以运其土,土者金之母也。麦冬、五味,保肺以生津;当归、生地,滋阴而养血;黄柏、黄连,燥湿而清热。升麻、柴胡,所以升清;猪苓、泽泻,所以降浊。气壮水化,土旺金生,则燥气清肃,水出高原矣。

（6）**虎潜丸**：见《证治准绳类方第四册·痿》引丹溪方。

败龟版、黄柏各四两,知母、熟地黄各二两,牛膝三两五钱,白芍药一两五钱,锁阳、虎胫骨、当归各一两,陈皮七钱五分,干姜五钱。研细末,羯羊肉二斤,酒煮捣膏为丸,每服三钱。

此为益精血、壮筋骨之方。方以黄柏清阴中有余之火,燥骨间流注之湿,且苦能坚肾,而强壮足膝。龟性禀阴精最厚,首常向腹,善通任脉,大补真阴。故用两者为君,一以固本,一以治标。再以熟地填肾精,知母清肺气,牛膝入肝舒筋,归、芍佐之,陈皮疏之。又虑热则生风,逗留关节,则用虎骨以驱之;纯阴无阳,不能发生,则用锁阳、干姜以温之。羊肉为丸,亦精不足者,补之以味之意也。

（7）**二陈汤**：见"1.眩晕"（方13）。

表解

痿躄
- 症状
  - 痿：周身四肢不能举动
  - 躄：足弱不能行
- 病机：肺气燥热不能肃降而制木,木克脾胃而精气大伤,不能濡养筋肉而成
- 证治
  - 治疗大法：泻火清肺金,使肝木不实以养脾;补水降心火,使肺金不虚而化燥
  - 肺热
    - 治法：甘寒清金
    - 处方：清燥救肺汤加天冬、石斛、犀角
  - 脾胃
    - 气虚
      - 治法：调补中气
      - 处方：四君子汤、黄芪汤
    - 湿热
      - 治法：清热燥湿
      - 处方：清燥汤,二妙丸加味
    - 湿痰
      - 治法：燥脾行痰
      - 处方：二陈汤加竹沥、姜汁
  - 肾虚
    - 病机：精枯而燥,湿热下注
    - 治法：养肾精,渗湿热
    - 处方：虎潜丸

9. 鼓栗

——诸噤"鼓栗",如丧神守,皆属于火。

鼓栗,就是鼓战寒栗,故又叫战栗,也就是寒战。鼓战,是

由于外寒甚而全身发战摇不已;寒栗,是内寒甚而心栗不能自禁。邪气外与正气争,往往发为鼓战;邪气内与正气争,往往发为寒栗。《伤寒论》说:"以其人本虚,是以发战。"因而鼓栗往往见于阳气素虚的人。《素问·疟论篇》亦说:"阳虚而阴盛,外无气,故先寒栗也。"如此而曰属火,实为火之不足,而非火之有余。凡此鼓栗,而因真火衰微者,其证必兼足冷自汗,两尺脉形沉细,宜用参附汤(方1)或芪附汤(方2)以振其阳。若劳倦过度,中气内伤,土为金母,母令子虚,而致气耗不收者,多见倦怠而手心独热,脉形缓弱,或气口虚大无力,总宜用补中益气汤(方3)以升举之。至于或冒风寒,必兼发热头疼,当审其时令而发散之,寒重宜九味羌活汤(方4)以辛散之;风盛宜败毒散(方5)加荆芥、防风以疏利之。但亦有确因火郁清道,抑遏阳气于脾土,不得外越,所谓火极似水,热极生寒的鼓栗,或宜开发上焦以伸泄阳气,如李东垣的升阳散火汤(方6)之类;或宜通泻中焦以伸泄阳气,如三承气汤(方7)之类。刘河间《原病式》说:"战栗动摇,火之象也",则近似之。

附方

(1) **参附汤**:见《济生方卷一·补益》。

人参一两,附子五钱。每服五钱,加生姜、大枣煎。

此为先后天并救之方。肾不足者,先天虚也,补先天之气者,无如附子;脾不足者,后天虚也,补后天之气者,无如人参,此参附汤之所由立也。

(2) **芪附汤**:见《济生方卷一·补益》。

炙黄芪一两,附子五钱。每服四钱,加生姜、大枣煎。

此为兼救表里阳虚之方。卫气虚者,表阳必不固,唯黄芪足以实表;伍以附子之温守于内,则阳气内而有根,外而无耗矣。

(3) **补中益气汤**:见"1. 眩晕"(方2)。

(4) **九味羌活汤**:见《此事难知·太阳证》引张元素方。

羌活、防风、苍术各钱半,细辛五分,川芎、白芷、生地黄、黄芩、甘草各一钱。加生姜、葱白煎。

此乃诸经解表之剂。羌活解足太阳,白芷解足阳明,苍术解足太阴,细辛解足少阴,川芎解足厥阴,而皆为辛药,最善于散风寒湿邪。防风固为风药走卒,无所不至。再以黄芩泄气中之热,生地泄血中之热,助诸药以除标热也。甘草甘平,协和诸药之用耳。

（5）**败毒散**：见《活人书卷十七·三十三方》。

羌活、独活、柴胡、前胡、枳壳、桔梗、赤茯苓、川芎各一钱,人参、甘草各五分。锉细,加薄荷五叶煎服。

此疏利四时风湿浊毒之方也。羌活入太阳而理游风,独活入少阴而理伏风,兼能去湿除痛。柴胡散热升清,协川芎和血平肝,以治头痛目昏。前胡、枳壳降气行痰,协桔梗、茯苓以泄肺热,而除湿消肿。甘草和里,人参扶正。全方能疏导经络、解散邪滞,故曰败毒。

（6）**升阳散火汤**：见《脾胃论卷下·调理脾胃治验》。

柴胡八钱,防风二钱五分,葛根、升麻、羌活、独活、人参、白芍各五钱,炙甘草三钱,生甘草二钱。每服五钱,加姜、枣煎。

此为治阳虚火郁之方。柴胡发少阳之火为君,升麻、葛根发阳明之火,羌活、防风发太阳之火,独活发少阴之火为臣。此皆味薄气轻上行之药,所以升举其阳,使三焦畅遂,而火邪皆散矣。人参、甘草(生甘草泻火,炙甘草扶脾,故兼用之)益脾土而泻热,芍药泻脾火以通营,不致有损阴气,故为佐使也。

（7）**承气汤**：见"7. 厥逆"（方5、6、7）。

表解

鼓栗
- 症状：周身发寒战栗
- 病机：卫阳不足,寒邪凑之；或火衰于内,真阳不布；或火郁清道,遏而不发,都足以造成战栗
- 证治
  - 火衰
    - 症状：足冷自汗,尺脉沉细
    - 治法：峻补真阳
    - 处方：参附汤、芪附汤
  - 中虚
    - 症状：倦怠而手心独热,脉形缓弱
    - 病机：劳倦过度,中气内伤,而致气耗不收
    - 治法：升举中气
    - 处方：补中益气汤
  - 外感
    - 症状：常见发热头痛诸表证
    - 病机：卫阳不实,风寒凑之
    - 治法：发表

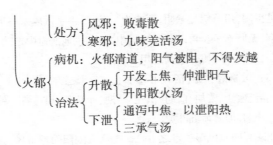

处方｛风邪：败毒散
　　｛寒邪：九味羌活汤

火郁｛病机：火郁清道，阳气被阻，不得发越

治法｛升散｛开发上焦，伸泄阳气
　　　　　｛升阳散火汤
　　　｛下泄｛通泻中焦，以泄阳热
　　　　　｛三承气汤

10. 痉

——诸"痉"项强，皆属于湿。

痉证，身体劲直而背反张，摇头戴眼，口噤肢挛，是其主症。致痉的原因虽多，而最根本的总为阴虚血少，不能营养筋脉，以致筋脉拘急而然。张仲景于痉证概以汗下为言，如说："太阳病发汗太多因致痉"，"风病下之则痉"，"疮家发汗则痉"等，亦无非意在说明发汗太过，必伤血液，误下亦必亏损真阴，阴血伤则筋失所滋，痉由斯而作。病机以之属于湿者，仅指湿热、风湿之证而言，如《素问·生气通天论篇》说："湿热不攘，大筋软短，小筋弛长，软短为拘，弛长为痿。"《金匮》说："太阳病，其证备，身体强，几几然，脉反沉迟，此为痉，栝蒌桂枝汤主之。"前者为湿热，后者为风湿，但究不能认为这是痉病的根本原因。换言之，如果精血不亏，虽有风湿或湿热，未必便成痉病。徐忠可说："痉之湿，乃即汗余之气，搏寒为病也，故仲景知有湿而不尚治湿。"此说颇具深义。痉证的辨治，须分其有邪无邪。有邪者分刚柔两证：痉而发热无汗恶寒为刚痉，宜用葛根汤（方1）起阴气以去邪；痉而发热汗出不恶寒为柔痉，宜栝蒌桂枝汤（方2）养津液以和营卫。无邪者则有虚实之分：痉而肢厥脉沉细者为阴痉，属虚证，宜八物汤（方3）振气血以柔筋；痉而身热咳痰，脉洪数，为阳痉，属实证，宜羚羊角散（方4）清阳热以熄风。唯痉病颇似于痫，不可不辨，痫则身软时苏，痉则强直反张不时苏，甚有昏冒而致死者，此其大较。

附方

（1）葛根汤：见《伤寒论·辨太阳病脉证并治中》。

葛根四两，麻黄三两，桂枝、芍药、甘草各二两，生姜三两，大枣十二枚。

此即桂枝汤加麻黄、葛根也。方以葛根疏阳明而升津液，麻黄疏肺气而通肌腠，伍以和营卫之桂枝汤，则气畅津通，邪热可除，刚痉可缓矣。

（2）栝蒌桂枝汤：见《金匮要略·痉湿暍病脉证第二》。

栝蒌根、桂枝、生姜、芍药各三两，甘草二两，大枣十二枚。

此亦生津以祛邪之方。方以栝蒌清气分之热，擅生津液之长者为君。加桂枝和营卫，养筋脉而祛风，则经气流通，风邪自解，湿气自行，不燥而痉愈矣。至姜、桂合甘、枣则辛甘化阳，芍药合甘、枣则苦甘化君，阴阳和调，邪气自解。

（3）八物汤：见《证治准绳类方第一册·虚劳》。

人参、当归、川芎、白芍、熟地、白术、茯苓各一钱，黄芪二钱，生姜三片，红枣肉二枚。清水煎服。

此即四君、四物复方去甘草加黄芪而成。四君所以益气，四物所以补血。以黄芪易甘草，其培中益气，扶元养血之力，尤倍之也。

（4）羚羊角散：见《证治准绳类方第五册·痉》。

羚羊角、犀角、防风、茯神、柴胡、麦门冬、人参、葛根、枳壳、甘草、石膏、龙齿。

此乃清风热以止痉之方也。羚羊角，清热熄风，通神明，故以为君。臣以犀角、石膏，抽薪以熄其炎；防风、柴胡、葛根，通解三阳之风热；麦冬、人参、茯神、龙齿，滋化三阴之燥气；枳壳、甘草，一疏一缓，疏则热无所滞，缓则筋解其急。热退风平，燥滋急解，则痉自不能作矣。

表解

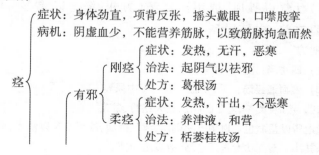

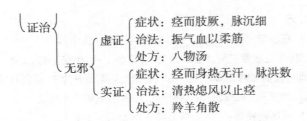

証治 — 无邪
- 虚证
  - 症状：痉而肢厥，脉沉细
  - 治法：振气血以柔筋
  - 处方：八物汤
- 实证
  - 症状：痉而身热无汗，脉洪数
  - 治法：清热熄风以止痉
  - 处方：羚羊角散

11. 强直

——诸暴"强直"，皆属于风。

刘河间说："强，强劲有力而不柔和也。直，筋劲强也。"可见强直是筋膜的病。筋膜在人身，主利关节，强直不柔，即为关节不利的表现。以上所谈的项强，虽也是强直，但它只局限于项部；这里所说的强直，或在手足，或在肩背，或在腰股，大而"八虚"，小而诸节，在在都可以出现。强直既为筋病，为什么又说属风呢？肝主筋，其化风，也就是说风乃肝之气，肝气不足以营于筋膜，则强直之病作矣。以六淫言，风、寒、暑、湿、燥、火均足以令人强直，固不必限于风；唯肝气不伤，筋膜得其所养，淫邪虽客于身，未必便病强直。因此治强直之法，除六淫、六经之形证当辨别清楚外，治本之图，总不外乎气血两个方面。如肝先伤，血枯不能养筋者，多兼燥化之证，宜四物汤（方1）加人参、半夏、黄芪以温养之，或用滋血通经汤（方2）以濡润之。如肝先伤，气虚不能缓筋者，多兼麻痹之证，宜两利汤（方3）壮气以胜风，或用至仁汤（方4）培土以渗湿。则柔和强直之法，大体已备。

附方

（1）四物汤：见"1.眩晕"（方6）。

（2）滋血通经汤：见《辨证录卷二·中风》。

当归、熟地、黄芩、麦冬、北五味、天花粉、秦艽。

归地所以益血也。血中火盛则燥，津足则润，故用黄芩以清燥，麦、味、花粉添其津。秦艽功专直通经络，故以之为使。

（3）**两利汤**：见《辨证录卷二·中风》。

白术、茯苓、人参、甘草、白芍、当归、肉桂、苡仁、半夏、防风。

此益气祛风之方也。苓、术、参、草以补气，归、芍、肉桂以养肝；苡仁助四君以益脾，防、夏助归、芍以熄风也。

（4）**至仁汤**：见《辨证录卷二·中风》。

茯苓、白术、甘草、益智仁、黄芪、白芍、花粉、肉桂、车前子、防风。

此为培土胜湿之方。苓、术、芪、草，大补脾阳，犹虑其不足，复用肉桂、益智温养命火以生养之，培土之法至矣。车前、花粉相伍，祛湿而不伤津。使以防风、白芍，既取风能胜湿之义，亦所以通营柔筋也。

表解

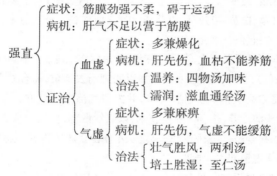

12. 收引

——诸寒"收引"，皆属于肾。

张景岳云："收，敛也。引，急也。"也就是形体拘挛一类的症状。拘挛仍为肝筋的病，仲景以芍药甘草汤治脚挛急，可以概见。其证虽有热有寒、有虚有实之分，但总以因于血虚者居多，朱丹溪治挛急多以四物汤加减，不无理由。但这里何以说属之于肾呢？肾藏精，血为精所养，《素问·上古天真论篇》一再提到肾气盛而任脉通、冲脉盛，其义可知。如果肾经虚寒，而血涩、血燥，其为收引拘急宜矣。因于热而筋膜干燥挛急者，宜用归、地、桑、丹、羚羊、钩藤之类以清润之。因外寒而致拳挛骨痛者，宜五积散（方1）以散表和营。因于风湿者，宜羌活胜湿汤（方2）或薏苡仁散

（方 3）以祛风渗湿。亦有风寒湿三气合邪者，宜续断丹（方 4）以温散之。因于湿热下注，郁于经脉者，常为痛风之前驱，宜煨肾散（方 5）以清利之。如中风，则用地黄汤（方 6）以养血弭风。挛甚，可用养血地黄丸（方 7）以柔润化燥熄风。大抵拘挛掣痛，上下相引，肥白人责之湿痰流沮，瘦黑人责之血枯液涸；寒则胫逆而痛，热则胫热而枯，此辨证之大要也。

附方

（1）**五积散**：见《太平惠民和剂局方卷二·治伤寒》。

苍术八钱，桔梗六钱，麻黄、枳壳、陈皮各五钱，厚朴、干姜各四钱，半夏、茯苓、甘草、白芷、当归身、白芍药、川芎、肉桂各三钱。研末，每服四五钱，生姜三片，葱白三茎，清水煎服。

此方本以平胃散为主，参以二陈汤，专治内伤生冷。又合麻黄，桂枝方意（但少杏仁），故兼治外感寒邪。加以四物汤去地黄，而合甘草干姜汤，为治血分受寒之圣剂。枳、桔、甘草，并为清气治嗽之首方。白芷专走阳明，治风热头痛。苓、桂、术、甘换苍术，以涤饮散邪，使饮半从表散。内犹藏小半夏加茯苓汤，令未尽之饮，驱之从小便出。此虽类集十余方，而不嫌冗杂者，得辛温散邪之大旨也。

（2）**羌活胜湿汤**：见《脾胃论卷上·分经随病制方》。

羌活、独活各一钱，川芎、藁本、防风、甘草各五分，蔓荆子三分。

此乃治风湿在表之方。风能胜湿，羌、独、防、藁、芎、蔓，皆风药也。湿气在表，六者辛温升散，又皆解表之药，使湿从汗出，则诸邪散矣。甘草所以调和诸药耳。

（3）**薏苡仁散**：见《证治准绳类方第五册·挛》引《心印》方。

薏苡仁。捣碎作粥食之。

苡仁入阳明胃经，味甘淡，性微寒，甘能益胃，淡能渗湿，土健湿去，则能生金，故又能润肺清热。作粥食之，其养胃清肺之作用可知矣。

（4）**续断丹**：见《证治准绳类方第五册·挛》。

续断、草薢、牛膝、杜仲、干木瓜各二两。研细，炼蜜和丸，每两作四丸，每服一丸。

此为温散风寒湿气之方，以诸药无一不去三邪也。其中尤以续断祛寒,杜仲、草薢除风,牛膝、木瓜渗湿,并皆从肾治,利于下焦诸疾也。

(5) 煨肾散:见《证治准绳类方第五册·挛》。

甘遂末三钱。用獖猪腰子细批破,稍加盐、椒淹透,掺药末在内,荷叶包裹,烧熟。温酒嚼服。

甘遂入肺脾肾三经,直达水气所结之处,用猪肾伍之,泻肾经隧道水湿,其功尤捷。

(6) 地黄汤:见《证治准绳类方第五册·挛》。

干地黄、炙甘草、麻黄各一两。黄酒三升,清水七升煎服。

此治血虚而风湿盛之方也。麻黄、甘草所以伐肌表之风湿,地黄所以补少阴之精血。与仲景麻黄附子甘草汤之治阳虚表实,同为一法,而病有阴阳之异也。

(7) 养血地黄丸:见《普济本事方卷一》。

熟地黄、蔓荆子各二钱五分,山茱萸五钱,黑狗脊、地肤子、白术、干漆、蛴螬、天雄、车前子各七钱五分,草薢、山药、泽泻、牛膝各一两。研细,炼蜜为丸,如梧子大,每服五十丸。

此润燥柔筋之方也。地黄、蔓荆,补血搜风,故以为君。生血之源,唯赖阳生阴长,天雄以壮肾阳,白术以健脾阴,则中焦受气取汁,血源源而生也。地黄、山萸、山药、泽泻,六味丸之泰半,所以充血之精汁也。欲求新血之生,必先去其所瘀,此干漆、蛴螬之不可无。狗脊、地肤、草薢,车前、牛膝,皆为除湿利筋之品,湿去则筋柔,虽非主药,亦大有助于筋膜之柔顺焉。

表解

收引 {
  症状:筋脉拘挛
  病机:肾精虚寒,血涩而燥,筋脉挛缩使然
  辨证大要:肥人多湿痰流沮,瘦人多血枯液涸,寒甚则胫逆而痛,热甚则胫热而枯
  热证 {
    症状:筋膜干燥而挛急
    治法:清润
    处方:当归、地黄、桑皮、丹皮、羚羊角、钩藤之类
  }
  寒证 {
    症状:筋脉拳挛骨痛
    治法:散表和营
    处方:五积散
  }
}

```
        ┌风湿 ┌治法：祛风渗湿
        │    └处方：羌活胜湿汤、薏苡仁散
        │风寒湿合邪┌治法：温散
        │         └处方：续断丹
  证治 ┤    ┌症状：痛风之前驱
        │湿热┤治法：清利
        │    └处方：煨肾散
        └中风┌治法：养血弭风
             └处方：地黄汤、养血地黄丸
```

13. 转戾

——诸"转反戾"，水液浑浊，皆属于热。

转反戾，也就是转筋，多发于下肢，所以常叫做脚转筋。转筋之变，颇同于拘挛，不过拘挛之证多缓，转筋之证多急，拘挛不必限于足，而转筋之证多在两足也。《金匮》云："转筋之为病，其人臂脚直，脉上下行，微弦，转筋入腹者，鸡屎白散主之。"鸡屎白为除热润燥之品。朱丹溪谓转筋皆属血热，用四物汤加黄芩、红花等。可见血热能导致转筋，早为前人的经验所证明。说明这里"诸转反戾，皆属于热"的说法，是确有论据的。不过，以转筋仅为热证，总嫌片面，如《灵枢·阴阳二十五人》云："血气皆少，则善转筋。"是转筋仍有虚寒证。无论为寒为热，总属于血燥的多。因而于施治时，或清热或散寒，切忌化燥之品，斯得之也。清热之法，宜以地黄煎（方1）为主；散寒宜以乌头汤（方2）为主。太阴虚寒而转筋入腹者，宜仲景理中汤（方3）加白芍。另有外治法二：《外台》以故棉浸醋蒸热裹脚，丹溪用盐汤于糟中暖浸。血滞不行者宜前方，血涩不营者宜后方，均有足取，以酸能泄，咸能润也。

附方

（1）**地黄煎**：见《千金要方卷十一·筋极第四》。

生地黄汁三升，生葛汁、生元参汁各一升，大黄、升麻各二两，麻黄、栀子仁、犀角各三两，石膏五两，芍药四两。

此为活血柔筋之方。方以麻黄、升麻外通经气之结,芍药、大黄内破蓄血之瘀,生地、生葛、元参所以养其血,栀子、犀角、石膏所以泻其燔,则热退津生,血和气畅,筋膜无从挛急矣。

（2）**乌头汤**：见《千金要方卷七·风毒》。

乌头、细辛、蜀椒各一两,甘草、秦艽、附子、桂心、芍药各二两,干姜、茯苓、防风、当归各三两,独活四两,大枣二十枚。

此由四逆汤、乌头桂枝汤加味而成。两方所以救心肾之阳也。再加辛、椒、防、独以祛风,秦艽、茯苓以渗湿,当归以和营,则阴平阳秘,筋转柔矣。

（3）**理中汤**：见《伤寒论·辨霍乱病脉证并治》。

人参、炙甘草、白术各三两、干姜二两。

此大振脾阳之方也。人参补胃,白术扶脾,再以甘草和之,干姜温之,则中气冲和,中阳健运,故名理中。

表解

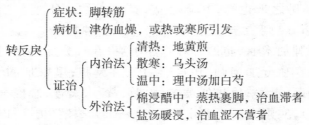

45

14. 胕肿

——诸病"胕肿",疼痠惊骇,皆属于火。诸湿"肿"满,皆属于脾。

胕肿与肿满,都是水肿病。胕肿,即是浮肿。水肿病诸经皆有,主要关系于脾肺肾三藏。以脾主运行,肺主气化,肾主五液。凡五气所化之液,悉属于肾。五液所行之气,悉属于肺。转输肺肾而发生制水生金作用的,悉属于脾。凡郁结太甚,则肺气实而气化不行;损伤过度,则肺气虚而气化不及,均足以发生水肿,这是因于肺而辨其虚实。膏粱太过,则脾气壅而湿热内生;藜藿不充,则脾气弱而运行失职,亦足以发生水肿,这是因于脾而辨其虚实。独有肾藏的病水,当分别阴阳,因为肾一藏而兼具水火,水失其位,则不能分泌清浊而湿热内留;火失其位,则无从制化阴邪而水道泛溢。凡湿热郁积而成的水肿,即所谓属于火者。则知以水肿属火属脾,均不能概水肿的病机全面。治水肿的方法虽然多,但撮其要不外虚实两途。虚肿之成也渐,其脉多虚,其证必倦怠泄泻,声怯色悴。肺虚者温其上,脾虚者益其中,肾虚者暖其下。治上焦阳虚,不能输布,水留于上,心下逆满,气上冲胸者,用苓桂术甘汤(方1)以通阳化阴,输利水道。治中焦阳虚,不能蒸化,水渍于中,外泛为肿,二便通利者,宜实脾饮(方2)以培土温中,祛其寒湿。治下焦阳虚,不能行水,小便不利,肢体浮肿,喘急腹胀者,宜崔氏八味丸(方3)以温阳行水。

实肿之来也暴,其脉必盛,其证必二便不通。治法须分轻重,轻则宜五皮散(方4)——上肿加紫苏、防风、杏仁;下肿加木通、防己、泽泻、赤小豆;在气分加白术、黄芪、肉桂;在血分加当归、川芎、桃仁、五灵脂;里寒加附子、肉桂、小茴、干姜;里热加黄柏、山栀、黄芩、黄连;脾虚合四君(方5),实则合三子养亲(方6)——五苓散(方7)以分消之;重则宜舟车神佑丸(方8)、十枣汤(方9)以荡涤之。上肿多宜汗,下肿多宜利。内热逼水气溢于外者,宜大青龙汤(方10)汗之;里寒甚而水气不能敷化者,宜小青龙汤(方11)汗之。水寒不化气于下者,宜栝蒌瞿麦丸(方12)温以利之;湿甚热郁于下者,宜蒲灰散(方13)清以利之。兼郁积与热者,清利而攻之,《内经》所谓开鬼门、洁净府,去菀陈莝法也。

要之,水之与气,虽为同类。阳旺则气化而水即为精,阳衰则气不化而精变邪水。故水之不化,由气之虚。《素问·灵兰秘典论》说:"膀胱者,州都之官,津液藏焉,气化则能出矣。"气化者,肾中之气,阴中之火。阴中无阳,则气不能化,所以水道不通,溢而为肿。故治肿必先治水,治水必先治气。若气不能化,则水必不利。唯下焦之真气得行,始能传化;下焦之真水得位,始能分清。这是治水肿的关键所在。

附方

(1) **苓桂术甘汤**:见《伤寒论·辨太阳病脉证中》。

茯苓四两,桂枝三两,白术、炙甘草各二两。

此治肝实脾之方也。桂枝一味以治肝,白术、茯苓、甘草均补脾。白术补中土,甘草助脾气转输,茯苓以行脾肺之水。脾气治化有权,肝则不能制之矣。

(2) **实脾饮**:见《证治准绳类方第二册·水肿》引《济生方》。

白术、茯苓、甘草、厚朴、木瓜、大腹皮、草豆蔻、木香、附子、黑姜。加姜、枣煎。

此补土制水之方也。脾虚故以白术、苓、草补之,脾寒故以姜、附、草蔻温之,脾湿故以大腹、茯苓利之,脾满故以木香、厚朴导之。然土之不足,常由木之有余,木瓜酸温,能于土中泻木,兼能行水,与木香同为平肝之品,使木不克土而肝和,则土能制水而脾实矣。

(3) **崔氏八味丸**:见"1.眩晕"(方3)。

(4) **五皮散**:见《中藏经卷下·附方》。

桑白皮、茯苓皮、生姜皮、大腹皮、陈皮各等分。加灯心十二茎煎服。

此为消水肿之通剂。水肿之来,肺脾肾也。桑白、大腹消肺水,陈皮、生姜消脾水,茯苓消肾水,而五药均以气胜,气行则水行也。

(5) **四君子汤**:见"1.眩晕"(方1)。

(6) **三子养亲汤**:见《韩氏医通卷下·方诀无隐章》。

紫苏子、白芥子、莱菔子各微炒研,煎服。

此理气行痰之法也。白芥子除痰,紫苏子行气,莱菔子消食,然皆行气豁痰之药,气行则火降而痰消矣。

(7) **五苓散**:见《伤寒论·辨太阳病脉证并治中》。

茯苓、猪苓、白术各十八铢,泽泻一两,桂枝五钱。为散,白饮和服。

此为治水热小便不利之主方。君泽泻之咸寒,走水府而泻邪热;臣苓之淡渗,通水道而泻水热;佐白术之苦燥,健运脾土以输水;使桂枝之辛温,蒸化三焦以行水。泽泻得二苓,则下降利水之力足;白术得桂枝,则上升通阳之效捷,此为治热不远热之法也。

(8)**舟车神佑丸**:见《证治准绳类方第二册·痰饮》引河间方。

黑牵牛四两,大黄二两,甘遂、大戟、芫花、青皮,橘红各一两,木香、槟榔各五钱,轻粉一钱。研细,水泛和丸。

此治形气俱实的水肿主方。凡大黄、牵牛、芫花、大戟、甘遂,皆为泻水之峻药,导之从大小便而出。并以青皮、木香疏肝泄肺而健脾,与橘红、槟榔均为导气燥湿之品。盖肺泄则肝疏,肝疏则脾运,脾运则水消也。少加轻粉,则行气攻水诸药,奏效尤捷。

(9)**十枣汤**:见《金匮要略·痰饮咳嗽病脉证并治第十二》。

大枣十枚。芫花、甘遂、大戟各等分,各另捣为散。煎大枣汤成,内药末一钱匕服。

芫花、甘遂、大戟辛苦寒毒,能荡涤诸经积水。复以大枣培元固土,壮其行水之气。河间舟车丸即师此方而成。

(10)**大青龙汤**:见《伤寒论·辨太阳病脉证并治中》。

麻黄六两去节,桂枝二两去皮,甘草二两炙,杏仁四十枚去皮尖,生姜三两切,大枣十枚擘,石膏如鸡子大碎。

此乃麻黄、桂枝、越婢之复方,功专从卫分泄邪,为两解表里郁热之剂。麻、桂、杏、姜,皆所以辛散解表;大枣、甘草,所以护汗液之源;石膏一味,两泄表里之郁热。变化辛热之剂而为辛凉,此其所以为龙也。

(11)**小青龙汤**:见《伤寒论·辨太阳病脉证并治中》。

麻黄、桂枝、芍药、细辛、干姜、甘草各三两,半夏、五味子各半升。

此为外散寒邪、内疏水饮之方。桂麻以解外,佐干姜、细辛温散,使寒邪水饮俱从汗而解。用半夏逐痰,以清不尽之饮;遣五味子肃肺,以收耗伤之气。如此,则水流归壑,不若大青龙之兴云致雨,故以"小"别之。

(12)**栝蒌瞿麦丸**:见《金匮要略·消渴小便不利淋病脉证治第十三》。

薯蓣三两,茯苓三两,栝蒌根二两,附子一枚炮,瞿麦一两。

此治水寒不行之方也。栝蒌根降肺气以行水,是以治水之上源。瞿麦导膀胱而利小便,是为疏水之下流。薯蓣、茯苓,扶脾阳而抑水气。尤赖附子一枚壮火以生土,扶阳以化阴,则寒邪散而水自行矣。

表解

附肿
- 症状：皮下水肿
- 病机：凡肺气实而气化不行，脾气壅而湿热内生，肾阳虚而阴水泛溢，统为水肿之所由
- 证治
  - 治水大法：气能帅水，气行水利，气衰水蓄，故利水必以扶阳化气为主
  - 虚证
    - 症状：其成也渐，其脉多虚，倦怠泄泻，声怯色悴
    - 肺虚
      - 主证：水留于上，心下逆满，气上冲胸
      - 病机：上焦阳虚，不能敷布
      - 治法：通阳化阴，输利水道
      - 处方：苓桂术甘汤
    - 脾虚
      - 病机：中焦阳虚，不能蒸化，水渍于中，外泛为肿
      - 治法：培土温中，祛其寒湿
      - 处方：实脾饮
    - 肾虚
      - 主证：小便不利，肢体浮肿，喘急腹胀
      - 病机：下焦阳虚，不能行水
      - 治法：温阳行水
      - 处方：崔氏八味丸
  - 实证
    - 症状：其来也暴，其脉必盛，二便常不通
    - 轻证
      - 主方：五皮散、五苓散
      - 加味
        - 上肿：加紫苏、防风、杏仁
        - 下肿：加木通、防己、泽泻、赤小豆
        - 气分：加黄芪、白术、肉桂
        - 血分：加当归、川芎、桃仁、五灵脂
        - 里寒：加附子、肉桂、小茴、干姜
        - 里热：加黄柏、山栀、黄芩、黄连
        - 脾虚：加四君子汤
        - 里实：加三子养亲汤
    - 重证
      - 主方：舟车丸、十枣汤
      - 治法
        - 上肿宜汗，大青龙汤、小青龙汤
        - 下肿宜利，栝蒌瞿麦丸、蒲灰散
        - 郁积里热，攻积清热

（13）蒲灰散：见《金匮要略·消渴小便不利淋病脉证治第十三》。

蒲灰半分，滑石三分。二味杵为散，饮服方寸匕，日三服。

此治湿胜热郁之方也。蒲灰咸寒泄水，滑石淡渗清热，一泄一清，则水

去而热亦除。蒲灰，即蒲席草烧而成灰也。

15. 胀满

——诸湿肿"满"，皆属于脾。诸"胀腹大"，皆属于热。诸病有声，"鼓之如鼓"，皆属于热。

满于中者谓之胀，所以胀和满往往并称。肿则未必现胀，而胀可以发肿，这是大较。胀满是怎样发生的呢？《灵枢·胀论》说："厥气在下，营卫留止，寒气逆上，真邪相攻，两气相搏，乃合为胀。"人身上下，阳布阴生，肺行而肾纳，本没有什么"厥气"。如果肺不行而肾不纳，此厥气之所由生。气已厥逆，势必影响营卫的运行而留止，无根的阴气，于是逆上而与其气相搏，结而不行，这是胀满的基本病变。并由此而知胀满总是偏于气分的多。胀证之辨，首先在能识藏府的部分形证，与乎邪气之所自来。尽管是通腹胀满，卒难究竟，亦必有其胀甚的部位，及病先起处，便可以辨识其属于何藏何府之气受邪，切不可含糊混称。例如：膈下脐上为腹，脾胃所居，水谷的病变居多。膈以上不能叫做腹，或称心下，或称膈上，心肺所居，气分的病居多。脐以下为少腹，肝肾主之，便溺与血，皆能为病。两旁胁肋，是厥阴、少阳的经脉所在，肝气与水气的变化居多。又如单腹鼓胀，虽然上下两旁俱满，须问其从何处胀起？现在何部为甚？庶几界畔清而病根可得。若脾胃受邪，必先脘下痞满，渐至通腹作胀，或满或坚，不外太阴、阳明为病。第阴阳各异，见证亦殊。胃为阳土，阳道实，故病则脘下坚实而非满；脾为阴土，阴道虚，故病则腹满而不实硬。又六淫之气，风、火、热三阳邪，入犯阳明，阳邪伤阳，往往能食而不呕便坚。湿、燥、寒三阴邪，入犯太阴，阴邪犯阴，往往不能食而自利呕吐。若湿与热阴阳二邪并至，势必阴阳二经皆病，病则阳自升，阴自降，而成天地不交的单腹胀。以此说明胀满之所以属于脾，属于热，虽具有湿郁热蒸之义，究未能概举本病也。

肝木乘脾，脾聚湿热，久窒而清气不升，浊气不降，色苍黄,腹筋起,且食不能暮食者,宜中满分消丸(方1)以行气燥湿清热。

因于气的胀满,如心下坚大而病发于上者,宜金蟾散(方2)以消中土之滞气。因怒而胀者,宜分心气饮(方3)舒肝气以化湿浊。胀而两胁刺痛,脉弦细者,肝胃不和也,宜木香顺气汤(方4)以和脾舒肝。嗳腐恶寒、便溏脉弱者,是为中虚不运,三焦胀满证,宜用理中汤(方5)之类建中而温运之。

血不通利,则为血胀。如血结胞门,而病发于下者,宜夺命丹(方6)以化瘀消胀。因跌扑损伤,按有痛处,腹有紫筋,便黑溺清,脉弦而涩者,是为蓄血所致,宜桃核承气汤(方7)以祛瘀。势重者,宜抵当汤,(方8)以折其瘀热。如虚人不可下者,宜当归活血散(方9)以化瘀定痛。

气血不通,往往水亦不通而溺少,积为水胀,形气俱实者,宜舟车神佑丸(方10)以行气攻水,或用己椒苈黄丸(方11)以前后分消。

因于脾胃者,中焦虚寒,胃气膈塞不通,稍食则胀,失衣亦胀,此为寒胀,即所谓"藏寒生满病"也,宜中满分消汤(方12)首温中阳,并从脾胃分消。因饮食停滞,而致中焦胀满,嗳气作酸者,叫做谷胀,亦称食胀,往往旦食不能暮食,因旦则阳气方张,谷气易消;暮则阴气方进,谷不得化故也,宜大和中饮(方13)以运中导滞。兼痛者宜排气饮(方14)以通利三焦之气,脉沉实者宜大异香散(方15)以开发郁气。

四肢不肿,胀惟在腹,是为单腹胀,一名鼓胀,以外坚满,中空无物,正所谓"鼓之如鼓"也。或因血气结聚,不可解散,其毒如蛊,亦名蛊胀。统为脾胃伤损之病,察其因于中焦,治以脾胃为主,宜理中汤之属温补脾阳;若病由下焦,则以命门为主,宜参、地、桂、附之属以养真火,倘尚不堪纯补,宜佐以陈皮、丁香、砂仁、厚朴等辛香之品以行之。沈金鳌于此证惯用理中健脾丸(方16),建中央以灌四旁,值得参考。总之,治单腹胀以调理脾胃为主,兼养肺金以制木,使脾土无贼邪之虑;

滋肾水以抑火,使肺金得清化之令;却盐味以防助邪气,戒暴怒以安肝木,庶几或有转机。

附方

(1) **中满分消丸**:见《兰室秘藏卷上·中满腹胀门》。

厚朴一两,枳实、黄连、黄芩、半夏各五钱,陈皮、知母各四钱,茯苓、泽泻各三筋,砂仁、干姜各二钱,姜黄、人参、白术、甘草、猪苓各一钱。蒸饼丸,焙热服。

合六君、四苓、泻心、二陈、平胃而为一方。厚朴、枳实行气而散满,黄芩、黄连泻热而消痞,姜黄、砂仁暖胃而快脾。干姜则益阳燥湿,陈皮则理气和中,半夏则行水消痰。知母治阳明独胜之火,润肾滋阴;泽、苓泻脾肾妄行之水,升清降浊。并主以参、术、苓、甘之补脾胃,庶几中运有权而胀满消。

(2) **金蟾散**:见《证治心得卷三·胀满》。

大虾蟆一个,砂仁为末,塞蟆腹内令满,泥罐封固,晒干,火煅通红,烟尽取出,候冷,去泥,煅研末,作一服,酒或陈皮汤调下,屁多即效。

蟾禀土金之气而生,专入胃经,善于行气拔毒;佐以砂仁,大消中土之气滞。惟其性本辛凉,故须煅之。

(3) **分心气饮**:见《证治准绳类方第二册·胀满》。

紫苏梗一钱半,青皮、芍药、大腹皮、陈皮各一钱,木通、半夏各八分,官桂六分,赤茯苓、桑皮各五分,生姜三片,灯心十茎。

方由二陈汤、五皮饮、桂枝汤等加减组合而成,为舒肝顺气化湿浊之方。桂枝汤佐青皮,所以疏肝也。二陈汤佐苏梗,所以顺气也。五皮饮佐木通、灯心,所以化湿浊也。

(4) **木香顺气汤**:见《卫生宝鉴卷十八·膜胀治验》。

木香、草蔻仁、益智、苍术各三分,厚朴四分,青皮、陈皮、半夏、吴茱萸、干姜、茯苓、泽泻各二分,升麻、柴胡各一分,当归五分。

此为益脾消胀之方。方中木、朴、青、陈以平肝行气;草蔻、益智,香能舒脾;苍术、半夏,燥能胜湿;干姜、吴萸,温能散寒。升、柴之轻,以升其阳;苓、泻之淡,以泄其阴。盖脾主中枢,使中枢运转,则清升浊降,上下宣通而阴阳得位。又恐其气药之过燥,故重用当归以濡其血,共成补脾去胀之功。

(5) **理中汤**:见"13.转戾"(方3)。

(6) 夺命丹：见《证治准绳类方第二册·胀满》。

炮附子五钱，牡丹皮、干漆各一两，大黄一两。研末，酽醋一升，熬膏和丸。

此化瘀消胀之方也。丹皮、干漆，大黄均所以逐瘀。血得寒则凝，得热则化，附子正所以温化行瘀也。再伍以酽醋之酸泻通营，其化瘀消胀之功尤捷。

(7) 桃核承气汤：见《伤寒论·辨太阳病脉证并治中》。

桃仁五十个，大黄四两，甘草、桂枝、芒硝各二两。

此调胃袪瘀之方也。大黄、芒硝，荡热去实，甘草和胃缓中，此调胃承气之用也。桃仁苦甘，能润燥而缓肝；桂枝辛热，能壮气以调营，亦气行而血行之旨欤。

(8) 抵当汤：见《伤寒论·辨太阳病脉证并治中》。

水蛭三十个，虻虫三十个，桃仁、大黄各四两。

此为清涤瘀热之方。蛭、虻善于吮血，凡瘀血之在上下者，用之最宜。桃仁、大黄，所以导瘀血之热邪而出于外也。

(9) 当归活血散：见《证治准绳类方第二册·胀满》。

当归须、赤芍药、生地各一钱五分，桃仁、红花、香附各一钱，川芎、牡丹皮、玄胡索、蓬莪术、三棱、青皮各七分。

本方即元戎四物汤之加味。而所加之品除牡丹皮外，香附、青皮、玄胡、三棱，莪术，均为气分药，气行则瘀消而痛定，丹皮则所以佐桃、红之袪瘀也。

(10) 舟车神佑丸：见“14. 胕肿”（方 8）。

(11) 己椒苈黄丸：见《金匮要略·痰饮咳嗽病脉证第十二》。

防己、椒目、葶苈、大黄各一两。研细，炼蜜和丸。

方以防己、椒目导水从小便而出，大黄、葶苈推饮自大便而利。前后分消，则腹满减而水饮行矣。

(12) 中满分消汤：见《兰室秘藏卷上·中满腹胀门》。

川乌、干姜、毕澄茄、益智仁、生姜、黄连、人参、当归、泽泻、青皮、麻黄、柴胡各二钱，吴茱萸、草蔻仁、厚朴、黄芪、黄柏各五分，木香、半夏、茯苓、升麻各三分。

此为脾胃分消之方。川乌、干姜、吴萸、澄茄、益智、草蔻、木香，除湿开郁，暖胃温肾，以袪其寒。生姜、厚朴，以散其满。升麻、柴胡，以升其清。

茯苓、泽泻，以泻其浊。人参、黄芪，以补其中。青皮以调其气，当归以和其血，麻黄以泄其汗，半夏以燥其痰。黄连、黄柏以祛湿中之热，又热因寒用也。要之，本方以补中益气、二陈、三泻心汤、左金、茯苓泽泻汤等加减而成，与丸方相较，此则温中散滞，而偏于开鬼门；彼则清热利水，而偏于洁净府，但两方均首以固脾胃为本，确是东垣家法。

（13）**大和中饮**：见《景岳全书·新方和阵》。

陈皮、山栀、麦芽各二钱，枳实一钱，砂仁五分，厚朴、泽泻各一钱五分。

此为运中导滞之方。砂仁、陈皮以运中，麦芽以消积，厚朴、枳实以行气，山栀、泽泻以荡湿热，则中气自和矣。

（14）**排气饮**：见《景岳全书·新方和陈》。

陈皮、藿香、枳壳各一钱五分，厚朴一钱，泽泻、乌药、香附各二钱，木香七分。

陈皮、藿香以宣上焦之气，厚朴、枳壳以宣中焦之气，泽泻、乌药以宣下焦之气，香附、木香以宣三焦之气。三焦通畅，气得排达而无碍矣。

表解

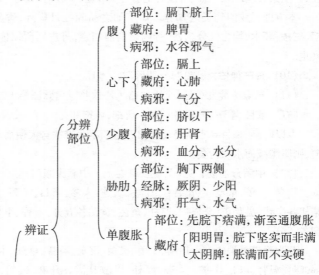

```
                    ┌ 阳证 ┤ 症状：能食而不呕便坚
                    │      └ 病机：风火热诸邪入犯阳明
              ┌ 分辨 ┤ 阴证 ┤ 症状：不能食而自利呕吐
              │ 病邪 │      └ 病机：湿燥寒诸邪入犯太阴
              │      │ 阳热阴 ┌ 症状：单腹胀
              │      └ 湿合病 └ 病机：阴阳二经皆病，阳自升，
              │                        阴自降，阴阳不交
              │
              │      ┌ 症状：色苍黄，腹筋起，且食不能暮食
              │ 肝木  │ 病机：脾聚湿热，久窒而清气不升，
              │ 乘脾  ┤        浊气不降
              │      │ 治法：行气燥湿清热
              │      └ 处方：中满分消丸
       证治 ┤
              │      ┌ 中焦 ┤ 症状：心下坚大
              │      │ 气滞 ┤ 治法：消中土滞气
              │      │      └ 处方：金蟾散
              │      │      ┌ 病机：因怒而发
              │      │ 怒伤 ┤ 治法：舒肝化浊
              │      │      └ 处方：分心气饮
              │ 气分 ┤      ┌ 症状：胀而两胁刺痛，脉弦细
              │      │ 肝胃 ┤ 治法：和脾舒肝
              │      │ 不和 └ 处方：木香顺气汤
              │      │      ┌ 症状：嗳腐恶寒，便溏脉弱
              │      │ 中虚 │ 病机：中气虚弱，三焦气滞
              │      └ 不运 ┤ 治法：建中温运
              │             └ 处方：理中汤
              │
              │      ┌ 血结 ┤ 症状：少腹胀痛而小便利
              │      │ 胞门 ┤ 治法：化瘀消胀
       审治 ┤ 血分 ┤      └ 处方：夺命丹
              │      │      ┌ 症状：按有痛处，腹有紫筋，
              │      │ 跌扑 │        便黑溺清，脉弦涩
              │      └ 损伤 └ 病机：蓄血
```

治法：祛瘀

处方：桃核承气汤、抵当汤、
　　　当归活血散

气血不通 ⎰ 症状：蓄水多而尿少
　　　　 ⎨ 治法：行气利水
　　　　 ⎩ 处方：舟车神佑丸、己椒苈黄丸

脾胃气伤
　虚寒 ⎰ 症状：稍食则胀，失衣亦胀
　　　 ⎪ 病机：中焦虚寒，胃气隔塞不通
　　　 ⎨ 治法：温阳消滞
　　　 ⎩ 处方：中满分消汤

　伤食 ⎰ 症状：中焦胀满，嗳气作酸，
　　　 ⎪ 　　　且食不能暮食
　　　 ⎨ 病机：中虚而饮食停滞
　　　 ⎪ 治法：运中导滞
　　　 ⎩ 处方：大和中饮、排气饮、大异香散

单腹胀 ⎰ 症状：胀唯在腹，鼓之如鼓
　　　 ⎪ 病机：脾胃伤损，气血积聚
　　　 ⎨ 治法：调理脾胃，兼养肺金以制木，
　　　 ⎪ 　　　滋肾水以抑火
　　　 ⎩ 处方：理中汤加行气之品或理中健脾丸

（15）**大异香散**：见《证治准绳类方第二册·胀满》。

三棱、莪术、青皮、陈皮、藿香、桔梗、半夏曲、枳壳、香附、益智、甘草、生姜、大枣。

此为开发郁气之方。气之固结不行者，三棱、莪术以攻之；气之不能轻扬者，藿香、桔梗以升之；气之浊滞不下者，枳壳、半夏曲、青皮、陈皮以降之，气之寒凝不散者，香附、益智、生姜以温之。一派芳香宜达之品，惟赖甘草、大枣和以济之，盖不欲有所偏激也。

（16）**理中健脾丸**：见《沈氏尊生书卷五·肿胀》。

人参、黄芪、苍术、茯苓、陈皮、半夏、五加皮、香附、山楂、苡仁、吴萸、白芍、黄连、莱菔子、草蔻仁、泽泻、苏子、沉香、栝蒌、川椒、荷叶。研末，大腹绒煎汤打黄米粉和丸。

人参、黄芪、苍术、茯苓、陈皮、半夏，寓有六君子之意，正所以理中健脾也。以下诸药或为消积,或为行气,或为渗湿,或为降逆,或为化浊,或为通营,或为清热,曲尽其分消满胀之妙用。

16. 疮
——诸"痛痒疮",皆属于心。

疮即疮疡,为痈、疽、疖的通称。心主脉而为营血之本,营不通斯为疮痈之由,是以火热郁于营血,疮疡由之而生。凡热发于皮肤之间,浮肿根小,大不过二三分者为疖。六府积热,腾出于肌肉之间,暴发肿甚,皮肤光软,侵展广大的为痈。五藏风热,攻掀于肌骨,风毒猛暴,初生一头如痞癗,色白焦枯,触之痛应心者为疽。无论痈、疽、疖诸疮,总是有痛痒的证状的,风多则痒,热多则痛;诸痛多实,诸痒多虚。先痒后痛者,风渐化热也;先痛后痒者,实渐转虚也。于痛痒之间辨其风热多少,虚实所在,这是疮证的一大眼目。诸凡疮疡,按之陷而不即高,顶虽温而不甚热,脓尚未成。按之随指而起,顶已软而热甚者,脓渐满足。无脓宜消散,有脓当攻托。疮疡虽是外证,犹宜分辨内外以治其本。脉沉实者,毒在内也,当先疏内以绝其源。脉浮大者,毒在外也,当先托里,以免邪气内入。有内外之间者,乃邪气至盛,遏绝经络,由于既失托里,又失疏通,与夫失和营卫也。所以凡治疮疡,须明辨托里、疏通、和营卫的三法。由内之外者,其脉沉实,发热烦躁,外无焮赤,痛深于内,其邪既深,便宜疏通藏府以绝其源,如犀黄丸(方1)之类是也。由外之内者,其脉浮数,焮肿在外,形证外显,恐邪气极而内行,故宜尽先托里,如败毒汤(方2)之类。介于内外之间者,外无焮恶之气,内亦藏府宣通,知其在经,便当和其营卫,如托里营卫汤(方3)之类。这是治疗疮疡的三大法。明乎此,更能结合具体的为痈、为疽、为疖,属虚、属实、属寒、属热等,虽未遽差,必无变证,亦可使疮毒迅减而易愈。

表解

疮
├─ 分类
│   ├ 疖：热发于皮肤之间，浮肿根小，大不过二三分
│   ├ 痈：六府积热，暴发肿甚，皮肤光软，侵展广大
│   └ 疽：五藏风热，焮于肌骨，初生一头如痞瘟，
│   色白焦枯，触之痛应心
├─ 病机：火热郁于营血
└─ 证治
     ├─ 辨证
     │   ├ 辨痛痒
     │   │   ├ 风多则痒
     │   │   ├ 热多则痛
     │   │   ├ 诸痛多实
     │   │   ├ 诸痒多虚
     │   │   ├ 先痒后痛，风渐化热
     │   │   └ 先痛后痒，实渐转虚
     │   ├ 辨脓
     │   │   ├ 脓未成：按之陷而不即高，顶虽温而不甚热
     │   │   └ 脓渐充：按之随指而起，顶已软而热甚
     │   └ 辨脉
     │   ├ 脉沉实：毒在内
     │   └ 脉浮大：毒在外
     └─ 审治
          ├ 无脓当消散
          ├ 有脓当攻托
          ├ 毒在内：先疏内以绝其源
          ├ 毒在外：先托里以免内入
          ├ 疏通法
          │   ├ 施用范围：发热烦躁，脉沉实，外无焮赤，
          │   │   痛深于内
          │   ├ 病机：由内之外，其邪既深
          │   └ 处方例：犀黄丸
          ├ 托里法
          │   ├ 施用范围：焮肿在外，形证外显，脉浮数
          │   ├ 病机：由外之内，邪气极而内行
          │   └ 处方例：败毒汤
          └ 和营卫法
               ├ 施用范围：外无焮恶之气，内亦藏府宜
               │   通，病邪在经
               ├ 病机：介于内外之间
               └ 处方例：托里营卫汤

病机临证分析　运气学说

名家临证医著重刊

附方

(1) **犀黄丸**：见《外科证治全生集卷四·丸散类》。

犀黄三分，麝香一钱五分，乳香、没药各一两。研末，煮烂黄米饭一两，捣和为丸。

犀黄入心肝两经，大清营分热毒为君。麝香入脾，走窜十二经，尽搜诸毒而去之为臣。乳香、没药活血定痛为佐使。乃从内达外消散疮毒的良方。

(2) **败毒汤**：见《外科证治全生集卷四·丸散类》。

连翘、赤芍、银花、归尾、黄芩、花粉、甘草节。煎汤送醒消丸。

连翘、银花，清热解毒以外散；归尾、赤芍，活血托毒以内消；黄芩、花粉，清气分之热以解结；甘草节以和中化毒。则气分血分、在内在外之疮毒，均得之而消散也。

(**附**)**醒消丸**：见《外科证治全生集卷四·丸散类》。

乳香、没药各一两，麝香一钱五分，雄精五钱。研细，煮烂黄米饭一两，捣和为丸。

乳香、没药、麝香所以通经活血，解毒定痛，固无论也。唯雄精一品，化毒尤剧，营腐毒甚者，非此不除。故此丸不能多服，过则反伤新血也。

(3) **托里营卫汤**：见《证治准绳疡医卷一·肿疡》。

黄芪、红花、苍术、柴胡、连翘、羌活、防风、当归身、甘草、黄芩、人参各一钱，桂枝七分。水一盅，黄酒半盅煎服。

参、芪、归身、红花，壮气活血；连翘、黄芩、甘草，清里热以托毒；羌活、桂枝、柴胡、苍术、防风，散表邪以和营卫，共成助阳内托之功。

17. 酸疼

——诸病胕肿，"疼痠"惊骇，皆属于火。

痛不甚而痠楚难名者，是为痠疼。痠即酸。多为四肢百骸、肌肉皮肤之病，府藏绝少有如此疼痛的。酸疼之极，甚则经络为之抽掣，总源于湿气溢注，筋膜之气有所不快使然。亦有湿积化热，伤害筋膜而致者，即此之所谓"属于火"也。临床所见，可分四部分而分治之。

(1) 肩背酸疼。肩背为肺和大小肠的部位，肩前属大肠，肩后属小肠。酸痛而不能回顾，外感风寒，手太阴气郁不行之征，宜通气防风汤(方1)以辛散之。有因风热者,则宜辛凉,如羌、防、山栀、木通之类。湿热相搏,则酸疼而沉重,宜当归拈痛汤(方2)以宣湿化热。酸疼而冷者,多为寒饮伏结,宜白术附子汤(方3)或导痰汤(方4)以温渗之。

(2) 手臂酸疼。多因寒湿所搏,或痰饮流入,以致气血凝滞而成。风寒湿盛者,宜五积散(方5)以辛温通散。因痰饮流入,酸疼而两手软麻者,宜导痰汤加木香、姜黄以行气消饮。酸疼而不能举动者,湿滞于经络,而气血凝滞也,宜舒筋汤(方6)以通经化滞。脾虚脉细,酸疼无定处者,宜补中益气汤(方7)加桂枝以升举之。

(3) 脊尻酸痛。督脉与膀胱经均通于脊,凡太阳寒湿胜而脊酸痛者,宜羌活胜湿汤(方8)辛以散之,寒甚者可加麻黄。若无外邪,平居项脊常热而酸疼为阴虚,常寒而酸疼为阳虚,阴虚者可用地黄丸(方9)加麋角,以益其精;阳虚者可用崔氏八味丸(方10)加鹿角,以壮其阳。阳虚而湿水上攻,项筋酸疼,连及脊脾,不可转移者,宜椒附散(方11)以温摄之。尻(脊骨尽处)为肾与督脉所过之处,兼属厥阴,肾虚者宜地黄丸加肉桂;不愈,加鹿茸。若属于肥人湿痰下注者,宜二陈汤(方12)合二妙丸(方13)。

(4) 腿膝足酸疼。酸疼喜按,脉细而弱者,精血内伤也,宜地黄丸加川断、杜仲、巴戟天之类。若筋急脉沉,酸疼而冷者,寒也,宜舒筋三圣散(方14),以通畅血脉。两腿隐隐酸疼,麻木而沉重者,湿盛也,脉浮细,宜羌活胜湿汤辛以散之;脉沉细,宜白术附子汤温以胜之。酸疼从腰胯至足胫,或上或下,小便赤而脉濡数者,湿热也,宜当归拈痛汤及三妙丸(方15)加减疏泄其湿热。膝之所属,为肝脾肾三经,逸则酸软乏力,劳则痛如斜刺,皆属阴虚火盛,宜用虎潜丸(方16),以滋阴泻火。足跟属肾与膀胱,足心酸疼或热或痒者,多为肾虚,宜分别阴阳,用地黄丸或崔氏八味丸。肥人足心酸疼,多属湿痰流注,必久坐久卧而起则痛甚。行动则酸疼渐缓,宜甘草干姜茯苓白术汤

（方 17）合二陈汤，以燥湿祛痰。总之，手足均布六经，除察其寒热虚实外，尤宜分别部位，而加引经之药焉。

附方

（1）**通气防风汤**：见《内外伤辨卷中·四时用药加减法》。

柴胡、升麻、黄芪各一钱，防风、羌活、陈皮、人参、甘草各五分，藁本、青皮各三分，黄柏一分，白豆蔻仁二分。

此散太阳气郁之方。柴胡、升麻、防风、羌活、藁本，所以散三阳之邪也。人参、黄芪以补中气；青皮、陈皮、甘草、豆蔻以和中气；略加黄柏以清标热，即所以立元气也。

（2）**当归拈痛汤**：见《医学启源卷下》。

当归身二钱，羌活、甘草、黄芩、茵陈蒿各五钱，人参、苦参、升麻、葛根、苍术各二钱，白术、泽泻、猪苓、防风、知母各三钱。清水煮。

此清解诸经湿热之方。羌活透关节，防风散风湿为君。升、葛味薄，引而上行，苦以发之；苍、白二术，健脾燥湿为臣。湿热合和，肢节烦痛，以苦参、黄芩、知母、茵陈苦寒以泄之；血壅不流则为痛，当归辛温以散之；人参、甘草补养正气，使苦寒不伤脾胃；猪苓、泽泻导其留饮等为佐使。则上下分消其湿，使壅滞得宣通也。

（3）**白术附子汤**：见《金匮要略·痉湿暍病脉证第二》。

白术二两，附子一枚半，甘草一两，生姜一两半，大枣六枚。

此暖土制湿浊之方。附子暖其水藏，白术、甘草暖其土藏，水土一暖，则阴浊之气尽趋于下矣。

（4）**导痰汤**：见"5.振掉"（方4）。

（5）**五积散**：见"12.收引"（方1）。

（6）**舒筋汤**：见《证治心得卷十·手臂痛》。

片子姜黄四两，甘草、羌活各一两，白术、海桐皮、当归、赤芍药各二两。研粗末，每服三钱或一两，加生姜三片，清水煎，磨沉香汁少许冲温服。

此通筋脉凝滞之方。姜黄以行气，当归、芍药以行血，羌活以胜风，白术以渗湿，甘草以缓急。独海桐皮一味直入经络，导气血风湿诸药以行，则筋脉自通畅矣。

（7）**补中益气汤**：见"1.眩晕"（方2）。

（8）**羌活胜湿汤**：见"12.收引"（方2）。

(9) 地黄丸: 见"1.眩晕"(方5)。

(10) 崔氏八味丸: 见"1.眩晕"(方3)。

(11) 椒附散: 见"3.项强"(方7)。

(12) 二陈汤: 见"1.眩晕"(方13)。

(13) 二妙丸: 见"8.痿躄"(方4)。

(14) 舒筋三圣散: 见《证治心得卷一·中风》。

当归、肉桂、延胡索各等分。为散,每服五钱,清水煎。

此为通血脉之方。当归行血,肉桂壮脉,胡索利气,则血脉气均无所滞也。

(15) 三妙丸: 即二妙丸加牛膝。

(16) 虎潜丸: 见"8.痿躄"(方6)。

(17) 甘草干姜茯苓白术汤: 见"1.眩晕"(方15)。

表解

症状:痛不甚而酸楚难名

病机:湿气流注,或湿积化热,筋膜之气不快使然

酸疼

肩背酸疼

风寒
- 病机:手太阴气郁不行
- 治法:辛散
- 处方:通气防风汤

风热
- 病机:热伤卫气
- 治法:辛凉
- 处方:羌活、防风、山栀、木通之类

湿热
- 症状:酸疼而沉重
- 治法:宣湿化热
- 处方:当归拈痛汤

寒饮
- 症状:酸疼而冷
- 治法:温渗
- 处方:白术附子汤、导痰汤

风寒湿盛
- 症状:酸疼沉滞
- 治法:辛温通散
- 处方:五积散

证治
├─ 手臂酸痛
│ ├─ 痰饮
│ │ ├─ 症状：酸疼而两手软麻
│ │ ├─ 治法：行气消饮
│ │ └─ 处方：导痰汤加味
│ ├─ 湿滞经络
│ │ ├─ 症状：酸疼而不能举动
│ │ ├─ 病机：气血凝滞
│ │ ├─ 治法：通经化滞
│ │ └─ 处方：舒筋汤
│ └─ 脾虚
│   ├─ 症状：酸疼无定处，脉细
│   ├─ 治法：扶脾益气
│   └─ 处方：补中益气汤加桂枝
└─ 脊尻酸痛
   ├─ 寒湿
   │ ├─ 病机：邪伤太阳经
   │ ├─ 治法：辛温发表
   │ └─ 处方：羌活胜湿汤
   ├─ 阴虚
   │ ├─ 症状：平居项背寒热而酸痛
   │ ├─ 治法：养阴
   │ └─ 处方：地黄丸加麋角
   ├─ 阳虚
   │ ├─ 症状：平居项背常寒而酸疼
   │ ├─ 治法：扶阳
   │ └─ 处方：崔氏八味丸加鹿角
   ├─ 阳虚湿盛
   │ ├─ 症状：项筋酸疼，连及脊髀，不可转移
   │ ├─ 治法：温摄
   │ └─ 处方：椒附散
   ├─ 肾虚
   │ ├─ 症状：尻骨酸痛
   │ ├─ 病机：督脉虚寒
   │ ├─ 治法：温养肾精
   │ └─ 处方：地黄丸加肉桂、鹿茸
   ├─ 湿痰
   │ ├─ 症状：人肥体沉，酸疼不已
   │ ├─ 治法：燥痰祛湿
   │ └─ 处方：二陈汤合二妙丸
   └─ 阴虚
      ├─ 症状：喜按，脉细而弱
      ├─ 病机：精血内伤
      ├─ 治法：温养肾精
      └─ 处方：地黄丸加川断、杜仲、巴戟天

腿膝足酸痛

寒凝
- 症状：筋急脉沉，酸疼而冷
- 治法：通畅血脉
- 处方：舒筋三圣散

湿盛
- 症状：两腿隐隐酸痛，麻木而沉重
- 治法：扶阳散湿
- 处方：羌活胜湿汤，白术附子汤

湿热
- 症状：腰胯足胫气疼，小便赤而脉濡散
- 治法：燥湿清热
- 处方：当归拈痛汤、三妙丸

阴虚火盛
- 症状：两膝酸软，痛如针刺
- 病机：火炽伤阴
- 治法：滋阴泻火
- 处方：虎潜丸

肾虚
- 症状：足心酸软，或热或疼
- 治法：温补肾精
- 处方：地黄丸或崔氏八味丸

湿痰流注
- 症状：人肥，足心酸疼，久坐久卧而起，则痛甚，行动则渐缓
- 治法：燥湿涤痰
- 处方：甘草干姜茯苓白术汤、二陈汤

（二）藏气诸病

18. 喘膹

——诸痿"喘"呕，皆属于上。诸气"膹"郁，皆属于肺。

膹即喘。喘息一证，主要为肺气的病变。肺位于诸藏之上，又必因肺气之上逆而后作，故曰皆属于上。而辨证则有虚实之分。

实喘者，邪之实也。多起于暴。其证气长而有余，呼出为快，其脉则滑数而有力。致实之由，不外四端：一曰风寒。其证发热恶寒，气壅而甚，喘常汗出。肺合皮毛，风寒邪气，往往

自皮毛而入，渐及于肺。其治宜辛散，如定喘汤（方1）、参苏饮（方2）之类。二曰火热。其证乍进乍退，得食则减，食已大发。以肺属金，最畏火，火热炽盛，金气必伤，故病而喘鸣。其治宜用寒凉，如泻白散（方3）、桑白皮汤（方4）、麻杏甘石汤（方5）之类。三曰气逆。其证多呼吸迫促，无痰有声。常由肝气上逆，上焦闭郁，气失清降而然。其治则宜开散或润降，如四磨饮（方6）、七气汤（方7）、苏子降气汤（方8）之类。四曰水饮。其喘辘辘有声，怔忡浮肿，脉一手偏弦。肺本清虚，不容一物，水饮上乘，势必壅塞而为喘。其治则宜涤饮，如导痰汤（方9）、二陈汤（方10）、小青龙汤（方11）之类是也。

　　虚喘者，气之虚也。由积渐所成。气短而息微，劳动则甚，脉微弱而无神。其辨证有二：一者出乎脾肺，肺为气之主，脾为肺之母，脾肺有亏，则气化不足，不足则短促而喘。病在中上二焦，犹未及于根蒂，病根尚浅，只须益其气，则喘自止。挟热的可酌用生脉散（方12）以滋津保肺，无热的可考虑用独参汤（方13）峻补其气。一者由乎肝肾，肾为气之根，肝为肾之子，肝肾有亏，气不摄纳，不纳则浮散而喘。这是病在下焦，而为本末两伤，病根较深，不速救其根，则气难复。治宜纳气归元，如崔氏八味丸（方14）、真武汤（方15）之类，皆足以摄元阳之气也。

　　总之，喘证之辨，在肺多实，在肾多虚。肾虚有精伤、气脱之分，填精须用厚味而兼镇摄，地黄丸（方16）加沉香以从阴，都气丸（方1）加青铅以从阳；气脱则根浮，吸伤元海，危亡可立而待，则宜以人参、五味、河车、紫石英之类，急续元真，庶挽回于俄顷。

附方

（1）**定喘汤**：见《证治准绳类方第二册·喘》。

白果二十一枚，麻黄、款冬花、桑白皮、法制半夏各三钱，苏子二钱，杏仁、黄芩各一钱五分，甘草一钱。

麻黄、杏仁、甘草，三拗汤也，能开肺气以去风寒；白果、苏子、半夏降肺气之逆;黄芩、桑皮、款冬泻肺气之浊;一开一降一泻,则肺气宁而喘定。

(2) **参苏饮**:见《证治准绳类方第一册·发热》引《易简方》。

人参、紫苏梗叶、干葛、前胡、半夏、赤茯苓各七钱五分,枳壳、陈皮、苦桔梗、甘草各五钱。锉散,每服二钱,加生姜二片,大枣一枚,清水煎服。

此即芎苏散去川芎、柴胡,而易以人参、前胡也。风寒感冒在肺经者,此足以外散皮毛、内宣肺气。邪之所凑,其气必虚,故君人参以补之;苏叶、葛根、前胡为臣以散之;枳、桔、二陈以涤饮宁经,则表里俱和矣。

(3) **泻白散**:见《小儿药证直诀卷下·诸方》。

桑白皮、地骨皮各一两,生甘草五筋。锉散,每服一二钱至四五钱,加粳米一百粒,竹叶一把,清水煎服。

此泻肺经郁热之方也。桑白皮味辛而质液,足以散气润燥,故为之君。地骨皮性寒体轻,足以胜热去实,故为之臣。生甘草力能泻火,借土之力以清肃肺金,故为之佐。粳米养胃以滋肺,竹叶散热以宁金,故为之使。凡正气不伤,郁火又甚者,以此泻之最宜。

(4) **桑白皮汤**:见《证治心得卷六·喘》引《医林》方。

桑白皮、黄芩、黄连、杏仁、贝母、山栀、半夏、苏子、生姜。

半夏、黄芩、黄连、生姜合用,泻心汤法也;佐以山栀,足以泻上焦之热痞。杏仁、贝母、苏子以降气涤痰,泻肺之实,均赖桑白皮一味主持,泻热药得之而不惧其化燥,降气药得之而不防其太过,以其辛润故也。

(5) **麻杏甘石汤**:见《伤寒论·辨太阳病脉证并治下》。

麻黄四两,杏仁五十枚,甘草二两,石膏八两。

此治肺家热证之方也。麻黄解肌表以散热,杏仁利肺气以定喘,兼以石膏清之,甘草和之,则表热可散,内热可泄,故本方为治上焦热病之良剂。

(6) **四磨汤**:见"7. 厥逆"(方9)。

(7) **七气汤**:见《太平惠民和剂局方卷三·治一切气》。

人参、官桂、半夏各一钱,甘草五分。加姜煎。

此温中解郁之方也。人参以壮肺气,官桂以舒肝郁,郁久生痰,半夏足以驱之;郁则不和,甘草足以和之。以其能治七情之气,是以命名,与越鞠丸之法大异。

(8) **苏子降气汤**:见《太平惠民和剂局方卷三·治一切气》。

苏子、半夏、前胡、厚朴、橘红、当归各一钱,甘草、肉桂各五分。加姜煎。

此散郁和中之剂。苏子、前胡、厚朴、橘红、半夏,皆能降逆上之气,兼能除痰,气行则痰行也。当归润以和血,甘草甘以缓中,肉桂能引火归元,尤宜于下虚上盛者。

（9）**导痰汤**：见"5. 振掉"（方4）。

（10）**二陈汤**：见"1. 眩晕"（方13）。

（11）**小青龙汤**：见"14. 胕肿"（方11）。

（12）**生脉散**：见《证治准绳类方卷一·中暑》引《医录》方。

人参、麦冬各五分,五味子七粒。

此乃保肺生脉之方。肺主气,肺气旺则四藏之气皆旺,虚则脉绝气短。人参甘温,大补肺气为君;麦冬润肺滋水,清心泻热为臣;五味酸温,敛肺生津,收耗散之气为佐。盖心主脉,肺朝百脉,补肺清心则气充而脉复,故曰生脉。

（13）**独参汤**：见"7. 厥逆"（方11）。

（14）**崔氏八味丸**：见"1. 眩晕"（方3）。

（15）**真武汤**：见"5. 振掉"（方7）。

（16）**地黄丸**：见"1. 眩晕"（方5）。

（17）**都气丸**：见《张氏医通卷十六·崔氏八味丸方祖》。

即地黄丸加五味子。

此养阴润肺之方。以五味子为滋水益金之专药,增之正所以益肺之源也。

表解

喘膹 ─┬─ 症状：呼吸喘促
　　　├─ 病机：肺气不降而上逆
　　　└─ 实喘 ─┬─ 症状：气长而有余, 呼出为快, 脉滑数有力
　　　　　　　　├─ 病机：邪实之来, 多起于暴
　　　　　　　　├─ 风寒 ─┬─ 症状：发热恶寒, 气壅而甚, 喘常汗出
　　　　　　　　│　　　　├─ 病机：风寒自皮毛而入, 渐及于肺
　　　　　　　　│　　　　├─ 治法：辛散
　　　　　　　　│　　　　└─ 处方：定喘汤、参苏饮
　　　　　　　　└─ 火热 ─┬─ 症状：乍进乍退, 得食则减, 食已大发
　　　　　　　　　　　　　├─ 病机：火热炽盛, 金气受伤
　　　　　　　　　　　　　├─ 治法：寒凉
　　　　　　　　　　　　　└─ 处方：泻白散、桑白皮汤、麻杏甘石汤

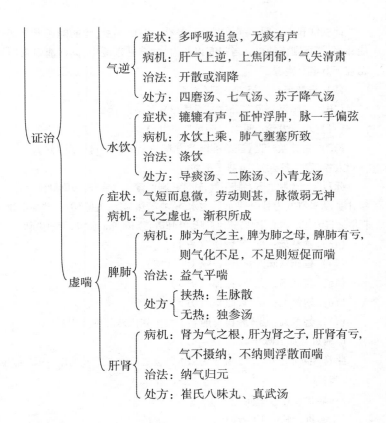

証治 — 气逆 — 症状：多呼吸迫急，无痰有声
病机：肝气上逆，上焦闭郁，气失清肃
治法：开散或润降
处方：四磨汤、七气汤、苏子降气汤

水饮 — 症状：辘辘有声，怔忡浮肿，脉一手偏弦
病机：水饮上乘，肺气壅塞所致
治法：涤饮
处方：导痰汤、二陈汤、小青龙汤

虚喘 — 症状：气短而息微，劳动则甚，脉微弱无神
病机：气之虚也，渐积所成

脾肺 — 病机：肺为气之主，脾为肺之母，脾肺有亏，
则气化不足，不足则短促而喘
治法：益气平喘
处方 — 挟热：生脉散
无热：独参汤

肝肾 — 病机：肾为气之根，肝为肾之子，肝肾有亏，
气不摄纳，不纳则浮散而喘
治法：纳气归元
处方：崔氏八味丸、真武汤

19. 郁

——诸气膹"郁"，皆属于肺。

滞而不通，便叫做郁。人体气血通畅，则百病不生，一有怫郁，则当升不升，当降不降，或郁于气，或郁于血，病遂从此而发生了。这里说气郁属肺，只是郁证之一种，未可以概其全。无论内伤外感，均可致郁，如寒邪之郁于营卫，疫邪之客于募原，外感之郁也。思伤脾，怒伤肝之类，内伤之郁也。临证时辨郁证最切合实用的，莫过于朱丹溪、张景岳两家。丹溪分气、血、湿、火、食、痰为六郁，而六者之间，又常有相因之势，如气郁则湿留，湿滞则火生，火郁则痰壅，痰多则血凝，血瘀则

食结,便成痞、满、胀、痛、秘、结诸证,而拟越鞠丸(方1),这是偏于实证一类的郁。凡气郁证多由于暴忧暴怒,悲哀思虑,以致胸满胁痛,脉来沉涩者,香附、川芎、木香之行气开结,最是要药。血郁证多由盛怒叫呼,挫闪劳役,胸胁刺痛,脉沉芤而涩者,桃仁、红花、川芎之活血通经,最是要药。湿郁证多由雾露雨湿,坐卧湿地,以致身重疼痛,倦怠脉缓,苍术、白芷、赤苓之燥湿利水,最为要药。食郁证多见腹满不饥,嗳酸痞块,右关脉实,香附、神曲、山楂之导滞消积,最为要药。热郁证多见目昏口渴,舌燥便赤,脉来沉数,香附、青黛、山栀之理气泻热,最为要药。痰郁证多见咳痰黏滞,动则喘满,脉来沉滑,香附、南星、海浮石、二陈汤(方2)之利气除痰,最为要药。凡此皆属于实证一类的郁病。

若情志之郁,则有虚有实,张景岳分为怒、思、忧三种。怒郁:大怒而肝气逆者,多见气满胀闷,则当平之,宜逍遥散(方3);怒后木邪退而脾气损,若见倦怠少食,则当益之,宜六君子汤(方4)。思郁:思则气结伤脾,初病中气未损,则宜顺宜开,如木香枳术丸(方5)之类;久病中气已损,则宜修宜补,宜香砂六君子(方6)之类。忧郁:则全属大虚,本无邪实,此多以衣食之累,利害之牵,戚戚悠悠,精神消索,神志不振,即所谓阳消证也,主要在能使病者移情易性,再辅以调气培元之法,如逍遥合四君子(方7)、越鞠合小建中(方8)、温胆(方9)合黄芪汤(方10)之类。

要之,治郁之法,不能偏重在攻补,而在乎用苦泄热而不损胃,用辛理气而不伤中,用滑润而不滋腻气机,用宣通而不揠苗助长,最是不二法门。

附方

(1) **越鞠丸**:见《金匮钩玄卷一·六郁》。

香附、苍术、川芎、神曲、栀子各等分。曲糊为丸。

为解气、血、痰、火、湿、食郁之方。故以香附行气,苍术燥湿,川芎调血,栀子解火,神曲消食,而总偏于理气,气畅则郁斯解。

（2）**二陈汤**：见"1. 眩晕"（方13）。

（3）**逍遥散**：见"1. 眩晕"（方8）。

（4）**六君子汤**：见"1. 眩晕"（方16）。

（5）**木香枳术丸**：见《内外伤辨卷下·辨内伤饮食用药所宜所禁》。

木香、枳实各一两，白术三两。研末，荷叶包陈米煎汤泛丸。

此方能破滞气，消饮食，健脾胃，为攻补兼施之良方。白术补中土元气，枳实泻胃中湿热，白术重于枳实二倍，是先补其虚而后化之也。佐木香以行三焦滞气，通中寓补，相得益彰。

（6）**香砂六君子汤**：见《景岳全书卷五十二·补阵》。

即六君子汤加木香七分，砂仁八分。

此为通补兼施之方。六君子汤仅利于脾虚痰滞者，加木香、砂仁，则三焦之气可利，而脾肾之阳亦交泰矣。

表解

郁
├─ 症状：气机有所滞而不通，为痞满、胀痛、癥瘕、秘结诸证，不一而足
├─ 病机：气血不通畅，升降之机失常
└─ 邪实诸郁
　　├─ 治疗大法：用苦泄热而不损胃，用辛理气而不伤中，用润滑而不滋腻气机，用宣通而不揠苗助长，不能偏重在攻或补
　　├─ 病机：气血湿火食痰，都可致郁，且常为相因，如气郁则湿留，湿滞则火生，火郁则痰壅，痰多则血凝，血痞则食积，而为痞满诸证
　　├─ 气郁
　　│　├─ 症状：胸满胁痛，脉来沉涩
　　│　├─ 病机：暴忧暴怒，悲哀思虑
　　│　└─ 主方：越鞠丸重川芎、香附，加木香
　　├─ 血郁
　　│　├─ 症状：胸胁刺痛，脉沉芤而涩
　　│　├─ 病机：多由盛怒叫呼，挫闪劳役
　　│　└─ 主方：越鞠丸重川芎，加桃仁、红花
　　└─ 湿郁
　　　　├─ 症状：身重疼痛，倦怠脉缓
　　　　├─ 病机：多由雾露雨湿，坐卧湿地，湿气郁滞使然
　　　　└─ 主方：越鞠丸重苍术，加白芷、赤苓

```
         ┌ 食郁 ┤ 症状：腹满不饥，痞块嗳酸，右关脉实
         │      ├ 病机：脾伤食滞
         │      └ 主方：越鞠丸重香附、神曲，加山楂
    证治 │ 热郁 ┤ 症状：目昏口渴，舌燥便赤，脉来沉数
         │      ├ 病机：热遏于中，不能泄越
         │      └ 主方：越鞠丸重山栀、香附，加青黛
         └ 痰郁 ┤ 症状：咳痰黏滞，动则喘满，脉沉滑
                ├ 病机：湿浊化热，煎熬成痰
                └ 主方：越鞠丸重香附，加南星、海浮石

         ┌ 怒郁 ┤ 实证 ┤ 症状：气满胀闷
         │      │      ├ 病机：大怒而肝气逆
         │      │      ├ 治法：平肝
         │      │      └ 处方：逍遥散
         │      └ 虚证 ┤ 症状：倦怠少食
         │             ├ 病机：怒后木邪退而脾气损
         │             ├ 治法：培土
         │             └ 处方：六君子汤
    情志 │ 思郁 ┤ 实证 ┤ 症状：痞而痛
    诸郁 │      │      ├ 病机：中气结而不运
         │      │      ├ 治法：开结顺气
         │      │      └ 处方：木香枳术丸
         │      └ 虚证 ┤ 症状：气痞而食饮乏味
         │             ├ 病机：中气伤损
         │             ├ 治法：培补中气
         │             └ 处方：香砂六君子汤
         └ 忧郁 ┤ 症状：戚戚悠悠，精神消索
                ├ 病机：情志抑郁不伸
                ├ 治法：调气开郁
                └ 处方：逍遥散合四君子汤，越鞠丸合小
                        建中汤，温胆汤合黄芪汤
```

病机临证分析　运气学说

名家临证医著重刊

（7）**四君子汤**：见"1. 眩晕"（方1）。

（8）**小建中汤**：见《金匮要略·血痹虚劳病脉证并治第六》。

桂枝三钱，芍药六钱，甘草二钱，生姜三钱，大枣十二枚，胶饴一两。

此为小小建立中气之方，故名。方以芍药能于土中泻木者为君，胶饴之补脾养胃为臣。桂枝之扶脾阳以胜寒，生姜、大枣之宣发阳气等为使。此为中土阴阳两虚者而立之养正驱邪法也。

（9）**温胆汤**：见《千金要方卷十二·胆虚实第二》。

半夏、枳实、竹茹各一两，橘皮一两五钱，甘草四钱，白茯苓七钱，生姜七片，大枣一枚。煎服。

方中二陈汤所以治痰饮，竹茹以清热，生姜以止呕，枳实以破逆，大枣以和中，相济相须，痰热既去，则可还其少阳温通之性，而胆气自和。

（10）**黄芪汤**：见"8. 痿躄"（方3）。

20. 冲逆

——诸"逆冲上"，皆属于火。

气逆而上冲，是名冲逆，凡呕、吐、噫、哕、呃等皆属之。除呕吐在十九条中另有专条外，兹就噫、哕、呃三者分述之如下：

噫，即嗳气。多为火土之气郁而不发，或为寒凝不行，不能上升，积久随气逆而冲出，实为脾胃之气滞，起自中焦而出于上焦也。病噫亦有虚实之分。胃中痰火炽盛者，宜用二陈（方1）加香附、川连之类以去痰泻火。或胃中虽空虚无物，而下焦火气上冲，致连绵而嗳者，唯宜降火，滋肾丸（方2）主之。伤食不化，或饮食过饱而噫者，宜行气消导，十味保和汤（方3）主之。以上均为实证。若胃气虚寒，脾气失运，虚闷作噫者，宜温补中参以疏运为治，如健脾丸（方4）合理中汤（方5）。或胃阳衰而挟痰，则宜温补化痰之法，如理中合二陈之类。可见噫气为火，实为火气炎上之义，不一定尽属于实火也。

哕，即干呕，也可以说干呕之甚者。因干呕作声轻小而短，哕声则重大而长也。俗谓之恶心。但却不是呃逆。凡少阳之气不疏,频频冲逆而然。一般宜用橘红煎汤加姜汁,以利其少阳枢机之气,其效甚著。如胃虚者可加人参以养其虚,胃寒者宜加干姜以温其寒。胃虚而浊气上逆者,宜吴茱萸汤(方6)以补虚降浊;发热者宜外台黄芩汤(方7)以撤其热;自利者宜黄芩加半夏生姜汤(方8)清热燥湿,并和其胃。则哕之一证,亦有虚火实火之分也。

呃逆,俗称打呃。总由气逆于下,直冲于上使然。凡胃气阻而不降者多见之。有兼寒兼热之不同。或食生冷,或服凉药,或藏气本寒而致者,多属寒呃,其证朝宽暮急,连续不已,舌苔白滑,脉象迟微,宜柿蒂汤(方9)温以降之。若得于吐泻后者,须用附子理中汤(方10)以温散其寒,其气自顺。如系火热上炎而呃,其呃声必大,乍发乍止,燥渴苔黄,脉数而实,是为胃中有热,但降其热而呃自止,安胃饮(方11)最妙。若因食滞饱满而呃者,宜保和丸(方12)以消导之。因怒气胀闷而呃者,宜四磨汤(方13)或神香散(方14)以顺其逆。呃有痰声,而脉滑者,为痰饮内留,宜苓桂术甘汤(方15)或二陈汤以涤饮降气。心胸刺痛而便黑者,为血瘀内蓄,宜桃核承气汤(方16)祛其瘀。凡此诸证,形气俱实,只须随其邪之所在,热之寒之,降之消之,察其因而治其气,自无不愈。但有种属于虚脱的呃逆,证极危殆,往往由于大病之下,虚羸至极,元阳无力,易为抑遏的原故。这时察其为中虚,须用大剂附子理中汤以温脾;察其为下虚,须用崔氏八味丸(方17)以温肾,或可挽回一二。盖脾得温则中土的升降复常,肾得温则下元的启闭不忒故也。相反,也有阳明热盛,三焦格拒,阴道不行而冲逆作呃,甚至便秘胀满者,这是大实证,唯宜治以清降,选用三承气汤(方18)下之可愈。是知呃逆之为火炎,亦有阳衰阳盛的两个方面。

附方

(1) **二陈汤**:见"1.眩晕"(方13)。

(2) **滋肾丸**:见《兰室秘藏卷下·小便淋闭论》。

黄柏、知母各二两,肉桂二钱。研细,炼蜜和丸。

此治小便热闭之方。黄柏苦寒,善清肾中伏热,补水润燥,故以为君。知母苦寒,滋肺经之化源,泻肾火,故以为佐。并以肉桂之辛温引之,则膀胱之气自化矣。

(3) **十味保和汤**:见《景岳全书卷五十四·和阵》。

人参、白术、茯苓、半夏、陈皮、砂仁、木香、香附、藿香、甘草。

方即香砂六君加香附、藿香,二药皆足以行三焦之气滞,而有助于脾胃之健运与消化也。

(4) **健脾丸**:见《证治心得卷九·嗳气》引《必用》方。

白术、茯苓,白芍、半夏、陈皮、神曲、山楂、当归、川芎。荷叶汤作米糊为丸。

本方又名理气健脾丸,而方之主要作用亦在此。方中用四君而无参、草,以其不重在养胃也。四物而无地黄,所以防其滋滞也。但合而用之,仍为双补脾之气血。至陈皮、半夏以理气,神曲、山楂以消积,又所以助脾气之不足也。

(5) **理中汤**:见"13. 转庚"(方3)。

(6) **吴茱萸汤**:见《伤寒论·辨阳明病脉证并治》。

吴茱萸一升,人参三两,生姜六两,大枣十二枚。

此为护养生气之方。吴茱萸辛苦大热,善达木郁,直入厥阴,降其盛阴之浊气,使阴翳全消,用以为君。人参护养生气,用以为臣。佐姜、枣和胃,而行四末。斯则震坤合德,木土不害,而成其一阳之妙用。

(7) **外台黄芩汤**:见《外台秘要卷六·杂疗呕吐哕门》。

黄芩、人参、干姜各三两,桂枝一两,大枣十二枚,半夏五合。

此为小柴胡汤之变方。凡胃之寒热不和者宜用之。黄芩、干姜,寒温并用,使之入胃以分阴阳。又以半夏和胃,参、枣安胃,桂枝祛邪,使阴阳和则中枢转,上下交,而还复升降之用,则干呕下利可愈。

(8) **黄芩加半夏生姜汤**:见《伤寒论·辨太阳病脉证并治下》。

黄芩三两,甘草、芍药各二两,大枣十二枚,半夏五合,生姜三两。

此为和脾胃、止呕利之方。方以半夏、生姜和胃而化痰浊,芍药泄肝胆之火以止干呕,黄芩清肺肠之火以止咳利,甘草、大枣以滋脾胃,故凡中焦不和诸证,皆可用之。

(9) **柿蒂汤**:见《济生方卷二·哕》。

丁香、柿蒂各二钱,生姜五片。

丁香泄肺温胃而暖肾,生姜去痰开郁而散寒,柿蒂苦涩而降气,则胃肾暖而不逆,肺气肃而能降,痰豁气布,呃逆因之而止。

（10）**附子理中汤**：见"7. 厥逆"（方1）。

（11）**安胃饮**：见《景岳全书卷五十一日寒阵》。

陈皮、山楂、麦芽、木通、泽泻、黄芩、石斛。

此为清胃导滞之方。陈皮、山楂、麦芽,所以导滞和胃也。木通、泽泻、黄芩、石斛,所以泻胃热下行也。胃以消磨传导为安,今滞去热泻,则胃安也。

（12）**保和丸**：见《证治准绳类方第一册·伤饮食》引丹溪方。

山楂三两,神曲、茯苓、半夏各一两,陈皮、莱菔子、黄连、连翘各五钱。曲糊丸,麦芽汤下。

此治伤食伤饮之方。山楂酸温收缩,善消油腻腥膻之食;神曲蒸窨而温,能去酒食陈腐之积;莱菔子制面而下气,麦芽消谷而软坚,此为方中之四大主药。他如茯苓之渗湿,连翘、黄连之清热,皆为积久湿盛化热而设;半夏之和胃,陈皮之理气,乃因健脾调中之制也。

（13）**四磨汤**：见"7. 厥逆"（方9）。

（14）**神香散**：见《景岳全书卷五十一·和阵》。

丁香、蔻仁各等分。研末。

丁香驱寒湿、暖下元,为降气之妙品;蔻仁亦以调中下气见著。合之,凡三焦之气逆者,皆可降也。

（15）**苓桂术甘汤**：见"14. 胕肿"（方1）。

（16）**桃核承气汤**：见"15. 胀满"（方7）。

（17）**崔氏八味丸**：见"1. 眩晕"（方3）。

（18）**承气汤**：见"7. 厥逆"（方5、6、7）。

表解

内容：包括噫（嗳气）、哕（干呕）、呃逆（打呃）

病机：火土之气,郁而不发,或寒凝不行,不能上升,以致脾胃气滞,积久逆而上噫

热痰 ┣ 病机：胃中痰火炽盛
　　　┗ 主方：二陈汤加香附、川连

噫气 — 证治
- 实证
  - 火逆
    - 症状：连绵而噫
    - 病机：下焦火气上冲
    - 治法：降火
    - 主方：滋肾丸
  - 伤食
    - 症状：得食则噫
    - 病机：伤食不化，或食饮过饱
    - 治法：行气导滞
    - 主方：十味保和汤
- 虚证
  - 虚寒
    - 症状：虚闷而噫
    - 病机：胃气虚寒，脾气失运
    - 治法：温补疏运
    - 主方：健脾丸、理中汤
  - 阳虚挟痰
    - 病机：胃阳衰而挟痰
    - 治法：温补化痰
    - 主方：理中汤合二陈汤

冲逆 — 哕逆
- 症状：干呕而甚，哕声重大而长，恶心之至
- 病机：少阳之气不舒，频频冲逆而然
- 证治
  - 胃虚
    - 治法：养虚顺气
    - 主方：橘红姜汁汤加人参
  - 胃寒
    - 治法：温散
    - 主方：橘红姜汁汤加干姜
  - 胃虚浊逆
    - 治法：养胃降浊
    - 主方：吴茱萸汤
  - 发热
    - 治法：散热降逆
    - 主方：外台黄芩汤
  - 湿热
    - 治法：清湿热，和胃气
    - 主方：黄芩加半夏生姜汤

- 病机：胃气阻而不降，以致气逆于下，直冲于上使然
  - 症状：朝宽暮急，连续不已，舌苔白滑，脉迟而微

病机临证分析　运气学说

名家临证医著重刊

呃逆 — 证治 — 形气俱实证 — 寒呃
- 病机：或食生冷，或服凉药，或藏气本寒，或吐泻后而然
- 治法：温胃降气
- 主治：柿蒂汤、附子理中汤

热呃
- 症状：乍发乍止，呃声粗大，燥渴苔黄，脉数而实
- 病机：胃中火热上炎
- 治法：清降胃火
- 主方：安胃汤

食滞
- 症状：呃而脘闷
- 治法：消导
- 主方：保和丸

气滞
- 症状：呃而气闷
- 病机：怒气横逆
- 治法：宽气降逆
- 主方：四磨汤、神香散

痰饮
- 症状：呃有痰声，脉滑
- 病机：痰饮内留
- 治法：涤饮降气
- 主方：苓桂术甘汤、二陈汤

血瘀
- 症状：心胸刺痛，便黑
- 病机：血瘀内蓄
- 治法：化瘀顺气
- 主方：桃核承气汤

大虚证
- 症状：虚脱呃逆
- 病机：大病之下，虚羸至极，元阳无力气被抑遏使然
- 治法：脾虚者峻补中土，肾虚者大补元阳
- 主方：补中宜附子理中汤，温肾宜崔氏八味丸

77

病机临证分析 运气学说

名家临证医著重刊

$$
大实证
\begin{cases}
症状：呃而便秘胀满 \\
病机：阳明热甚，三焦格拒，阴道不行 \\
\qquad 而冲逆 \\
治法：清降 \\
主方：三承气汤
\end{cases}
$$

21. 呕吐

——诸痿喘"呕"，皆属于上。诸"呕"吐酸，皆属于热。

诸病"水液，澄彻清冷，"皆属于寒。

呕属阳明，有声有物；吐属太阴，有物无声，细分之不过如此，而于临床所见，呕吐多不容分。辨证之法，亦唯有虚实两端。伤于寒冷邪气者，必多疼痛，宜用神香散（方1）加香附、姜、桂之类，以温中散寒。由于饮食停滞者，必兼胀满，宜大和中饮（方2）或保和丸（方3）以消滞通积。因于胃火上冲者，必见烦渴，脉洪而数，其治法有五：察其为湿热兼虚，宜半夏泻心汤（方4）以燥湿清热。火盛者，宜抽薪饮（方5）以导火下泄。暑热犯胃者，可用竹叶石膏汤（方6）以清暑养胃。肝火犯胃者，宜抑青丸（方7）以泻火降逆。胃热挟痰者，宜黄芩二陈汤（方8）以清热祛痰。因子肝气上逆者，必痛胀连于胃脘胸胁，治宜泻肝安胃，其法有三：如肝气犯胃，胃阳不衰而有火者，宜左金丸（方9）以泻火平肝。如胃阳衰而无火者，当以苦辛酸热为主，如吴茱萸汤（方10）之类。若肝阴胃汁皆虚，而肝阳扰胃者，则以柔剂滋液养胃治之，如麦冬汤（方11）之类。因于痰饮积聚胸中者，则见胸满脉滑，宜二陈汤（方12）加厚朴、姜汁以宽胸祛痰。因于邪传少阳阳明者，则往来寒热而脉弦，宜小柴胡汤（方13）以疏散之。以上都属于呕吐的实证。

虚证的呕吐，有本无内伤，又无外感，而时时呕吐者；有食无所停而闻食即呕者；有气无所逆而闻气即呕者；有因病误治，妄用克伐寒凉而致者；总由于胃气之虚使然，宜独参汤（方14）或六君子汤（方15）以大补脾胃之虚。

　　以上是一般辨治呕吐的两大法。伺有呕苦、吐水、吐涎、吐蛔诸证,亦不可不辨。呕吐味苦者,为邪在胆经,木乘于胃而胆汁上溢使然,宜左金丸或小柴胡以疏利肝胆。若见绿水则从胃底翻出,臭水则自肠中逆来,皆宜降气泄浊为治。

　　吐清水的病因有六:受寒与食冷而作者,为胃寒证,宜用姜附温之。食少脉弱者,为气虚证,宜六君子汤补之。食后而吐者,为宿食证,宜保和丸消之。胸膈间辘辘有声者,为痰饮证,宜五苓散(方16)利之。心腹间时时作痛者,为虫证,宜化虫之剂杀之。若欲饮水,水入即吐者,为水逆证,宜神术丸(方17)散之。

　　吐涎沫者,多由脾虚不能约束津液,或系脾湿上泛所致,宜六君子汤加益智、生姜,或理中汤(方18)加益智仁以收摄之。

　　吐蛔一证,如因病而吐蛔,非因蛔而吐者,不必治蛔,但治其所以致吐的病根,则蛔自伏。如因胃火,内热甚而蛔不容也,但清其火,火清而蛔自静,轻则抽薪饮,重则万应丸(方19)以泻之。如因胃寒,内寒甚而蛔不存者,但温其胃,胃暖而蛔自安,乌梅丸(方20)去黄柏以温之。如胃气大虚者,宜温胃饮(方21)、理中汤之类以温补之。

　　呕吐的病变复杂如此,上中下三焦皆可为病,所谓属于上者,只是上逆之义耳。至其属热属寒,属虚属实,变化之多端,已如上述,又不可执一矣。

附方

　　(1) **神香散**:见"20.冲逆"(方14)。

　　(2) **大和中饮**:见"15.胀满"(方13)。

　　(3) **保和丸**:见"20.冲逆"(方12)。

　　(4) **半夏泻心汤**:见《伤寒论·辨太阳病脉证并治下》。

　　半夏五合,黄芩、干姜、人参各三两,甘草二两,黄连一两,大枣十二枚。

　　方君半夏和胃,而以干姜之辛温开之,芩、连之苦寒泄之,再以参、草、大枣之甘温补之,则湿滞消而胃气复也。

（5）**抽薪饮**：见《景岳全书卷五十一·寒阵》。

黄芩、石斛、栀子、黄柏、木通、泽泻、甘草、枳壳。

黄芩、栀子泻上焦之热，甘草、石斛、枳壳泻中焦之热，黄柏、木通、泽泻泻下焦之热，但均所以泻无形之热邪，泻热如抽薪，非所以去有形之热结也。

（6）**竹叶石膏汤**：见《伤寒论·辨阴阳易差后劳复病脉证并治》。

石膏一斤，竹叶二把，甘草二两，粳米半升，人参三两，麦冬一升，半夏半升。

此为清肺胃虚热之方。竹叶、石膏辛寒，足以散其热邪；人参、麦冬、粳米、甘草，能益肺安胃，补虚生津；半夏以豁痰止呕；故去热而不损其真，导逆而能益其气也。

（7）**抑青丸**：见《景岳全书卷五十一·寒阵》。

黄连一味，以吴萸煎水浸一宿为丸。

黄连以泻火，吴萸泻肝逆而下之。但吴萸气本温，不利于泻热，故仅以之煎水浸黄连，取其抑肝之性而用之，比钱乙方之泻青丸尤妙也。

（8）**黄芩二陈汤**：见《景岳全书卷五十四·和阵》引《宣明论方》。

黄芩、制半夏、陈皮、茯苓、甘草。

黄芩以清胃中之热，二陈以涤其痰湿，为清利中焦湿热之良剂。

（9）**左金丸**：见《景岳全书卷五十七·寒阵》。

川黄连六两，吴茱萸一两。研末，水泛为丸。

此泻肝火之方也。肝火亢盛，独用黄连为君，取实则泻子之义，以直折其上炎之势；佐以吴萸从类相求，引热下行，并开其郁也。

（10）**吴茱萸汤**：见"20.冲逆"（方6）。

（11）**麦冬汤**：见《证治心得卷九·呕吐哕》。

麦冬、人参、白术、陈皮、甘草、陈廪米、竹茹、生姜、芦根、玉竹、茯苓。

此为滋液养胃之方。芩、术、参、甘、陈，五味异功散也，所以补益脾气。麦、芦、玉、米，所以大益胃津。生姜、竹茹，行气化浊之用也。脾健胃濡，津液得以周布焉。

（12）**二陈汤**：见"1.眩晕"（方13）。

（13）**小柴胡汤**：见"3.项强"（方4）。

（14）**独参汤**：见"7.厥逆"（方11）。

（15）**六君子汤**：见"1.眩晕"（方16）。

（16）**五苓散**：见"14.胕肿"（方7）。

（17）**神术丸**：见《景岳全书卷五十四·和阵》引《本事方》。

苍术一斤,生芝麻五钱,大枣十五枚。苍术焙干为末,以芝麻、枣肉和杵为丸。

此治饮癖之方也。独任苍术为君,以其功能燥湿,专主木邪乘土也。芝麻利大小肠以除癖积,泻而不攻,故以为臣。大枣则崇土以制水之用也。

（18）**理中汤**：见"13. 转戾"（方3）。

（19）**万应丸**：见《证治准绳类方第八册·虫》。

黑牵牛、大黄、槟榔各八两,白雷丸、南木香各一两,沉香五钱,大皂角、苦楝皮各四两。皂角、苦楝皮煎汁,余药为末,以雷丸、木香、沉香为衣。

诸药均能杀虫,以雷丸、苦楝、皂角、槟榔为毒。木香、沉香为衣,足以诱其食。牵牛、大黄,所以排泻之也。

（20）**乌梅丸**：见《伤寒论·辨厥阴病脉证并治》。

乌梅三百枚,细辛、桂枝、附子、人参、黄柏各六两,干姜十两,黄连一斤,蜀椒、当归各四两。捣筛,以苦酒浸乌梅一宿,去核,蒸之成泥,与蜜和药共杵为丸。

此为除湿热、驱蛔虫之方。乌梅大酸为君,以泻肝家之本病,黄连、黄柏苦燥为臣,以涤胃中之湿热。干姜、蜀椒辛温为佐,以杀胃中之蛔虫。桂、附、辛、归之和营卫经络为使,以除其厥逆。复以人参之扶胃,而使其不伤。蛔虫本为多食生冷之物与湿热互结而成,得酸则静,得辛则伏,得苦则下。所以苦酸辛杂凑,寒与热并用,而为虫剂之主方。

表解

症状：有声有物为呕，有物无声为吐
病机：太阴阳明之气逆而上行所致

- 寒邪
  - 症状：呕吐疼痛
  - 治法：温中散寒
  - 处方：神香散加香附、姜、桂
- 食滞
  - 症状：呕吐胀满
  - 治法：消滞通积
  - 处方：大和中饮、保和丸
- 症状：呕吐烦渴，脉洪而数
  病机：胃火上冲

呕吐
├─ 实证
│   ├─ 胃热
│   │   └─ 辨治
│   │   ├─ 湿热兼虚
│   │   │   ├─ 治法：燥湿清热
│   │   │   └─ 处方：半夏泻心汤
│   │   ├─ 火盛
│   │   │   ├─ 治法：导火下行
│   │   │   └─ 处方：抽薪饮
│   │   ├─ 暑热犯胃
│   │   │   ├─ 治法：清暑养胃
│   │   │   └─ 处方：竹叶石膏汤
│   │   ├─ 肝火犯胃
│   │   │   ├─ 治法：泻火降逆
│   │   │   └─ 处方：抑青丸
│   │   └─ 胃热挟痰
│   │   ├─ 治法：清热祛痰
│   │   └─ 处方：黄芩二陈汤
│   ├─ 肝气上逆
│   │   ├─ 症状：痛胀连于胃脘胸胁
│   │   └─ 辨治
│   │   ├─ 胃阳不衰而有火者
│   │   │   ├─ 治法：泻火平肝
│   │   │   └─ 处方：左金丸
│   │   ├─ 胃阳衰而无火者
│   │   │   ├─ 治法：温养肝胃
│   │   │   └─ 处方：吴茱萸汤
│   │   └─ 肝胃阴虚 肝阳扰胃
│   │   ├─ 治法：滋养胃液
│   │   └─ 处方：麦冬汤
│   ├─ 痰饮
│   │   ├─ 症状：胸满脉滑
│   │   ├─ 病机：痰饮积聚胸中
│   │   ├─ 治法：宽胸祛痰
│   │   └─ 处方：二陈汤加厚朴、姜汁
│   └─ 邪传少阳阳明
│   ├─ 症状：往来寒热而脉弦
│   ├─ 治法：疏散
│   └─ 处方：小柴胡汤
└─ 虚证
    ├─ 症状：无内伤，无外感，而时时呕吐，或闻食呕吐，或闻气而呕吐
    ├─ 病机：或因误治，或因克伐寒凉过甚，而胃气大虚
    ├─ 治法：大补脾胃之虚
    └─ 处方：六君子汤、独参汤

呕苦
- 症状：呕吐昧苦，或吐苦水
- 病机：邪在胆经，木乘于胃而胆汁上溢使然
- 治法：疏利肝胆，降气泄浊
- 处方：左金丸或小柴胡汤

证治

吐清水
- 胃寒
  - 病机：受寒与食冷而作
  - 治法：温散
  - 处方：姜附汤
- 气虚
  - 症状：食少脉弱
  - 治法：补气
  - 处方：六君子汤
- 宿食
  - 症状：食后而吐
  - 治法：消滞
  - 处方：保和丸
- 痰饮
  - 症状：胸膈间辘辘有声
  - 治法：驱饮
  - 处方：五苓散
- 虫证
  - 症状：心腹间时时作痛
  - 治法：驱虫
- 水逆
  - 症状：水入即吐
  - 治法：燥湿逐饮
  - 处方：神术丸

吐涎沫
- 病机：脾虚不能约束津液，或脾湿上泛
- 治法：扶脾收涩
- 处方：六君子汤加益智、生姜，理中汤加益智

吐蛔
- 胃火
  - 病机：内热甚而蛔不容
  - 治法：清火
  - 处方：抽薪饮、万应丸
- 胃寒
  - 病机：内寒甚而蛔不安
  - 治法：温胃
  - 处方：乌梅丸去黄柏

病机临证分析 运气学说

名家临证医著重刊

$$\left.胃虚\left\{\begin{array}{l}病机：胃气大伤而蛔不静\\治法：温养胃气\\处方：温胃饮，理中汤\end{array}\right.\right.$$

（21）温胃饮：见《景岳全书卷五十五·热阵》。

人参、扁豆、干姜、当归、炙草、陈皮、白术。

此异功散去茯苓，加扁豆、干姜、当归，而又有理中汤在其中，则其温脾健胃之力可知。胃为水谷气血之海，扁豆所以去湿而理气，当归所以温养而调血也。

22. 吐酸

——诸呕"吐酸"，暴注下迫，皆属于热。

吐出酸水，而致齿牙酸涩者，是谓吐酸，总由中气不舒，湿滞化热所致。至喉间噫嗳酸水，咯不得出，咽不得下者，叫做吞酸。无论吞酸吐酸，不外三种病变：第一，噫嗳吞酸，泛泛不安者，病在上脘最高之处。第二，若病在中焦胃脘之间，则时多呕恶，所吐皆酸，即所谓吐酸。第三，本无吞酸吐酸，偶因呕吐所出，或酸或苦，以及诸不堪难名之味的，必出于中脘之下者也。在上中二脘的，多由脾胃虚寒，不能运化；偶出于下脘的，则寒热俱有，病在呕吐，而不在其苦酸难名之味。

辨治之法，如因素有湿热，盛寒或生冷遏之，致湿热郁而成积，便从木化而酸者，宜左金（方 1）合二陈汤（方 2）以疏湿化热。若积久不化，渐至木盛土衰的，宜左金合逍遥散（方 3）以疏木培土。如宿食滞于中脘，宜平胃散（方 4）加神曲、砂仁以化食导滞。有停饮积于胸中者，主苓桂术甘汤（方 5）以渗利之。脾胃气虚者，则宜理中汤（方 6）、温胃饮（方 7）之属以温补之。则知吐酸之热，多因湿化，非纯由乎火也。

附方

（1）左金丸：见"21. 呕吐"（方 9）。

（2）二陈汤：见"1. 眩晕"（方 13）。

（3）逍遥散：见"1. 眩晕"（方 8）。

（4）平胃散：见《太平惠民和剂局方卷三·治一切气》。

厚朴五两,陈皮、甘草各一两,苍术八两。研末,加生姜三片,大枣二枚,清水煎,每服二钱。

此为健胃燥湿之方。苍术苦温,燥湿之力最著,故以为君。厚朴下行以顺气,故以为佐。气行则湿化,故以陈皮佐之。脾得甘而健运,故以甘草为使,庶几胃气平而不逆也。

(5) **苓桂术甘汤**:见"14.胕肿"(方1)。

(6) **理中汤**:见"13.转戾"(方3)。

(7) **温胃饮**:见"21.呕吐"(方21)。

表解

症状:吐出酸水,甚至齿牙酸涩;或喉间嗳酸,吞吐不得

病机:中气不舒,湿滞化热所致。泛泛不安者,多在上脘;时时呕恶,多在中脘;吐出苦酸难名之味者,出自中脘之下

吐酸

- 证治
  - 湿热
    - 病机:素有湿热,为寒或生冷遏抑,郁而成积
    - 治法:利湿化热
    - 处方:左金丸合二陈汤
  - 木盛土衰
    - 病机:湿热积久所致
    - 治法:疏木培土
    - 处方:左金丸合逍遥散
  - 宿食
    - 病机:宿食滞于中脘
    - 治法:化湿导滞
    - 处方:平胃散加神曲、砂仁
  - 停饮
    - 病机:水饮积于胸中
    - 治法:渗利
    - 处方:苓桂术甘汤
  - 中虚
    - 病机:脾胃气虚
    - 治法:温补
    - 处方:理中汤、温胃饮

23. 下迫

——诸呕吐酸,暴注"下迫",皆属于热。

下迫,里急后重之谓,其病变多在广肠最下之处。里急与后重,略有区分,急迫欲便,谓之里急;肛门重坠,谓之后重。

里急有虚实之分,实为火邪有余,虚为营阴不足;后重亦有虚实之异,实为邪实下壅,虚由气虚下陷,是其大较。凡里急而不得便,火郁于肠也,重者宜承气汤(方1),轻者宜芍药汤(方2)以疏泄之。里急而不及更衣者,多为气不能摄,宜补中益气汤(方3)以升举之。里急而至圊反不能出者,气滞也,当以疏通为主,宜导气汤(方4)。

后重本因邪压大肠所致,大肠受压,不能升举而下坠,故重,治以大黄、槟榔或香连丸(方5)以泻其所坠之邪。若积滞已行,后重不减,脉无力而不能食者,多为脾气下陷,或大肠虚滑,不能自收,治以升涩之剂,固其脱,升其坠。固脱可用诃子皮散(方6),升坠可用补中益气汤。凡邪迫而后重者,至圊稍减,未几复盛;虚滑而后重者,圊后不减,以得解愈虚故也,不可不辨。亦有积滞已去,过服肉面生冷之类而后重的,当以运脾消导为主,宜香砂六君子汤(方7)加神曲。如因邪滞营分,血瘀而致者,宜用桃仁、滑石之类,活其死血,其重自除。更有气行、血和、积去,但虚坐努责,不得大便,这是无血证,宜倍用四物汤(方8)加陈皮,以和胃生血为治。凡后重诸法不效者,三奇散(方9)最妙,以其一升一降一散,则上下通畅而不坠也。

附方

(1) **承气汤**:见"7. 厥逆"(方5、6、7)。

(2) **芍药汤**:见《济生拔粹卷十八·卫生宝鉴·泄痢》。

自芍药二两,当归尾、黄连、黄芩各五钱,槟榔、木香、甘草各三钱,肉桂二钱五分。或加大黄三钱。

此为治痢初起之方。白芍、当归、肉桂以调血,木香、槟榔以调气,血和则里不急,气调则后不重。芩、连燥湿而清热,甘草调中而缓急。痢不畅者,斯加大黄以通之,否则不必加也。

(3) **补中益气汤**:见"1. 眩晕"(方2)。

(4) **导气汤**:见《素问病机气宜保命集卷中·泻论第十》。

白芍、当归、黄连、黄芩、木香、大黄、槟榔。

表解

下迫
- 病机
  - 症状：里急后重。急迫欲便为里急，肛门重坠为后重
  - 病机
    - 里急：实为火邪有余，虚为营阴不足
    - 后重：实为邪气下壅，虚由气虚下陷
- 证治
  - 里急
    - 火郁
      - 症状：里急而不得便
      - 病机：火郁于肠
      - 治法：泻火开郁
      - 处方：承气汤、芍药汤
    - 气虚
      - 症状：里急而不及更衣
      - 病机：气不能摄
      - 治法：升举
      - 处方：补中益气汤
    - 气滞
      - 症状：里急至圊反不能出
      - 病机：邪气壅滞
      - 治法：疏通
      - 处方：导气汤
  - 后重
    - 邪壅
      - 症状：至圊稍减，未几复甚
      - 病机：邪实大肠，不能升举而下坠
      - 治法：泻邪实
      - 处方：香连丸
    - 气陷
      - 症状：邪退而后重不减，脉无力，不能食
      - 病机：脾气下陷，或大肠虚滑，不能自收
      - 治法：升涩
      - 处方：诃子皮散、补中益气汤
    - 食滞
      - 病机：积滞已去，过食肉面生冷而发
      - 治法：运脾消导
      - 处方：香砂六君子汤加神曲
    - 血瘀
      - 病机：邪滞营分，血瘀而致
      - 治法：活血去瘀
      - 处方：桃仁、滑石之类
    - 无血证
      - 症状：虚坐努责，不得大便
      - 治法：和胃生血
      - 处方：四物汤加陈皮
    - 诸法不效者，三奇散

病机临证分析 运气学说

名家临证医著重刊

此即芍药汤去肉桂、甘草,所以导利气分之热滞者,故去桂、甘之温,免助其热而快其气,热泄气行,庶更衣通畅而不坠。

(5) **香连丸**:见《证治准绳类方第六册·滞下》引《直指》方。

黄连二十两(吴茱萸十两同炒,去吴萸),木香四两八钱。研末,醋糊丸,米饮下。

此治热利里急之方。黄连苦燥湿,寒胜热,直折心脾之火,故以为君。用吴萸同炒者,取其能利大肠壅气也。里急由于气滞,木香辛以行气,温以和脾,能通利三焦,泄肺以平肝,使木邪不克脾土,气行而滞去。一寒一热,一阴一阳,有相济之妙,经所谓热因寒用也。

(6) **诃子皮散**:见《兰室秘藏卷下·泄痢》。

诃子皮七分,粟壳五分,炮姜六分,橘皮五分。

此为收涩肠泄之方。粟壳酸涩微寒,固肾涩肠。诃子皮酸涩苦温,收脱住泻。炮姜辛热,能逐冷补阳。橘皮辛温,能升阳调气,以固气脱;用于脱肛者,亦可以收形脱也。

(7) **香砂六君子汤**:见"19.郁"(方6)。

(8) **四物汤**:见"1.眩晕"(方6)。

(9) **三奇散**:见《证治准绳类方第六册·滞下》。

生枳壳一两,黄芪二两,防风一两。为散,每服二钱,米饮或蜜汤调下。

此治后重之方也。气之应下而不下者,枳壳足以行之;气之应升而不升者,黄芪足以扬之;气之应散而不散者,防风足以宣之。上下通利,内外无滞,则后重自除。

(三)二阴诸病

24.大便固秘

——诸厥"固"泄,皆属于下。

大便固秘,即大便固结而秘塞不通之谓。固结难行,多由于津液的干燥;秘塞不通,则因于胃气的阻滞。临证辨治,有热秘、冷秘、风秘、气秘,以及阴结、阳结之不同。

热秘者,六脉数大,肠胃胀闷,轻则用更衣丸(方1)苦滑重镇之方以润之,或用四顺清凉饮(方2)润而泻之。重则为阳明热结不通,当选用三承气汤(方3)以下之。

冷秘者,六脉沉迟,溺清腹痛。阴寒凝结而实者,宜用三物备急丸(方4)热而泻之。阳衰湿滞而虚者,则用半硫丸(方5)燥而泻之。

风秘者,由风伤肺藏,传入大肠所致,宜活血润肠丸(方6)以疏风润燥。若老年人的阳衰风秘证,亦可用半硫丸以壮阳润便。血燥生风的,便当用滋养熄风之剂,如三才汤(方7)、五仁丸(方8)、通幽汤(方9)之类。如果血燥而兼气滞,又当于养血中加行气之品也。

气秘,由乎气不升降,遂致胀而后重,可用苏子降气汤(方10)加槟榔、枳实,以遂其升降之势。

阴结,不能食而身重,脉象沉迟,大便硬,乃阴寒固结肠胃所致,可用玉壶丹(方11)暖润以开其结。

阳结,食而不便,脉浮而散,燥热气滞于胃肠故也,可用更衣丸润燥泻热以散其结。

至仲景所说的脾约证,乃由平素阴虚,患伤寒热病,邪热未至于胃,津液已先消烁,故胃强脾弱,水饮不能四布,但输膀胱而不能滋润大便,致小便数而大便反硬也,用脾约丸(方12)以滋津开结。由此可知大便固秘之属于下者,下阴肛门之不通也,而其不通之由,于上中下三焦无不有关,固不能仅认为是下焦的病。

附方

(1) **更衣丸**:见《时方妙用卷下·滑可去着》。

朱砂五钱,芦荟七钱。滴好酒少许为丸,每服一钱二分。

此治津枯肠结之方。方中朱砂以汞为体,性寒,重坠下达;芦荟以液为质,味苦,膏润下滋。兼以大寒大苦之性味,能润燥结,从上导下,而胃关自开。

(2) **四顺清凉饮**:见《景岳全书卷五十五·攻阵》。

赤芍药、当归、甘草、大黄各一钱五分。锉碎,每服二钱,加薄荷一叶煎服。

此清血通利之方也。赤芍、当归以泻血分之热结,大黄、甘草以行肠胃之壅滞。加薄荷一叶,亦宣达通利之意也。

(3) **承气汤**:见"7. 厥逆"(方5、6、7)。

(4) **三物备急丸**:见《金匮要略·杂疗方第二十三》。

巴豆一钱,干姜二钱,大黄三钱。先以大黄、干姜捣为细末,入巴豆霜,合捣和蜜为丸。

此为通下阴结之方。干姜散中焦寒邪,巴豆逐肠胃冷积。大黄通地道,又能解巴豆毒,是有制之师也。

(5) **半硫丸**:见《太平惠民和剂局方卷六·治泻痢》。

半夏三两,硫黄二两。研末,生姜自然汁同熬,入干蒸饼末,捣和为丸。

此治寒闭之方。半夏除痰燥湿以降气,硫黄助火以疏利大肠。寒湿内滞,得热则疏利而便通也。

(6) **活血润肠丸**:见《证治准绳类方第六册·大便不通》。

当归梢一钱,防风二钱,羌活、大黄各一两,麻子仁二两五钱,桃仁二两,皂角仁一两。

此治血瘀风秘之方。当归、桃仁所以活血,羌活、防风所以熄风。大黄、麻仁、皂角所以润下。血不瘀而脾自运,风自宁而胃气降,大便因之而通利也。

(7) **三才汤**:见《张氏医通卷十六·二冬膏祖方》。

人参三钱,天冬二钱,干地黄五钱。

此治阴液元气两伤之方。人参所以扶元气,天冬、地黄所以益阴津。天冬润于上,则肺能治节;人参养于中,则脾能运化;地黄滋于下,则肾能固藏。此三才之道也。

(8) **五仁丸**:见《证治准绳类方第六册·大便不通》引《得效方》。

桃仁、杏仁各一两,柏子仁五钱,松子仁一钱二分五厘,郁李仁一钱,陈皮四两(另研末)。共研如膏,再入陈皮末,炼蜜和丸。

此治气血虚弱、津枯便秘之方。诸仁皆津滋质润之品,既能增液养阴,亦可行气活血,以陈皮之运转中焦主持其中,虽不泻之而便自通也。

(9) **通幽汤**:见《兰室秘藏卷下·大便燥结论》。

当归身、升麻、桃仁、红花、甘草各一钱,生地、熟地各五分。

此治噎塞便秘之方。当归、二地、甘草滋阴以养血,桃仁、红花润燥而行血。加升麻者,必使清气先升,而后浊阴始降也。

(10) **苏子降气汤**:见"18. 喘膹"(方8)。

（11）**玉壶丹**：见《证治心得卷十一·秘结》。

硫黄，麻油。

此为温润通结之方。硫黄益火以利大肠为君，佐麻油以润滑之，则津增气足而便通。

（12）**麻子仁丸**：见《伤寒论·辨阳明病脉证并治》。

麻仁二升，芍药、枳实各八两，大黄一斤，厚朴一尺，杏仁一升。研为细末，炼蜜为丸。

此为治肠液枯润之脾约证方。以麻仁之多脂者为君，杏仁之甘涸者为臣，枳、朴之顺气行滞，芍药之通营和津为佐，大黄之泄热通下为使，又炼蜜为丸以缓行之，庶可热去津回，而大便渐通畅矣。

表解

固秘
├ 症状：大便固结而秘塞不通
├ 病机：固结难行，多由于津液的干枯；秘塞不通，则因于胃气的阻滞
└ 证治
　├ 热秘
　│　├ 症状：六脉浮大，肠胃胀闷
　│　├ 治法：滑润
　│　└ 处方：轻则更衣丸、四顺清凉饮，重则三承气汤
　├ 冷秘
　│　├ 症状：六脉沉迟，溺清腹痛
　│　└ 辨治
　│　　├ 阴寒凝结
　│　　│　├ 治法：热泻
　│　　│　└ 处方：三物备急丸
　│　　└ 阳虚湿滞
　│　　　├ 治法：燥泻
　│　　　└ 处方：半硫丸
　├ 风秘
　│　├ 病机：风伤肺藏，传入大肠所致
　│　└ 辨治
　│　　├ 血虚风燥
　│　　│　├ 治法：疏风润燥
　│　　│　└ 处方：活血润肠汤
　│　　├ 阳虚风秘
　│　　│　├ 治法：壮阳润便
　│　　│　└ 处方：半硫丸
　│　　└ 血燥生风
　│　　　├ 治法：滋养熄风
　│　　　└ 处方：三才汤、五仁丸、通幽汤
　└ 气秘
　　├ 症状：胀而后重
　　└ 病机：气不升降

$$
\left\{
\begin{array}{l}
\text{治法：遂其升降之势} \\
\text{处方：苏子降气汤加槟榔、枳实}
\end{array}
\right.
$$

阴结
$$
\left\{
\begin{array}{l}
\text{症状：不能食而身重，脉沉迟，大便硬} \\
\text{病机：阴寒固结胃肠} \\
\text{治法：暖润开结} \\
\text{处方：玉壶丹}
\end{array}
\right.
$$

阳结
$$
\left\{
\begin{array}{l}
\text{症状：食而不便，脉浮散} \\
\text{病机：湿热滞于胃肠之中} \\
\text{治法：润燥散结} \\
\text{处方：更衣丸}
\end{array}
\right.
$$

脾约
$$
\left\{
\begin{array}{l}
\text{症状：小便数而大便硬} \\
\text{病机：平素阴虚，邪热灼之，水液但} \\
\qquad\quad\text{输膀胱而不能四布} \\
\text{治法：滋津开结} \\
\text{处方：麻子仁丸}
\end{array}
\right.
$$

25. 癃闭

——诸厥"固"泄，皆属于下。

小便癃闭，也属于固塞的范畴。其证有久病和暴病的区分。溺闭多为暴病，点滴不出，内急胀满而难通利，可用疏通利窍之剂，甚则升之吐之，以提其气，上窍开则下窍通矣，如二陈汤（方1）、五苓散（方2）、补中益气汤（方3）诸方，甚或辅以探吐法，以及灸百会穴以升提之。溺癃多属于久病，症见欲解不解，虽屡出而量极短少，大都宜补养真阴，兼滋气化，如生脉散（方4）、地黄丸（方5）之类。盖膀胱但主藏溺，司出溺的，主要为肺气之制节。《素问》说："膀胱者，州都之官，津液藏焉，气化则能出矣。"主气化的莫若肺，故一身之气关于肺，肺清则气行，肺浊则气壅。所以小便不通，由于肺气不能宣化的特多，而清金降气实为开溺癃的有效方法。又有大便泄泻，津液偏渗于大肠，或水停心下，不能下输于膀胱者，则宜四苓散（方6）、五苓散以渗泄之。更有瘀阻而小便闭者，则牛膝、桃仁为要药。如属气虚,则独参汤(方7)如神。这也说明小便的病虽在下,而其病变之源,则普遍于上中下也。

附方

(1) **二陈汤**:见"1.眩晕"(方13)。

(2) **五苓散**:见"14.胕肿"(方7)。

(3) **补中益气汤**:见"1.眩晕"(方2)。

(4) **生脉散**:见"18.喘膹"(方12)。

(5) **地黄丸**:见"1.眩晕"(方5)。

(6) **四苓散**:即五苓散去桂枝。

(7) **独参汤**:见"7.厥逆"(方11)。

表解

癃闭
- 症状:小便癃闭不通畅
- 病机:肺藏气化不行所致
- 证治
  - 尿闭
    - 症状:小便点滴不出,内急胀满而难通利
    - 病机:多为暴病气闭
    - 治法:疏通利窍,并升吐之
    - 处方:二陈汤、五苓散、补中益气汤,并用探吐法
  - 尿癃
    - 症状:欲解不解,虽屡出而量极短少
    - 病机:多为久病气虚
    - 治法:补养真阴,兼滋气化
    - 处方:生脉散、地黄丸
  - 津液偏渗
    - 症状:大便泄泻,小便不通
    - 病机:津液偏渗于大肠,或水停心下,不能下输膀胱
    - 治法:渗泄
    - 处方:五苓散、四苓散
  - 瘀血
    - 治法:活血
    - 处方:牛膝、桃仁之类
  - 气虚
    - 治法:补气
    - 处方:独参汤

93

病机临证分析 运气学说

名家临证医著重刊

26. 泄泻

——诸厥固"泄",皆属于下。诸呕吐酸,"暴注"下迫,皆属于热。

泄者,大便溏薄,或作或止也。泻者,大便直下,水去如注,即所谓"暴注"也。两者虽有轻重之分,但总属脾胃受伤,脾受湿而不能渗泄;尤其是伤了阑门的元气,以致分利无权,并入大肠,因而肠鸣溺少,大便反快,而泄泻作矣。

临床辨证,从大便的性状来分类,有飧、溏、鹜、濡、滑之不同。飧泄的粪便,水谷不分而完出,多为湿兼风之证,如恶风自汗,肠鸣脉弦者,宜胃苓汤(方1)加防风、升麻,以升清阳而降湿浊。饮食太过,肠胃受伤者,宜加减木香散(方2)升举阳土而消克之。溏泄的粪便,略带肠垢污积,多为湿兼热之证。如脉数而溲赤涩,所下稠黏垢秽,宜黄芩芍药汤(方3)合益元散(方4)以渗湿清热。鹜泄的粪便,清冷如水,其中稍有结粪,多为湿兼寒之证。如脉见沉迟,小溲清白者,宜理中汤(方5)加橘红、茯苓以散寒胜湿。泄不止,更加附子,前因火以渗其湿。濡泄的粪便,色如尘水,便极溏薄,为土湿自胜之证。如腹不痛而肠鸣溺少者,宜五苓散(方6)以温化之。滑泄的粪便,稀溏不成形,一下如注而不可止,为湿胜气脱之证,宜用扶脾丸(方7)或补中益气汤(方8)加诃子、肉蔻,或四柱饮(方9)、六柱饮(方10)以温补益气而收涩之。

从藏府分类,则有脾、肾、肝、胃、大肠、小肠的区分。脾泄:呕吐,腹胀注下,食后饱满,泻去即宽,土气之虚也,治宜香砂六君子汤(方11)以崇土宽中。肾泄:多于五更便泄,足冷腹疼,元阳不足也,宜四神丸(方12)以温摄元气。肝泄:腹疼兼胀,泻而痛不止,不如伤食的痛得泻便减,土败木贼也,宜四君子汤(方13)合抑青丸(方14)以培土泻木。胃泄:常面黄而饮食不化,宜理中汤扶其阳。大肠泄:食已窘迫,大便色白而肠鸣切痛,宜五苓散加木香行其气。小肠泄：常溲涩而便脓血，小腹痛，宜导赤散（方15）加黄芩、白芍和其营。

从淫邪分类，则有痰、食、湿、暑等之不同。因痰而泄者，胸满泻沫，脉弦滑而甚则呕吐，其人神必不瘁，色必不衰。如腹中觉冷，隐隐微痛者，宜二陈汤（方16）加厚朴温以行之。如不食不饥者，可用青州白丸子（方17）辛以燥之。因食而泻者，泻下臭腐，噫气作酸，腹痛而泻，泻后痛减，宜胃苓汤加木香、砂仁以行滞利湿，或保和丸（方18）加砂仁、豆蔻以化积推陈。寒湿化为湿热者，里急后重，数至圊而不能便，茎中痛，似痢非痢，所下皆是粪水，《素问》名曰大瘕泄，宜八正散（方19）以清热利湿。暑伤肠胃，常于夏月暴注水泻，脉虚细而口干烦闷，宜香薷散（方20）倍加干葛、茅术、黄芩之类，以清暑化浊。

总之，泄泻多端，要不离乎脾伤积湿。治法初则用调中分利，继用风药燥湿，久必升提，滑须固涩，风兼解表，寒佐温中，伤食宜消，停痰宜化，虚者补之，热者清之，随证施治，治无不愈。

附方

（1）**胃苓汤**：见《证治准绳类方第六册·泄泻》。

苍术、厚朴、陈皮、白术、茯苓各一钱五分，泽泻、猪苓各一钱，甘草六分，肉桂五分，生姜三片，大枣三枚。

此即平胃散、五苓散之复方。平胃所以燥湿，再合五苓以健运水土，故凡脾虚湿盛之肿胀泄泻诸证，善用之均有捷效。

（2）**加减木香散**：见《卫生宝鉴卷十六·泄痢论》。

木香、良姜、升麻、人参、槟榔、神曲、肉蔻、吴萸、干姜、陈皮、砂仁、白术。

此为扶阳土消积食之方。干姜、白术、人参，理中汤也；佐以良姜、吴萸、二仁，温暖中土之力甚雄；复以木香、升麻升举，尤不患脾阳之不复。神曲、槟榔、陈皮诸药，则所以消磨积滞之品也。

（3）**黄芩芍药汤**：见《素问病机气宜保命集卷中·泻论第十》。

黄芩、芍药各一两，甘草五钱。

此治热利之方。黄芩善清肠热以为君；芍药则泄肝扶肠以为臣；甘草生用,能和中泻热,为之佐使。凡治湿热下注之泻利,此为不易之法。

(4) **益元散**:见《伤寒直格卷下·诸证药石分剂》。

桂府滑石六两,甘草六钱,辰砂三钱。研细,每服三钱,新汲水调服。

此治暑伤元气而小便不利之方。滑石禀土中冲和之气,寒能胜热,甘不伤脾,能清利水源,俾暑热从小便而泄。甘草生津止渴,用以为佐,复以朱砂镇之,则被暑伤之神气不难恢复也。

(5) **理中汤**:见"13.转戾"(方3)。

(6) **五苓散**:见"14.胕肿"(方7)。

(7) **扶脾丸**:见《兰室秘藏卷上·劳倦所伤论》。

白术、茯苓、橘皮、半夏、甘草、诃梨勒皮、乌梅肉各二钱,红豆、干姜、藿香各一两,肉桂五分,麦糵、神曲各四钱。研末,荷叶裹烧饭和丸。

此为治脾胃虚寒,饮食不化之方。白术、茯苓、甘草、干姜、红豆、肉桂、半夏、橘皮、藿香,皆所以补中土之虚,并散寒湿之气也。神曲、麦糵,所以助消食也。诃子、乌梅,所以止泻利也。

(8) **补中益气汤**:见"1.眩晕"(方2)。

(9) **四柱饮**:见《太平惠民和剂局方卷三·治一切气》。

白茯苓、附子、木香各五钱,人参一两。研细末,每服二三钱。

此治脾虚腹痛泄泻之方。以人参大振胃气为君,佐附子补火以益脾阳,木香以散寒,茯苓以胜湿。阳气既振,湿退寒消,则痛定而泻止焉。

(10) **六柱饮**:见《证治准绳类方第六册·泄泻》引《济生方》。

人参、附子、茯苓、木香、肉蔻、诃子。

方即四柱饮再加肉蔻以温脾散寒,诃子以涩脱固气也。

表解

泄泻
├─ 便形
│   ├─ 伤食
│   │   ├─ 病机：饮食太过，肠胃受伤
│   │   ├─ 治法：升阳行滞
│   │   └─ 处方：加减木香散
│   │
│   ├─ 溏泄
│   │   ├─ 症状：粪便略带肠垢积污，稠黏而秽，溺赤涩，脉数
│   │   ├─ 病机：多为湿兼热之证
│   │   ├─ 治法：渗湿清热
│   │   └─ 处方：黄芩芍药汤合益元散
│   │
│   ├─ 鹜泄
│   │   ├─ 症状：粪便清冷如水，其中稍有结粪，小溲清，脉沉迟
│   │   ├─ 病机：多为湿兼寒之证
│   │   ├─ 治法：散寒渗湿
│   │   └─ 处方：理中汤加橘红、茯苓，或更加附子
│   │
│   ├─ 濡泄
│   │   ├─ 症状：色如尘水，便极溏薄，肠鸣尿少
│   │   ├─ 病机：土湿自胜之证
│   │   ├─ 治法：温化
│   │   └─ 处方：五苓散
│   │
│   └─ 滑泄
│   ├─ 症状：粪便稀溏不成形，一下如注而不止
│   ├─ 病机：湿胜气脱之证
│   ├─ 治法：温补益气而兼收涩
│   └─ 处方：扶脾丸，补中益气汤加诃子、肉蔻，四柱饮，六柱饮
│
├─ 脾泄
│   ├─ 症状：呕吐，腹胀，注下，食后饱满，泻后渐宽
│   ├─ 病机：中土气虚
│   ├─ 治法：补脾行气
│   └─ 处方：香砂六君子汤
│
└─ 肾泄
    ├─ 症状：五更便泄，足冷腹疼
    ├─ 病机：元阳不足
    ├─ 治法：温固肾阳
    └─ 处方：四神丸

病机临证分析 运气学说

名家临证医著重刊

```
证治 ┬ 辨藏府 ┬ 肝泄 ┬ 症状：腹疼兼胀，泻而痛不止
      │        │      ├ 病机：土败木贼
      │        │      ├ 治法：扶脾抑肝
      │        │      └ 处方：四君子汤合抑青丸
      │        │
      │        ├ 胃泄 ┬ 症状：常面黄而饮食不化
      │        │      ├ 病机：胃阳不振
      │        │      ├ 治法：温补阳土
      │        │      └ 处方：理中汤
      │        │
      │        ├ 大肠泄 ┬ 症状：大便色白，肠鸣切痛，食已窘迫
      │        │        ├ 病机：金气不振
      │        │        ├ 治法：行气利湿
      │        │        └ 处方：五苓散加木香
      │        │
      │        └ 小肠泄 ┬ 症状：溲涩而便血，小腹痛
      │                 ├ 病机：火蓄气滞
      │                 ├ 治法：清火通利
      │                 └ 处方：导赤散加黄芩、白芍
      │
      └ 辨淫气 ┬ 痰泄 ┬ 症状：胸满泻沫，脉弦滑，腹中冷，
               │      │        隐隐微痛
               │      ├ 病机：痰饮结滞
               │      ├ 治法：温散痰饮
               │      └ 处方：二陈汤加厚朴、青州白丸子
               │
               ├ 食泄 ┬ 症状：泻下臭腐，噫气作酸，腹痛而泻，
               │      │        泻后痛减
               │      ├ 病机：土伤食滞
               │      ├ 治法：养脾导滞
               │      └ 处方：胃苓汤加木香、砂仁，保和丸加
               │              砂仁、豆蔻
               │
               └ 湿泄 ┬ 症状：里急后重，数至圊而不能便，
                      │        所下皆为粪水
                      ├ 病机：寒湿渐化为湿热
                      ├ 治法：利湿清热
                      └ 处方：八正散
```

$$
暑泄
\begin{cases}
症状：常于夏月暴注水泻，口干烦闷，\\
\qquad\quad 脉虚细\\
病机：暑伤肠胃\\
治法：清暑渗湿\\
处方：香薷散加干葛、茅术、黄芩
\end{cases}
$$

（11）**香砂六君子汤**：见"19. 郁"（方6）。

（12）**四神丸**：见《证治准绳类方第六册·泄泻》。

肉豆蔻、五味子各二两，补骨脂四两，吴茱萸一两，红枣一百枚，生姜八两。捣末为丸。

此治脾肾虚泻之方。补骨脂辛燥，入肾以制水；肉豆蔻辛温，入脾以暖土；五味子酸温，敛少火生气以焙土；吴茱萸辛温，折肝木逆气以滋蛰。丸以姜、枣之辛甘，发散诸阳。水制木生，火壮土暖，而泄泻以止。

（13）**四君子汤**：见"1. 眩晕"（方1）。

（14）**抑青丸**：见"21. 呕吐"（方7）。

（15）**导赤散**：见"6. 瘰疬"（方2）。

（16）**二陈汤**：见"1. 眩晕"（方13）。

（17）**青州白丸子**：见"1. 眩晕"（方14）。

（18）**保和丸**：见"20. 冲逆"（方12）。

（19）**八正散**：见《太平惠民和剂局方卷六·治积热》。

瞿麦、萹蓄、车前子、滑石、甘草、山栀子仁、木通、大黄各一斤。研为散，每服二三钱，加灯心，清水煎服。

此治湿热下注，通利大小便之方也。木通、灯心，清肺热而降心火，肺为气化之源，心为小肠之合也。车前清肝热而通膀胱，肝脉络于阴器，膀胱津液之府也。瞿麦、萹蓄，降火通淋。此皆利湿而兼泻热者也。滑石利窍散结，栀子、大黄，苦寒下利。此皆泻热而兼利湿者也。甘草合滑石为六一散，用梢可以径达茎中，甘能缓痛也。虽治下焦之疾，而不专于治下，必三焦通利，水乃下利之义欤！

（20）**香薷散**：见"6. 瘰疬"（方6）。

27. 小便浑浊

——诸转反戾，"水液浑浊"，皆属于热。

水液浑浊，应包括小便黄赤和浊证两个部分。小便黄赤之证有如下列：

盛暑汗多，膀胱闭涩，水不下运，而小便赤涩者，宜五苓（方 1）合生脉散（方 2）或消暑丸（方 3）清暑湿以利水。脾肺肾俱虚者，小便短赤，体倦食少，缺盆痛，宜补中益气汤（方 4）送地黄丸（方 5），以滋其化源。病后而脾肺气虚不能施化者，宜补中益气汤加麦冬、五味子，以升脾降肺。阴火上炎者，小便赤少，而尺脉数大，宜地黄丸加麦冬、五味，以养阴清火。肝热者，频欲解而赤涩梗痛，时觉凛凛，或发寒热，宜地黄丸加牛膝，以养阴柔肝。胃热者，口中干淡引饮，肌肤壮热，宜竹叶石膏汤（方 6），以清胃泻热。膀胱热甚者，宜滋肾丸（方 7），以清热化气。

浊证，一般病在肝脾肾膀胱为多，溺白如泔，澄赤如膏；血虚而热甚者，亦有带赤色的。其辨治之法，肾阴虚而膀胱火盛者，溺时常微痛，地黄丸去山萸加萆薢、黄柏治之，以养阴泻火。脾胃湿热下流者，多淋漓不尽，宜治浊固本丸（方 8），燥湿渗热。肝经湿热者，左关脉弦数，宜龙胆泻肝汤（方 9），泻其湿热。心虚有热者，宜清心莲子饮（方 10），养心泻火。肥人脉滑者，多为湿痰流注，治宜燥湿化痰，用平胃散（方 11）合二陈汤（方 12）；或用一味白果研浆，最祛湿浊。脾虚下陷者，则宜补中益气汤加砂仁、益智之类，以健脾升清。浊证经年不愈者，真珠粉丸（方 13）最佳，以其燥湿泻火而不伤津也。如小腹痛甚者，当从寒治，酒煮当归丸（方 14）温散寒邪，亦著卓效。

据临证所见，小便赤浊之证，确是湿热最多，但寒证亦非无有，兼气虚者尤不少见。

附方

（1）**五苓散**：见"14. 胕肿"（方 7）。

（2）**生脉散**：见"18. 喘膹"（方 12）。

（3）**消暑丸**：见《太平惠民和剂局方卷二·治伤寒》。

半夏一斤，生甘草、茯苓各八两。研为细末，姜汁煮米糊和丸。

消暑在消其湿,故方于二陈汤内去陈皮而倍用半夏为君。又以半夏性燥,故用醋煮以缓其燥,并有下泄之用也。甘草、茯苓,涤痰消湿。陈皮略升而散气,故去之。

（4）**补中益气汤**：见"1.眩晕"（方2）。

（5）**地黄丸**：见"1.眩晕"（方5）。

（6）**竹叶石膏汤**：见"21.呕吐"（方6）。

（7）**滋肾丸**：见"20.冲逆"（方2）。

（8）**治浊固本丸**：见《医学正传卷六·便浊遗精门》。

甘草三两,猪苓二两五钱,白茯苓、缩砂仁、益智仁、半夏、黄柏各一两,黄连、莲蕊各二两。研末,汤浸蒸饼和丸。

此为治湿热下注尿浊之方。半夏、茯苓、黄连,所以除胃中之湿热也。猪苓、黄柏,所以除膀胱中之湿热也。砂仁、益智、甘草、莲蕊,健脾以胜湿。脾胃湿热不清,浊证之所由成;今脾胃健而湿热尽除,小便得以清利,此所以名固本欤!

（9）**龙胆泻肝汤**：见《兰室秘藏卷下·阴痿阴汗门》。

龙胆草、柴胡、泽泻各一钱,车前子、木通、生地黄、当归尾、栀子、黄芩、甘草各五分。

此利肝经湿热之方也。龙胆草泻肝胆之火,更以柴胡引之,甘草缓之,佐以芩、栀、通、泽、车前等,大利前窍,使诸湿热有所从出。然此皆泻肝之品也。肝既为湿热所伤,湿热除则肝阴亦被劫,故反佐以当归、生地补血养肝,有标本兼顾之妙用。

（10）**清心莲子饮**：见《太平惠民和剂局方卷五·治痼冷》。

石莲肉、人参、黄芪、茯苓、柴胡各三钱,黄芩、地骨皮、麦冬、车前子、甘草各二钱。

此治心虚火动之方也。参、芪、甘草,所以补阳虚而泻火,助气化而达州都。地骨皮退肝肾之虚热,柴胡散肝胆之火邪。黄芩、麦冬,清心肺上焦之热;茯苓、车前,利膀胱下部之湿。独以石莲清心火而交通心肾主持其中,方是以名之。

（11）**平胃散**：见"22.吐酸"（方4）。

（12）**二陈汤**：见"1.眩晕"（方13）。

（13）**真珠粉丸**：见《景岳全书卷五十七·寒阵》。

黄柏皮、蛤粉各一斤,真珠三两（一方代以青黛亦效）。研为细末,滴水和丸。

此降火滋阴之方也。黄柏苦寒而泻相火，蛤粉咸寒而补肾阴，真珠亦所以镇纳龙火也。故梦泄遗精者常用之，盖为阳乘阴位之变也。

（14）酒煮当归丸：见《兰室秘藏卷中·妇人门》。

当归、附子、茴香、川楝子各一两，以好酒三升，煮至酒尽，焙干，次入丁香、木香各五分，升麻、柴胡、黄柏各一钱，玄胡索五钱，全蝎十三枚，共研细末，酒糊为丸。

此为疏肝和血、散寒定痛之方。全蝎为入肝专药，凡肝之病，无不治之。川楝、茴香、柴胡、升麻，行肝之气；当归、玄胡、黄柏，行肝之血。附子及丁香、木香，所以散寒止痛。用于妇人疝瘕诸证最验。

表解

小便浑浊 ─┬─ 内容：包括小便黄赤和浊病
　　　　　├─ 病机：气虚而湿热下注膀胱
　　　　　└─ 小便黄赤 ─┬─ 暑盛 ─┬─ 症状：小便赤涩
　　　　　　　　　　　　　│　　　　├─ 病机：盛暑汗多，膀胱闭涩，水不下运
　　　　　　　　　　　　　│　　　　├─ 治法：清暑
　　　　　　　　　　　　　│　　　　└─ 处方：五苓散合生脉散、消暑丸
　　　　　　　　　　　　　├─ 脾肺肾虚 ─┬─ 症状：小便短赤，体倦食少，缺盆痛
　　　　　　　　　　　　　│　　　　　　├─ 病机：三焦气虚
　　　　　　　　　　　　　│　　　　　　├─ 治法：补气益阴
　　　　　　　　　　　　　│　　　　　　└─ 处方：补中益气汤送地黄丸
　　　　　　　　　　　　　├─ 脾肺气虚 ─┬─ 病机：脾肺气虚，不能施化
　　　　　　　　　　　　　│　　　　　　├─ 治法：升脾降肺
　　　　　　　　　　　　　│　　　　　　└─ 处方：补中益气汤加麦冬、五味
　　　　　　　　　　　　　├─ 阴火上炎 ─┬─ 症状：小便赤少，尺脉数大
　　　　　　　　　　　　　│　　　　　　├─ 治法：养阴清火
　　　　　　　　　　　　　│　　　　　　└─ 处方：地黄丸加麦冬、五味
　　　　　　　　　　　　　└─ 肝热 ─┬─ 症状：频欲解而赤涩梗痛，时觉凛凛，
　　　　　　　　　　　　　　　　　　│　　　　或发寒热
　　　　　　　　　　　　　　　　　　├─ 治法：养阴柔肝
　　　　　　　　　　　　　　　　　　└─ 处方：地黄丸加牛膝

病机临证分析 运气学说

名家临证医著重刊

胃热
- 症状：口中干淡引饮，肌肤壮热
- 治法：清胃泻热
- 处方：竹叶石膏汤

膀胱热
- 治法：清热化气
- 处方：滋肾丸

证治

浊证

症状：溺白如泔，澄亦如膏；化热后亦带赤色

阴虚火旺
- 症状：溺时常微痛
- 病机：肾阴虚而膀胱火盛
- 治法：养阴泻火
- 处方：地黄丸去山萸加萆薢、黄柏

湿热下注
- 症状：淋漓不尽
- 病机：脾胃湿热下流
- 治法：燥湿渗湿
- 处方：治浊固本丸

肝经湿热
- 症状：尿痛，左关脉弦数
- 治法：泻厥阴湿热
- 处方：龙胆泻肝汤

心经虚热
- 治法：养心泻火
- 处方：清心莲子饮

湿痰盛
- 症状：人肥脉滑
- 病机：湿痰流注
- 治法：燥湿化痰
- 处方：平胃散合二陈汤，或一味白果研浆

脾虚下陷
- 治法：健脾升清
- 处方：补中益气汤加砂仁、益智

沉寒
- 症状：小腹痛甚
- 治法：温散寒邪
- 处方：酒煮当归丸

经年不愈：真珠粉丸

（四）神志诸病

28. 狂

——诸躁"狂越"，皆属于火。诸噤鼓栗，"如丧神守"，皆属于火。

狂之为病，少卧不饥，妄言骂詈，甚至登高而歌，弃衣而走，常大惊大怒，病在心、肝、胆、胃，尤其是三阳并而上升，则火炽痰涌，心窍为之壅塞，神明不得出入，主宰失其号令，心反为痰火所役，所谓"如丧神守"，正是这样一种病变。辨证之际，当分别痰火的多少，而或吐、或下、或清、或抑治之。如因上焦实热盛者，宜生铁落饮（方1）以清镇之。因于阳明实热者，有热有结，则用大承气汤（方2）以荡涤之；有热无结，则用白虎汤（方3）以凉泻之。因子心经邪热者，宜牛黄清心丸（方4）或黄连泻心汤（方5）以苦降之。因惊扰而得，痰涎久留于心窍者，宜白金丸（方6）以开发之。因于肺魄不藏，状若神灵所附者，宜镇心丹（方7）以镇摄之。因于痰血郁结者，宜礞石滚痰丸（方8）以劫夺之。痰火为狂，固无补法，但亦有久病而致气血大虚的，如宁志膏（方9）、灵苑辰砂散（方10）、神应丹（方11）等方，可酌量制服，以安抚心神。

附方

（1）**生铁落饮**：见《张氏医通卷十四·狂门》。

铁落一升，石膏二两，龙齿、白茯苓、防风各一两五钱，玄参、秦艽各一两。先将铁落煮水，诸药研粗末，入铁落汁中煮，去滓，入竹沥一升，和匀温服。

此为散风热、镇狂颠之方。诸药均所以驱风胜热，唯取生铁落重坠之性、龙齿安神之用，而狂疾斯已。

（2）**大承气汤**：见"7.厥逆"（方6）。

（3）**白虎汤**：见"7.厥逆"（方4）。

（4）**牛黄清心丸**：见《证治心得卷一·中风》引万氏方。

牛黄二分五厘，川连五钱，黄芩二钱五分，生栀子三钱，郁金一钱，辰砂一钱五分。共研末,腊雪水调神曲糊为丸。

此为清解心包邪热之方。牛黄、芩、连、栀子,所以泻心火也;辰砂安神,郁金开郁,临床用之颇灵。

（5）**黄连泻心汤**：见《证治心得卷一·湿》引《局方》。

川黄连酒炒。

黄连本所以清心,酒炒之欲散其气也。

（6）**白金丸**：见《证治心得卷三·痞满》。

白矾三两,郁金七两。研末,薄荷糊丸。

此治痰血迷心之方。白矾酸咸以软顽痰,郁金苦辛以去恶血,血痰均去,则心窍自开。

（7）**镇心丹**：见《三因方卷十·惊悸证治》。

朱砂、龙齿各等分。猪心血和丸。

朱砂、龙齿均为镇心安神之品,和以猪血,引经尤捷也。

（8）**礞石滚痰丸**：见《泰定养生主论卷十四·痰证》。

青礞石二两,沉香五钱,大黄、黄芩各八两。将礞石打碎,用朴硝一两,同入瓦罐,盐泥固济,晒干火煅,石色如金为度,研末,和诸药,水丸。

礞石剽悍之性,能攻陈积伏栎之痰;大黄、朴硝荡热去实,以开下行之路;黄芩泻肺凉心,以平上僭之火;沉香能升降诸气,以导诸药为使。庶几三焦清利,痰无余蓄矣。

（9）**宁志膏**：见《普济本事方卷二·心小肠脾胃病》。

人参、枣仁、辰砂、乳香各等分。研末蜜丸,薄荷汤下。

人参补心气,枣仁养心阴,辰砂安心神,乳香通心血,为平补心虚安神之方。

（10）**灵苑辰砂散**：见《证治准绳类方第五册·狂》。

辰砂一两,乳香、枣仁各二两。研末,温酒调下,恣饮沉醉,听睡勿动,令其自苏。

功用颇同宁志膏,而偏在活血安种,故用酒以助之。

（11）**神应丹**：见《证治准绳类方第五册·痫》。

辰砂不拘多少,研细。猪心血和匀,蒸饼裹蒸熟,乘热取出,丸如梧子大。

此亦养心安神之方也。

表解

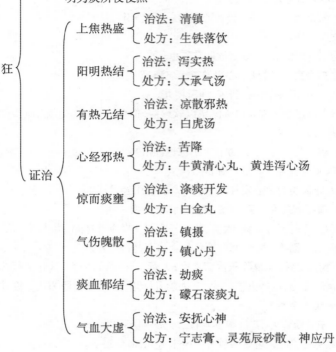

狂

症状：少卧不饥，妄言骂詈，甚至登高而歌，弃衣而走，大惊大怒
病机：心肝胆胃以及三阳之气并逆而上，火炽痰涌，阻塞心窍，神明为痰所役使然

证治

上焦热盛
治法：清镇
处方：生铁落饮

阳明热结
治法：泻实热
处方：大承气汤

有热无结
治法：凉散邪热
处方：白虎汤

心经邪热
治法：苦降
处方：牛黄清心丸、黄连泻心汤

惊而痰壅
治法：涤痰开发
处方：白金丸

气伤魄散
治法：镇摄
处方：镇心丹

痰血郁结
治法：劫痰
处方：礞石滚痰丸

气血大虚
治法：安抚心神
处方：宁志膏、灵苑辰砂散、神应丹

29.躁

——诸"躁"狂越，皆属于火。

躁即烦躁，它与烦热有别。一般说的烦，多为烦热；一般说的烦躁，则重在躁而不在烦。烦为心胸愠怒，如有所触，外不现形。躁则手足躁扰，若无所措，内外不宁。烦热多为心肺之火郁而不得发越所致，烦躁则多出于肾，所以有"阳烦阴躁"之说也。临床时辨治躁证，不外表里虚实四端。凡表证不得汗，内外皆热，而躁乱不宁者，取汗则定。里实热郁，大便不通，心神不安，坐卧难名，脉数实有力者，下之则定。前者是表实证，表邪解则正安而

躁宁。后者是里实证,里邪去则热清而躁定。有的火客心包络,上焦不清,令人烦躁难名者,宜以芩、连、山栀等为君,稍用炮姜为使,甚或用凉膈散(方1)下之。汗下后热仍不止,而烦躁欲狂,面亦咽痛者,这是邪热乘于少阴之经所致,可用葶苈苦酒汤(方2)探吐之。以上都是属于有火热实邪的躁证。唯有一种肾阳飞越于外,形成无根之火而躁扰的,身体手足躁动,或者裸体不欲近衣,甚至欲投井中以自救,急宜以附子理中汤(方3)或四逆汤(方4)以复其阳,则阳得安抚,躁扰始定。假使误认为真热,遽投以凉药,则无根之火,得水即升走,顷刻间喘汗外脱而死,这是大虚证,绝不同于一般的火热病了。

附方

(1)**凉膈散**:见"4.口噤"(方5)。

(2)**葶苈苦酒汤**:见《证治准绳类方第五册·痫》。

葶苈一合,苦酒一升五合,生艾汁八两。以苦酒煎葶苈,入艾汁再煎三五沸,去滓,温分三服。探吐取汗。

此治汗下而热不解之方也。汗下而阳热转亢,邪之盛也可知,故取苦酒之酸泄,葶苈之下泄,艾汁之发越,并力以使阳热外散,攻表之至药也。

(3)**附子理中汤**:见"7.厥逆"(方1)。

(4)**四逆汤**:见"7.厥逆"(方8)。

表解

躁 {
症状:手足躁扰,若无所措,内外不宁
病机:阳热内扰,神志不宁
实证 {
表实 {
病机:表证不得汗,内外皆热,躁乱不宁
治法:发汗解表
}
里实 {
症状:里实热郁,大便不通,心神不安,坐卧难名,脉数实有力
治法:攻里去实
}
火客心包 {
病机:上焦不清,烦躁难名
治法:泻火
处方:凉膈散
}
}
}

$$
证治
\begin{cases}
热乘\\少阴
\begin{cases}
病机：汗下后热仍不止，烦躁欲狂，面赤咽痛\\
治法：发越邪热\\
处方：葶苈苦酒汤
\end{cases}\\
真阳\\外越
\begin{cases}
症状：身体手足躁动，裸体不欲近衣，甚欲投自救\\
病机：肾阳飞越于外，形成无根之火而躁扰\\
治法：温经抚阳\\
处方：附子理中汤，四逆汤
\end{cases}
\end{cases}
$$

30. 惊骇

——诸病胕肿，疼痠"惊骇"，皆属于火。

心为身主，血以养心，心血一虚，神气失守，神去而舍空，这就是惊骇之所由肇端。大凡可怖之事，猝然而至者必惊。故惊骇一证，大人有之，小儿尤多，因其神志未坚，胆气末充，或耳闻大声，或目见异物，当其外有所触，心忽一虚，神即失守，陡然惊骇。惊骇所伤，由心猝及乎胆，由胆猝及乎肝，因而目睛不转，口不能言，短气自汗，体倦而坐卧不安，寐多异梦，随即惊觉，脉常动如豆粒。此皆神无所归，虑无所定，心气大伤之候。

治惊之法，首宜安心神，滋培肝胆。但心和肝胆，均为君相火之藏，在滋养的同时，必兼用清火之法。因火不得宁，惊即不能定也。所以安神丸（方1）、平补镇心丹（方2）或温胆汤（方3）加枣仁、远志、菖蒲等方，都不失为宁火镇惊的有效方剂，可以随证选用。若小儿病惊骇，见证与治法不同。心为君火，如遇肝胆中相火风木之气骇然而起，君火随之不宁，而致搐搦神昏，肢冷厥逆，吐乳身热，目窜口噤，无一不是心肝胆诸藏的见证，并无外感风邪，只是由于外受惊骇，内动风火使然。宜安心神，镇惊定怯，甘凉以清内热，柔润以熄肝风，或少佐芳香，通其窍络，舒其结闭，安宫牛黄丸（方4）、清宫汤（方5），或用炙甘草汤（方6）去参、桂、姜、枣，加丹参、丹皮、犀角，补心之体，配心之用。唯不宜擅用刚热燥涩表散之剂，以滋长其风火,切记,切记。

附方

（1）**安神丸**：见《兰室秘藏卷下·杂病门》。

净朱砂一钱,黄连一钱五分,甘草五分,生地黄、当归头各一钱。研末,蜜丸。

此补心安神之方也。朱砂重能镇怯,寒以胜热,甘则生津,抑阴火之浮游,以养上焦之元气,故为安神第一品。再佐黄连之苦寒以泻之,甘草之甘平以缓之,当归之甘温以养之,地黄之甘寒以补之。心血足,则肝得所养而魂自安;心热解,则肺得其职而魄自宁。

（2）**平补镇心丹**：见《太平惠民和剂局方卷五·治诸虚》。

龙齿一两,远志、人参各一两,茯神、酸枣仁各一两五钱,柏子仁、当归身、石菖蒲各一两,生地二两,肉桂一两,山药一两五钱,五味子五钱,麦门冬一两五钱,朱砂五钱。研细末,炼白蜜为丸,朱砂为衣。

此养心之方也。生地、山药补水制火,盖取既济之义。当归、肉桂所以生心血;血生于气,人参、茯神所以益心气。人参合麦冬、五味为生脉散,盖心主脉,肺为心之华盖而朝百脉,补肺生脉,所以使天气下降。远志、枣仁、柏仁所以养心神;而枣仁、五味酸以收之,又以敛心气之耗散也。菖蒲通心窍而畅神机之出入。朱砂、龙齿,一泻降而宁神,一济水而益志,上下相交,神志合一,则心无间然矣。

（3）**温胆汤**：见"19.郁"（方9）。

（4）**安宫牛黄丸**：见《温病条辨卷一·太阴温病》。

牛黄一两,郁金一两,犀角一两,黄连一两,朱砂一两,梅片二钱五分,麝香二钱五分,真珠五钱,山栀一两,雄黄一两,金箔衣,黄芩一两。为极细末,炼老蜜为丸,每丸一钱,金箔为衣,蜡护。

此芳香化浊,济水泻火而利诸窍之方。牛黄通心神,犀角解百毒,真珠通神明,合犀角以补水救火。至郁金、梅片、雄黄、麝香等之香,均足以使闭锢之邪热温毒,深在厥阴之分者,一齐从内透出,而邪秽自消,神明可复。黄连、黄芩、栀子泻心肺三焦之火,使邪火随香而散也。朱砂合金箔坠痰镇固,亦所以安神也。

（5）**清宫汤**：见《温病条辨卷一·太阴温病》。

元参心三钱,莲子心五分,竹叶卷心二钱,连翘心二钱,犀角尖二钱磨冲,连心麦冬三钱。

此清膻中之方也。元参主水，补离中之虚；犀角避秽，善通心气，亦能补离中之虚，故以二物为君。莲心既善下心火于肾，复使肾水上潮于心，故以为使。连翘、竹叶俱能泻心火，故以为佐。麦冬善散心中秽浊结气，故以为臣。俱用心者，取其人心，以助心中生生不已之生气也。膻中为心主之宫城，故曰安宫。

(6) 炙甘草汤：见《伤寒轮·辨太阳病脉证并治下》。

炙甘草四两，桂枝、生姜各三两，人参、阿胶各二两，大枣三十枚，麻仁、麦门冬各五合，生地黄一斤。净酒七升、清水八升煮。

此治心虚脉结代之方也。用生地黄为君，麦冬为臣，峻补真阴。二药虽甘寒，但得人参、桂枝之通阳脉，生姜、大枣之和营卫，则能发陈蕃秀矣。余如阿胶补血，甘草缓中，麻仁生津，清酒和阳，则阳生阴长，悸可宁而脉可复矣。

表解

惊骇
├─ 症状：猝然惊恐，目睛不转，口不能言，短气自汗，体倦而坐卧不安，脉动如豆粒
├─ 病机：心血不足，神气失守，神去而舍空，心不能为身之主，由心及胆，由胆及肝，肝胆上扰，心气愈伤，故时时发惊
├─ 治法：安抚心神，滋培肝胆，兼清火邪，以宁神镇惊
├─ 处方：安神丸，平补镇心丹，温胆汤加枣仁、远志、菖蒲等
└─ 小儿惊证
　　├─ 症状：骇然而作，搐搦神昏，肢冷厥逆，吐乳身热，目窜口噤
　　├─ 病机：外受惊骇，内动风火使然
　　├─ 治法：安神镇怯，清热熄风，通路开窍
　　└─ 处方：安宫牛黄丸，清宫汤，炙甘草汤去参、桂、姜、枣，加丹参、丹皮、犀角

三、王刘张三家分析病机的比较观

这病机十九条,为历代医家所重视,尤其是自刘守真本此十九条衍为《素问玄机原病式》一书后,以后言病机的往往推崇刘氏,其实仅为一得之见,与王冰相较,不啻霄壤之别。因王冰着重十九条"有无虚实"变化的阐述,而不机械地孤立地认为某一病为寒,某一病属热,也就是他抓住了十九条病机最主要的精神。所以他在每一条的发挥并不多,而对"有无盛虚"四字,则大加阐述。他说:"深乎圣人之言,理宜然也;有无求之,虚盛责之,言悉由也。夫如大寒而甚,热之不热,是无火也;热来复去,昼见夜伏,夜发昼止,时节而动,是无火也。当助其心。又如大热而甚,寒之不寒,是无水也;热动复止,倏忽往来,时动时止,是无水也。当助其肾。内格呕逆,食不得入,是有火也。病呕而吐,食久反出,是无火也。暴速注下,食不及化,是无水也。溏泄而久,止发无恒,是无火也。故心盛则生热,肾盛则生寒。肾虚则寒动于中,心虚则热收于内。又热不得寒,是无火也。寒不得热,是无水也。夫寒之不寒,责其无水;热之不热,责其无火。热之不久,责心之虚;寒之不久,责肾之少。有者泻之,无者补之;虚者补之,盛者泻之。适其中外,疏其壅塞,令上下无碍,气血通调,则寒热自和,阴阳调达矣。是以方有治热以寒,寒之而水食不入;攻寒以热,热之而昏躁以生,此则气不疏通,壅而为是也。纪于水火,余气可知。故曰:有者求之,无者求之,盛者责之,虚者责之,令气通调,妙之道也。"(《素问释文·至真要大论注》)

王冰这段议论,有三点很值得重视。他首先指出了研读病机十九条的方法。"圣人之言，理宜然也"，就是说十九条各病属风属火，无非是言其当然的常理；至于风有风热风寒之别，火有虚火实火之辨，这样求责有无盛虚的病由，对待任何一种病证，都是应该如此（言悉由也）。其次他从病火病水，阴证阳证两个方面，一层一层地作了分析有无盛虚的示范。同一发热也，既有无火之热，也有无水之热，无火是阳虚，无水是阴虚。同一呕吐也，既有有火之吐，也有无火之吐，食不得下，是为有火；食久反出，是为无火。有火为实，无火为虚。同一腹泻也，既有无水之泄，也有无火之泄，无水为邪火盛，无火为阳气虚。又其次他扼要地提出了施治的辨证方法，治热以寒，治寒以热，这是治寒热无真假的一般治法。治热以寒，寒之即水食不得入，这是把假热证当做真热证治了；治寒以热，热之而昏躁以生，这是把假寒证当做真寒证治了。治热以寒，但寒之而不能寒，这是无水的虚阳证；治寒以热，但热之而不能热，这是无火的真阴证。临床时辨证论治的求责功夫，果能达到王冰这样的要求，毫无疑问，其治疗效率一定很高，我们是应该达到这个要求的。

何以说刘河间对十九条的发挥仅是一得之见呢？刘氏研究十九条的思想基础为五运六气，因此他便以十九条分别归纳于五运六气之中，而十九条中属于火热的条文最多，刘氏便据以充实其"六气都从火化"的学说。如他所说"热甚而风生"，"火热能生湿土"，"风热甚而寒湿同于燥"，在刘氏之意，固在说明六气都有火化的可能，但因其强调之极，便使人有万病皆生于火热的感觉。其更大的缺点是：与王冰相反，放弃十九条每一病证有无盛衰的求责而不谈，唯大谈其"亢极之化"（木极似金、金极似火、火极似水、水极似土、土极似木）的五行至理，固然是"微则当其本化，甚则兼其鬼贼"，但刘氏学说竟以"鬼贼"之化为其中心，"本化"之理反言之多疏，其实五气为病，本化仍然是其主要的。因此刘氏所著的《原病式》一书，对病机十九条固有所发挥，即对风、寒、暑、湿、燥、火"鬼贼"之化的发挥,绰有余裕,而于"有无盛衰"的辨证,实大大的不够。不仅不够,甚至有的理论竟脱离临床来发挥,便愈觉支蔓而不切合实际了。例如刘氏解释"诸湿肿满属于脾"的理由说:"地之体也,土热极盛则痞塞肿满",热湿盛固然可以肿满,难道寒湿盛就不可以肿满吗?实际上病寒湿肿满的,比病热湿肿满的尤为多见。刘氏强调火热一面之说,往往如此。故我认为刘河间的《原病式》,于火热一面的发挥,有其至理,可是,竟以此而失之偏激,卒为后世学者多所诟病。如邵元伟《医学纲目》云:"病机一十九条,实察病之要旨,而'有者求之,无者求之;盛者责之,虚者责之'一十六字,总结一十九条之要旨也。河间《原病式》但用病机十九条立言,而遗此一十六字,犹有舟无操舟之工,有兵无将兵之帅也。"

邵氏对河间的责难是正确的,但并不能因此而可以尽毁河间之说,存其所长而缺其所短,则得之矣。

河间之后,于病机略有发挥者,则推张景岳。景岳既尽先抓住"审察病机,无失气宜"的要旨,更能本着"有无盛衰"的"求责"来分析各条病机的寒热虚实之辨。正因为他重视了审察病机的气宜,所以在分析十九条的同时,无不列举《素问》中《气交变大论篇》、《五常政大论篇》、《至真要大论篇》等淫胜、反胜、客胜、主胜诸病来证实之。例如他分析"诸风掉眩,皆属于肝"说:"风主动摇,木之化也,故属于肝。其虚其实,智能致此。如发生之纪,其动掉眩巅疾(《五常政大论篇》);厥阴之复,筋骨掉眩(《至真要大论篇》)之类者,肝之实也。又如阳明司天,掉振鼓栗,筋痿不能久立(《五常政大论篇》)者,燥金之盛,肝受邪也;太阴之复,头项痛重,而掉瘛尤甚(《至真要大论篇》)者,木不制土,湿气反胜,皆肝之虚也。故《卫气篇》曰,'下虚则厥,上虚则眩',亦此之谓。凡实者宜凉宜泻,虚者宜补宜温。"(《类经·疾病类·病机一注》)

其他诸条的分析,亦无不如此。这样分析既符合《素问·至真要大论篇》病随气动,而得其机之旨,又切合临床辨证论治之用，与刘河间只从五运胜极之化立说，自然要切合实际应用得多，唯其仍局限于以经解经，而未能深入临床施用来阐述耳。他如吴昆、马莳、张隐庵、高士宗等，虽为注《素问》的大家，而于病机了无发明，不过随文敷衍而已。

方名索引

病机临证分析　运气学说

名家临证医著重刊

病机临证分析 运气学说

名家临证医著重刊

病机临证分析　运气学说

名家临证医著重刊

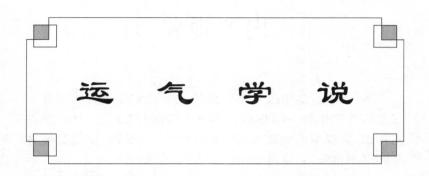

任应秋　编著

内容提要

　　运气学说，是中医学基础理论之一。它是结合医学探讨气象运动规律的一门学科。本书主要研究"五运六气"的基本知识，并以不大的篇幅将《素问》的运气学说，使之自成体系而纲举目张，一览可概全貌。

　　本书以《素问》大论为主要内容。共有运气概说、干支甲子、五运、六气、运气同化、运气学说与辨证论治及结语七个部分。书中亦以多讲明道理为主，适当辅以图表。一般的歌诀，概不采用。所绘诸图多以《运气论奥》、《类经图翼》为蓝本，然亦有所修订的，使其更能表达大论的旨意。书后有附录"六十年运气交司表"。

　　本书可供学习研究中医学者及临床医师参考。

增订序言

本书原名《五运六气》，写于一九五九年，迄今已二十二年，在文化大革命中曾受到批判，故久已置之脑后，不复介意。惟从打倒"四人帮"以来，又渐有人向我讨论"运气"问题，更多的是向我打听要买书，甚至海外来索书的亦不少。一九八〇年六月北京市中医学会竟把书刻印了，并以十本相赠，要我作几次"运气"的专题讲座，时以事忙未果。后来北京市中医学校亦要我讲"运气"，讲完后，听众都希望能买到书。我征得上海科学技术出版社的同意，将原书略为增订，主要是改写了第一章"运气概说"。"干支"、"五运"、"六气"各章亦有所修订补充，特别是增加了六十年运气交司表，逐年各列一表，这在当前无历书可查的情况下，是很有必要的。增订既竣，并易以今名——《运气学说》。

在增订过程中，强调中医学的运气学说是结合医学探讨气象运动规律的一门科学。它是在当时历法、天文、气候、物候等科学的基础上发展起来的。五运，是探索一年五个季节变化的运行规律。六气，是从我国的气候区划、气候特征来研究气旋活动的规律。尽管古代的气候区划是从五方观念来的，故有春温、夏热、长夏湿、秋燥、冬寒之说。而现代气象学家则谓中国为季风气候区域，冬季风偏北，夏季风偏南，春秋二季为风向转变之时期，这与《素问·至真要大论篇》："彼春之暖，为夏之暑；彼秋之忿，为冬之怒"的理论，有些近似，因为它亦具有以春秋二季为寒热之转换起点的意义。现代气象学把中国分为五带，即寒温带、温带、暖温带、积温带、热带。说明中国气候偏于温热。而运气的风、热、湿、火、燥、寒六气说,除湿与寒外,风、热、燥、火也是偏于温热。说明古今探讨气象气候的运动规律,尽管科学水平有高下,运用方法有不同,但对于气象气候的基本认识还是相同的,这是因为同样都是从实践中得来的结果。

无可讳言,运气学说是以阴阳五行学说为支架的,并用以说明气象、气候运动的一个基本规律——动态平衡。由于自然界客观地呈现着大量的周期性循环,正如《吕氏春秋·圜道》所说:

"日夜一周,圜道也。日躔二十八宿,轸与角属,圜道也。精行四时,一上一下,各与遇,圜道也。物动而萌,萌而生、生而长、长而大、大而成、成乃衰、衰乃杀、杀乃藏,圜道也。云气西行,云云然,冬夏不辍;水泉东流,日夜不休,上不竭,下不满,小为大,重为轻,圜道也。"

这些天象、气候、气象、物候,无不是一个首尾相接的圆圈,因此便着重从循环运动方面来研究气象气候运动的根源。循环运动是自然界整体动态平衡的一种重要表现形式,而阴阳消长、五行生胜,是最能说明这一动态平衡的。所以《素问·天元纪大论篇》说:

"夫五运阴阳者,天地之道也,万物之纲纪,变化之父母,生杀之本始,神明之府也。"

运气学说中十天干、十二地支,都是从不同角度来说明气象、气候的循环运动的,故都有阴阳之分,都有五行的生胜关系。用阴阳以说明气象、气候平衡和不平衡的辩证关系。如《素问·至真要大论篇》说:

"夫阴阳之气,清静则生化治,动则苛疾起。"

前者是阴阳的平衡性,后者是阴阳的不平衡性。事物的运动,总是存在着平衡和不平衡的两种状态。没有平衡,事物就不可能有一定的质的规定性;没有不平衡,矛盾统一体就不会破坏,一事物就不能转化为它事物。气象气候的运动更是如此。春温夏热,秋凉冬寒,这一相对的平衡,就是"阳生阴长,阳杀阴藏"的具体体现。太过不及,即相对的平衡受到破坏,阳主太过,阴主不及,也就是阴阳盛衰的表现。尤其是"五行生胜说",不仅说明了气象、气候运动内部结构关系的复杂性,同时还从气象、气候运动异常变化中能保持自身的相对稳定性。五行中任何两行之间的关系并不是单向的,而是相互的,表现为与调节路线或反馈机制相似的形式。反馈是相互作用的一种特殊形式。例如:火是受水制的,但火能生土,而土却能制水,即是火能通过生土的间接关系对水发生胜制的反作用,使水不能过分的胜制于火而使之偏衰。即受作用者通过某些中间环节,反作用于作用者,产生调节的效果,使系统得以保持相对平衡。这种反馈机制,在运气学说中是非常突出的。气象、气候的运动,由于太过不及所引起的变化,还能产生"胜气"和"复气"的调节关系。《素问·至真要大论篇》说:

"有胜之气,必其来复也。"

即既产生了胜制之气,必然要招致一种相反的力量,将其压抑下去的"复气"。而且还如《素问·五常政大论篇》所说:

"微者复微,甚者复甚,气之常也。"

意思是说,复气的大小轻重,随着胜气的大小轻重而定,其中包含着反作用与作用等同的意义。正因为如此,五行结构才能在局部出现较大不平衡的情况下,通过调节,继续维持其循环运动的相对平衡。在运气中的五行学说存在着两种类型的自行调节机制,一种类型是正常情况下相生相胜的机制。另一类型是反常情况下的胜复机制。这样就形成并保持了气象、气候运动的动态平衡和循环运动。总之,运气学说固然是古老,但它却具有系统论的思想,而且具有大系统理论的思想,是很值得研究的一科学。

书中所述,都是关于运气的一些具体方法,少有从理论上去分析它。这次增订完毕,略书点滴认识如上。

任应秋

1981 年 1 月于北京

叙例

　　五运六气是《素问》七篇大论的主要内容,从唐代王冰著《玄珠密语》,宋代刘温舒著《素问入式运气论奥》,明代熊宗立著《素问运气图括定局立成》,清代《医宗金鉴·运气要诀》等,皆欲对《素问》大论有所发挥,但都没有把大论的运气理论使之成为较完整的理论体系,俾人易于学习和掌握,反令人望而生畏。因此,本书以不太大的篇幅,勉将《素问》的运气学说,使之自成系统,而纲举目张,一览可概其全。

　　坊刻运气书,如:《运气要诀》、《运气彀》、《运气掌诀》、《运气指掌》等,均以歌诀图表为主,其意欲使人易读易懂,非不善也。但适得其反,这些书都不容易使人读得懂,反不如汪省之的《运气易览》,张介宾的《类经图翼》引人入胜。此无它,能多说清道理故也。本书亦以多讲明道理为主要,适当地辅以图表,一般的歌诀,鄙俚不堪,概不采用。

　　五运六气既出于《素问》大论,故本书亦以大论为根据。凡非大论所出,如天气生运曰"顺化",天气克运曰"天刑",运生天气曰"小逆",运克天气曰"不和"等,其义固包含于大论客主逆从之中,无须巧立名目,徒扰烦声,而无新义也。

　　运气南北政之说,王太仆以降,都错误地举以说五运,唯清季海安陆儋辰勘破了这个道理,是指客气之所司而言,本书则一破旧例,而独取陆说以阐明之。

　　目前研究《内经》最困难者,莫如五运六气,本书为了帮助大家对《素问》运气学说的研究,以及提供中医院校教授运气的参考,特别引用了较多的大论原文,略加解说。但亦力求避免不必要的繁冗,俾阅读者轻松一些。

　　如何运用五运六气的理论于临床,是读者最关心的问题。而从来谈运气的书,只是把大论中所述的许多症状罗列起来,如某日某运生某病,某气遭某症,反弃运用之大法而不言。虽明如汪省之、陆九芝之流,仍不能脱此窠臼,这于临床是毫无用处的。本书则反此而行,各运各气所主之病症,置而不言,非不欲言也,大论全文具载,又胡可胜言? 独以《藏气法时论》为典范,从运用的原则大法阐述,只要掌握了原则大法,变化万千的病症,都在我心胸。作者更反对如宋人《三因方》《圣惠方》等按五运六气胪列方药,不合现实应用的死板教条。

　　五运六气,本来是在阴阳五行生克制化的基础上,进一步究诘自然变化的规律,但本书并没有谈到这方面的问题,亦非不言也,当另有讨论阴阳五行的专册,故不赘及。

　　本书所制诸图,多以《运气论奥》及《类经图翼》为蓝本,然亦有所修订,使其更能表达大论的旨意。

任应秋

1959 年识于北京

病机临证分析　运气学说

名家临证医著重刊

目 录

病机临证分析　运气学说

名家临证医著重刊

一、运气概说

　　什么叫运气学说,仅解释为五运六气,这是不能令人满意的,因为它并没有解说清楚运气的实质。假使再问什么叫五运六气? 又仅以风木、君火、相火、湿土、燥金、寒水来回答,还是不足以说明问题。那么,究竟什么叫运气呢? 应该说:运气学说,是中医学在古代探讨气象运动规律的一门科学。下面谨就这个问题谈一点个人的看法。

(一) 运气学说的科学基础

　　在古代关于研究气象运动的知识,涉及的面是比较广泛的,诸如历法、天文、气候、物候等,经常都是混在一起的。由于气象学是人类在生产斗争中最迫切、最需要、最基本的一种知识,所以人类在很早的时候,就在留心它,研究它了。人们若不能把握寒暑阴晴的变化规律,无论衣食住行都会发生问题。故远在三千年以前,殷墟甲骨文中,许多卜辞,都为要知道阴晴雨雪而留传下来。积了多年的经验,到周代前半期,我们的祖先已经搜集了许多气象学的经验,播为诗歌,使妇孺统可以传诵。如《诗经·小雅·颊弁章》说:

　　"如彼雨雪,先集维霰。"笺云:"将大雨雪.始必微温,雪自上下,遇温气而抟,谓之霰。久而寒盛,则大雪矣。"

　　也就是冬天要下大雪之前,必定先飞雪珠。又《国风·鄘·蝃蝀章》说:

　　"朝隮于西,崇朝其雨"。笺云:"朝有升气于西方,终其朝,则雨气应自然"。

　　隮即采虹,意思是说早晨太阳东升时,西方看见有虹,不久就要下雨了。到了春秋、战国时期,铁渐渐普遍应用,生产技术和交通工具大有改进,我们的天文学和气象学知识也大大提高,表现在以下几个方面。

1. 二十四节气的确定

四季的递嬗,我国知道极早,二分二至,已见于《尚书·尧典》,它说:

"日中星鸟,以殷仲春;日永星火,以正仲夏;宵中星虚,以殷仲秋;日短星昴,以正仲冬。"注云:"日中,谓春分之日。鸟,南方朱雀七宿[1]。殷,正也。春分之昏,鸟星毕见,以正仲春之气节,转以推季孟则可知。永,长也,谓夏至之日。火,苍龙[2]之中星,举中则七星见可知,以正仲夏之气节,季孟亦可知。宵,夜也,春言日,秋言夜,互相备。虚,玄武之中星[3],亦言七星皆以秋分日见,以正三秋。日短,冬至之日。昴,白虎之中星[4],亦以七星并见,以正冬之三节。"

犹言春分之日而见朱雀七宿,说明时当二月中的仲春,夏至之日而见苍龙七宿,则时当五月中的仲夏,秋分之日而见玄武七宿,则时当八月中的仲秋,冬至之日而见白虎七宿,则时当十一月中的仲冬。尧在历史上属于原始公社时期,说明春夏秋冬四季以及二分二至的认识,早在原始公社时期便已经有了。降及战国秦汉之间,遂有二十四节气的名目,《大戴礼·夏小正》、《管子》等虽有记载,究不全备。立春、雨水、惊蛰、春分、清明、谷雨、立夏、小满、芒种、夏至、小暑、大暑、立秋、处暑、白露、秋分、寒露、霜降、立冬、小雪、大雪、冬至、小寒、大寒二十四节气记载完全而又较早者,当以《淮南子·天文》篇为最。从立春到立夏为春季,自立夏到立秋为夏季,从立秋到立冬为秋季,自立冬到立春为冬季。每季分三气三节,每月定一气一节,凡在月首者为节气,立春、惊蛰、清明、立夏、芒种、小暑、立秋、白露、寒露、立冬、大雪、小寒是也。凡在月中者为中气,雨水、春分、谷雨、小满、夏至、大暑、处暑、秋分、霜降、小雪、冬至、大寒是也。这样四季的安排,历法上应是最好的。所以气象学泰斗英国人肖纳伯亦曾经提倡过欧美国家采用中国这种历法。

2. 阴阳历调整的成功

阳历和阴历调合的困难,在于月亮绕地球和地球绕日两个周期的不能配合。月亮绕地球一周所需时间为 29 天 12 小时 44 分 3 秒,地球绕太阳一周所需时间为 365 天 5 小时 48 分 46 秒。两个周期不能相互除尽。古代农历把阴阳两历调和得相当成功。阴历月大 30 天,月小 29 天,一年 12 个月只 354 天,要比阳历少 11 天有余。每隔三年插入 1 个闰月,却尚多了几天。但若 19 个阴历年,加了 7 个闰月,便和 19 个阳历年几乎相等。我国在春秋中叶,已知道十九年七闰的方法,《尚书·尧典》说:

"期三百有六旬有六日,以闰月定四时成岁。"

所谓"三百有六旬有六日",就是阳历年,"以闰月定四时成岁",乃阴阳历并用。西洋在巴比伦时代或希腊罗马时代,也夹用阴阳两历,和中国原是一样。不过同一时代我们的历法要比希腊、罗马来得进步。《孟子·离娄》说:

"天之高也,星辰之远也,苟求其故,千岁之日至可坐而致也。"

古人称冬至、夏至为日至,像孟子所说,在战国时代我们测定阳历年的长短,已极有把握。西洋到了我们西汉末年的时候,历法还是非常紊乱的。

3. 重要天象的详实记录

我国古代可靠的重要天象记录,也多在世界各国之先,不但时间早,而且也详尽。其中日食是最受人注意的,大白青天,太阳忽然不见,出现满天星斗,这在当时是一件惊心动魄的事。为了要明白这道理,我们的祖先三千年前就不断地在记录和观测,殷墟甲骨文有记载,《尚书》有记载,《诗经》有记载,因为年代不详,姑置勿论。单是《春秋》一书242年中便记有三十六次日食。其中三十二个已证明是可靠的。最早是鲁隐公三年二月朔的日食,即在公元前720年2月22日,比西方最早可靠的记录,即希腊人泰耳所记的日食要早135年。又如太阳黑斑,是太阳上的一种风暴,因为风暴的温度,要比太阳旁的部分温度来的低,所以它的光芒也比较幽暗些。我国历史上从汉成帝河平元年(公元前28年)起,即有记载,一直继续到明代、清代。由于太阳黑子数所决定的太阳活动性,在17世纪到18世纪初期的70年间,因为缺少记载,而定为太阳活动的衰落期,天文学称之为蒙德极小期。南京紫金山天文台徐振韬夫妇在十九种地方志查出23条关于17世纪的黑子纪录,其中六条在蒙德极小期中,经分析后,证明17世纪太阳活动一直是正常的。所谓蒙德极小期,是资料不足的假象[5]。这足以说明我国的天象记录是相当完整的。在西洋直至公元1610年以前,尚不知道日中有黑斑。著名天文学家刻卜勒在1607年5月间看到了日中黑斑,尚以为是水星凌日。不久以后伽利略用天文镜来看太阳,才知道太阳里有黑斑。

仅从以上所举这几个例子来看,古人在这方面的成就是很不平凡的。对于气象学、天文学都作出了伟大的贡献。特别是24节气和阴阳合历的确定,给广大劳动人民带来了无穷的方便,这些历法、天文知识的丰硕成果,也给运气学说奠定了科学基础。

(二) 古代气象学获得成就的因素

古代气象学之所以获得巨大成就,归纳起来,约有三点:首先是由于广大群众生活斗争和生产斗争的需要,一般都留心对于气象和天象的观测,在有条件的时候,并不断作了详实的记录和总结,甚至还制造出相当精细的仪器,来帮助人力之所不及,兹分别叙述之。

1. 群众观测的积累

在春秋以前没有 24 节气。人们的衣食住行统要看星宿的出没来作决定,所以当时人们对于观测天象的知识是很普遍的。明代顾炎午《日知录》说:

"三代以上人人皆知天文。'七月流火',农夫之辞也。'三星在户',妇人之语也。'月离于毕',戍卒之作也。'龙尾伏辰',儿童之谣也。后世文人学士有问之而茫然者矣。"

"七月流火,九月授衣",出于《诗经·豳风·七月章》,火是东方七宿心星的名称,犹言七月火星向西流逝,气候逐渐转凉,最迟到九月便当加衣服了。"绸缪束楚,三星在户",见于《诗经·唐风·绸缪章》,"三星"即参星,为东方七宿之一。"在户",犹言当户。笺云:"参星在户,谓之五月之末,六月之中也。""月离于毕,俾滂沱矣",见《诗经·小雅·渐渐之石章》,毕星乃西方七宿之一,注云:"以毕为月所离而雨,星有好雨者,即此毕是也。""滂沱",即下大雨的意思。"龙尾伏辰"这句话的来历,见于《春秋左传》僖公五年傅·略谓:

"甲午晋侯围上阳,问于卜偃曰:吾其济乎? 对曰:克之。公曰:何时? 对曰:童谣云:丙之晨,龙尾伏辰,均服振振,取虢之旂。"

意思是说,甲午天晋侯派大兵包围了虢国的都城上阳,问卜偃道,能攻进城吗? 卜偃说:你听童谣就知道了。童谣歌词的大意是:丙申清晨,尾星伏辰,日光大明,晋军振振,夺取虢旂。说明春秋以前的天象知识,在群众中是极其普遍的。

2. 详实记录的总结

在各个朝代里,凡是当时首都所在地的区域,特别重视特殊气候的记载,如大旱、大水、大寒、大暑,以及霜雪冰雹等。略从西汉以后,对特殊气候的记载不仅继续增加,而且记录的地域范围,也不断扩大。例如南宋的首都在杭州,从高宗绍兴五年(1131 年)到理宗景定五年(1264 年),凡 132 年间,有 41 次杭州晚春下雪的记载。气象学家根据这些记载,和近年杭州春天最后一次降雪日期相比,推断在南宋时代的春天降雪期,要比现在延迟两个星期。这就是说在十二、十三世纪的时候,杭州的春天要比现在冷摄氏一度之多。所以我国科学家竺可祯氏曾说:

"在我们的史书上和各地方志上,古代气候记录的丰富,是世界各国所不能比拟的。"[6]

把广大群众所具有丰富经验和长时期所积累的记录资料,进行加工处理,分析研究,必然能够总结出一些较有价值的东西来。

3. 气象仪器的创制

古代人们对气象的研究,不仅是单凭观测,也发明并制造了一些仪器,来辅助观测之不足。如后汉或魏晋人所著的《三辅黄图》说:

"长安宫南有灵台,高十五仞,上有天仪,张衡所制。又有相风铜乌,过风乃动。"

这个能测风向的铜乌制法虽不详,但据《观象玩占》说:

"凡候风必于高平远畅之地,立五丈竿,于竿首作盘,上作三足乌,两足连上外立,一足系下内转,风来则转,回首向之,乌口衔花,花施则占之。"

可知张衡制的候风铜乌,和西洋屋顶上的候风鸡相类。西洋的候风鸡,到十二世纪时始见于记载,要比张衡候风铜乌的记载迟到一千年。雨量器也是在中国最早应用的。宋秦九韶著的《数书九章》,其中有一算题,就是关于算雨量的容积。到明永乐末年(1924 年)令全国各州县报告雨量多少,当时各县统颁发了雨量器,一直发到朝鲜。朝鲜的《文选备考》中,有一节讲明朝雨量器的制度,计长 1 尺 5 寸,圆径 7 寸。到康熙、乾隆,陆续颁发雨量器到国内各县和朝鲜。日本人和田雄治先后在大邱、仁川等地,发现乾隆庚寅年(1770年)所颁发给朝鲜的雨量器,高1尺,广8寸,并有标尺,以量雨之多少,均为黄铜制。这是我们所知道的世界现存最早雨量器。西洋到十七世纪才用雨量器。张衡创浑天学说的同时还制造浑天仪,立黄赤二道,相交成二十四度。分全球为三百六十五度四分度之一。立南北二极,布置二十八宿及日月五星,以漏水转之。某星始出,某星方中,某星今没,和实际完全一样,其精巧为以前中外所未有。这些仪器的制成与应用,对于人们对天象和气象的认识,大大提高了一步。

由于经验的不断总结,资料的不断积累,以及有关仪器的发明创造,使我国的气象学终于取得巨大的成就,在很长一段时间里在世界上居于领先的地位。

(三) 运气学说是结合医学探讨气象运动规律的科学

中医学对于人与自然的关系,一向是看得很重要的。故《素问·宝命全形论篇》说:

"天复地载,万物悉备,莫贵于人,人以天地之气生,四时之法成。"

说明人这有机体,要想很好地生存于天地之间,首先就要认识春夏秋冬四时变化的规律,以及掌握好适应四时变化的法则。怎样才能适应四时变化呢?在《素问·四气调神大论篇》里有详尽的叙述。春三月要善于保养春气养生奉长之道,夏三月养长奉收,秋三月养收奉藏,冬三月养藏奉生。总之,"春夏养阳,秋冬养阴",这是保持人体健康的根本问题。反之,则如《素问·四气调神大论篇》所说:

"逆春气则少阳不生,肝气内变;逆夏气则太阳不长,心气内洞;逆秋气则太阴不收,肺气焦满;逆冬气则少阴不藏,肾气独沉。"

四季气候变化,对人身影响如此之大,迫使中医学不得不从这方面加以研究,并在上述的基础上,发明了探讨气象变化规律的运气学说。可见运气学说的产生,是有它的科学基础的。所以它既能说明气象变化的一些问题,并可以得到一定的实践验证。兹录宋人沈存中《梦溪笔谈》卷七关于验证运气学说的故事一则于下:

"医家有五运六气之术,大则候天地之交,寒暑风雨,水旱螟蝗,率皆有法,小则人之众疾,亦随气运盛衰。今人不知所用,而胶于定法,故其术皆不验。假令厥阴用事,其气多风,民病湿泄,岂溥天之下皆多风,溥天之民皆病湿泄耶?至于一邑之间,而旸雨有不同者,此气运安在?欲无不谬,不可得也。大凡物理,有常有变,运气所主者,常也;异夫所主者,皆变也。常则如本气,变则无所不至,而各有所占。故其候有从、逆、淫、郁、胜、复、太过、不及之变,其发皆不同。若厥阴用事,多风而草木荣茂,是谓之从,天气明洁,燥而无风,此之谓逆;太虚埃昏,流水不冰,此之谓淫;大风折木,云物浊扰,此之谓郁;山泽焦枯,草木凋落,此之谓胜;大暑燔燎,螟蝗为灾,此之谓复;山崩地震,埃昏时作,此之谓太过;阴森无时,重云昼昏,此之谓不足。随其所变,疾疠应之,皆视当时当处之候。虽数里之间,但气候不同,而所应全异,岂可胶于一定?熙宁中京师久旱,祈祷备至。连日重阴,人谓必雨;一日骤晴,炎日赫然。予时因事入对,上问雨期,予对曰:雨候已见,期在明日。众以谓频日晦溽,尚且不雨,如此旸燥,岂复有望。次日果大雨。是时湿土用事,连日阴者,从气已效,但为厥阴所胜,未能成雨。后日骤晴者,燥金入候,厥阴当折,则太阴得伸,明日运气皆顺,以是知其必雨。此亦当处所占也,若他处候别,所占亦异。其造微之妙,间不容发。推此而求,自臻至理。"

沈存中,名括,是我国北宋时期著名的科学家。他著的《梦溪笔谈》,是我国科学史上的一部重要著作,他以很大的篇幅总结了我国古代,特别是北宋时期自然科学所达到的辉煌成就,详细记载了古代科学家以及劳动人民在科学技术方面的卓越贡献。内容涉及数学、天文、物理、化学、生物、地质、地理、气象、医药和工程技术等十分广阔的领域。因此,他所记载的运气一则,不仅可靠性很大,而且对待运气学说的观点也是较正确的,很值得我们学习。

由于中医学一向重视气候变化与疾病发生的关系问题,所以它把外来病因都着重于风、寒、暑、湿、燥、火六淫邪气的研究,特别是注重对于"岁露"的研究。所谓"岁露"者,即岁时不正之气也。《灵枢》第七十九篇《岁露论》,就是讨论这一问题的专篇,颇类似医学气象学所谈的气象预报。因此,我认为运气学说即古代的医学气象学。

注解

[1] 朱雀七宿,即井、鬼、柳、星、张、翼、轸。

[2] 东方七宿名苍龙,即角、亢、氐、房、心、尾、箕。心宿又名大火,居于七宿之间第五位,故谓之中星。

[3] 玄武,即北方斗、牛、女、虚、危、室、壁七宿。虚当第四位,故亦称中星。

[4] 白虎,即奎、娄、胃、昴、毕、觜、参七宿,昴之前后各有三宿,故亦称中星。

[5] 见 1980 年 3 月 18 日《北京日报》。

[6] 氏著《中国过去在气象学上的成就》载《科学通报》1951年第 2 卷第 6 期。

二、干支甲子

十天干，十二地支，又简称十干、十二支。《史记》称十干为十母，十二支为十二子[1]。又简称作干支或幹枝。都是相对而言的。从历史的发展看来，大概是先发明十干，再发明十二支，再发明甲子。早在公元前1562～前1066年殷商时期，便已经有干支甲子了。十干首先被用于商王朝世系的名号，如成汤名天乙，他的儿子便叫大丁、外丙、中壬。孙子名大甲、沃丁，曾孙名大庚、小甲，一直到纣王，凡传十七代，三十三王，都是以天干命名的，纣王就名帝辛。后来有了十二支和甲子，随着历法的发展，便普遍被用于历法方面来了。旧史称：

"大桡始作甲乙以名日，谓之幹，作子丑以名月，谓之枝。"[2]

这就充分说明干支甲子的产生是和历法有密切关系的。梁任公引丹徒马氏良的话说：

"甲子等十干十二支，盖与今欧洲通用之罗马字母同物。腓尼西亚及希腊文皆二十二字母，其数与此正同。我国字形变迁，不知凡几，音读变迁及方言不知凡几，泰西亦然。若从两方面尽搜罗其异形异音者而校合之，安见此二十二文，非即腓尼西亚之二十二字母乎！"[3]

马氏之说，只是臆度而已，干支与希腊字母，数固相同，义则大异，字母是西方文字语言之根，干支固无字母之用宏，而是具有关于古代天文、历法方面的特殊意义的，不能混为一谈。兹分别叙述如次。

（一）十干

如上所述，"甲乙以名日"，十干在殷商，就是用以纪天日的，所以又称天干。在未纪月之前，是以旬为单位的，从甲日起到癸日止，刚好为十日，便称为一旬，所以十干恰好是十数。从出土的殷墟卜辞来看，纪日虽亦有干支并言的，但确是以十干为主。如罗振玉《殷墟书契前编》三·一八·一卜辞云：

"己丑卜，庚雨。"

意思就是说，己丑这天问卜，说是庚寅天即明天会下雨。但它并没有把"寅"字写下来。又七·四四卜辞云：

"乙卯卜，昱丙雨。"

"辛亥卜蔽，昱壬雨，允雨。"

亦只写了丙雨和壬雨，没有写丙辰雨和壬子雨。于此可见它们纪日，只重在干，而不在支，这样例子，在卜辞中是数见不鲜的。《尔雅·释天》疏说：

"甲至癸为十日，日为阳。"

就是指的十干纪日的意义来说的。但是要了解甲、乙、丙、丁、戊、己、庚、辛、壬、癸，为什么称作十干呢？《汉书·食货志》颜师古注云："干，犹个也。"也就是十个数目字的意思。前面已谈到殷人主要是用这十个字来纪天日的次第，因而又叫十天干。这十干为什么能代表天日演进的次第呢？《史记·律书》说：

"甲者，言万物剖符甲而出也。乙者，言万物生轧轧也。丙者，言阳道著明，故曰丙。丁者，言万物之丁壮也。庚者，言阴气庚万物，故曰庚。辛者，言万物之辛生，故曰辛。壬之为言妊也，言阳气任养万物于下也。癸之为言揆也，言万物可揆度，故曰癸。"

其中缺戊己二干，因其只言四正四隅，未及中央，故未说到戊己土。但在《汉书·律历志》都作了解释，它说：

"出甲于甲，奋轧于乙，明炳于丙，大盛于丁，丰楙于戊，理纪于己,敛更于庚,悉新于辛,怀妊于壬,陈揆于癸。"

《史记》和《汉书》的解释,基本是一致的,也可以说《汉书》就是本著《史记》的精神来解释的,总的都说十干的次第,不外乎是象征着万物由发生而少壮,而繁盛,而衰老,而死亡,而更始的顺序。如:甲为嫩芽突破莩甲的初生(剖符出甲),乙为幼苗逐渐抽轧的生长(奋轧于乙),丙为阳盛气充,生长得特别显著(阳道明炳),丁为不断地壮大成长(丁壮大盛),戊为越发茂盛(丰楙于戊),己为盛熟之极(理纪于己),庚为果实收敛、生命将从此而更换(敛更于庚),辛为成熟辛杀之后,新的生机又潜伏起了(悉新于辛),壬为阳气又妊养着新的生命(阳气怀妊),癸为第二代生命又将开始,宿根待发(陈揆于癸)。可见用十干来计算天日演进的次序,是人们对万物生命发展过程的观察而得出来的,是人类在生活现实中的体验,这说明一日甲,二日乙,三日丙,四日丁,五日戊,六日己,七日庚,八日辛,九日壬,十日癸,是很朴素的。继因于阴阳五行说的不断发展,分析十干不仅具有阴阳两种性质,同时亦以之分别纳入五方、五行、五季、五脏了。《素问·藏气法时论篇》说:

"肝主春,其日甲乙(王冰注·甲乙为木,东方干也)。心主夏,其日丙丁(王冰注:丙丁为火,南方干也)。脾主长夏,其日戊己(王冰注:戊己为土,中央干也)。肺主秋,其日庚辛(王冰注:庚辛为金,西方干也)。肾主冬,其日壬癸(王冰注:壬癸为水,北方干也)。"

这种把五季、五方、五脏的概念,统一于五行属性之中,这叫做"援物此类"的逻辑方法,如五行的甲乙木,在五季的春亦为木,在五方的东亦为木,在五脏的肝亦为木。五行的丙丁火,在五季的夏亦为火,在五方的南亦为火,在五脏的心亦为火。其余几行,莫不如此。但五行之数仅有五,而十干之数则为十,以十干分属五行,每一行势必两干并居,才能如数备属,即如上述《素问》所列,甲乙木、丙丁火、戊己土。庚辛金、壬癸水。每一行并居两干,又将怎样区别呢? 刘温舒《素问入式运气论奥·论十干》说：

"甲、丙、戊、庚、壬为阳，乙、丁、己、辛、癸为阴，五行各一阴一阳，故有十日。"

于是便知道了，甲乙同属木，但甲为阳木，乙为阴木。丙丁同属火，丙为阳火，丁为阴火。戊己同属土，戊为阳土，己为阴土。庚辛同属金，庚为阳金，辛为阴金。壬癸同属水，壬为阳水，癸为阴水。十干五行，如此阴阳配合，正如《皇极·内篇》所云："十干者，五行有阴阳也。"又如《周易·系辞上》所说："一阴一阳之谓道。"意思就是说，事物之所以有规律地运动着，由于它们都有对立统一的两个方面。道，就是规律。

甲、丙、戊、庚、壬五干为什么属阳，乙、丁、己、辛、癸五干为什么属阴呢？《伤寒直格》解释云："凡先言者为刚为阳，后言者为柔为阴也。"其意若曰，甲与乙，甲在先而乙在后，则甲为阳，乙为阴；丙与丁，丙在先而丁在后，则丙为阳，丁为阴；戊与己，戊在先而己在后，则戊为阳，己为阴；庚与辛，庚在先而辛在后，则庚为阳，辛为阴；壬与癸，壬在先而癸在后，则壬为阳，癸为阴。果如其义，为什么向来皆名之曰阴阳，而不称之为阳阴，也就是阴在先而阳居于后，其又何说？ 其实此应为奇偶之序。因十干的次第，甲、丙、戊、庚、壬，为一、三、五、七、九，奇数也。乙、丁、己、辛、癸，为二、四、六、八、十，偶数也。奇为阳，偶为阴，古义昭然，百世不惑。兹将十干阴阳分属五行、五方、五季、五脏之义，列表1如下。

141
病机临证分析　运气学说

表1　十干分属表

十　干	甲	乙	丙	丁	戊	己	庚	辛	壬	癸
阴　阳	阳	阴	阳	阴	阳	阴	阳	阴	阳	阴
五　行	木		火		土		金		水	
五　方	东		南		中		西		北	
五　季	春		夏		长夏		秋		冬	
五　脏	肝		心		脾		肺		肾	

名家临证医著重刊

（二）十二支

殷人历法，是以太阴为准则，所以他的纪月的方法是以月的圆缺一次为准。每月分为三十天，但是月的圆缺一次，有时又不足三十天，于是便分大建和小建。大建每月三十天，小建二十九天。以一年而论，普通是分作十二个月，不过要与太阳合，又不得不设置闰月。不设置的话，一年的时间就不会准确，就会发生错乱。所以《甲骨学商史编》曾载：

"辛巳卜大贞，出自上甲，元示三牛，二示一牛，十三月。"

这十三月，便是殷人年终置的闰月。殷人纪月的次序，当然是按着一、二、三、四……十一、十二的数次排列的，后来由于天文和历法的不断进展，他们认识到一岁四时之候，皆统于十二辰。所谓十二辰，即斗纲所指之地，即节气所在之处，正月指寅，二月指卯，三月指辰，四月指巳，五月指午，六月指未，七月指申，八月指酉，九月指戌，十月指亥，十一月指子，十二月指丑，这叫做月建。斗纲，指北斗七星的一、五、七三星而言，第一为魁星，第五为衡星，第七为杓星。例如正月建寅，天昏时则杓指寅，夜半则衡指寅，平旦则魁指寅，观察其它十一个月的月建，亦莫不如此。所以《尔雅·释天》郝懿行疏说：

"寅至丑为十二辰，辰为阴。"

"辰为阴"，就是指月建说的，建，训作健，即《周易》所谓"天行健"的意义。辰，训为时，春夏秋冬为四时，每一时为三个月，即孟、仲、季也。把十二支分建于十二个月，便可以据十二支以纪月、纪时、纪岁的健行不息，纪日成月，纪月成时，纪时成岁，因而十二支又名岁阴，以月为阴也。《尔雅·释天》云：

"岁阴者，子、丑、寅、卯、辰、巳、午、未、申、酉、戌、亥十二支是也。"

唯十二支建月以后的顺序，却又是始于寅而终于丑。这是为什么？《类经图翼·气数统论》云：

"朱子曰：冬至前四十五日属今年，后四十五日属明年。而冬至之日，正当斗柄建于子中，是为一岁之首尾也。故十一月建在子，一阳卦复，盖以建子之月，阳气虽始于黄钟，然犹潜伏地下，未见发生之功，及其历丑转寅，三阳始备，于是和风至而万物生，萌芽动而蛰藏振，遍满寰区，无非生意。故阳虽始于子，而春必起于寅，是以寅卯辰为春，巳午未为夏，申酉戌为秋，亥子丑为冬，而各分其孟仲季焉。"

说明十二支的顺序，以子为始者，象征阳气之始也。月建以寅为始者，象征阳气之备也。所以《史记·律书》解释十二支顺序说：

"子者，滋也，滋者，言万物滋于下也。丑者，纽也，言阳气在上未降，万物厄纽，未敢出也。寅言万物始生蟆然也，故曰寅。卯之为言茂也，言万物茂也。辰者，言万物之蜄也。巳者，言阳气之已尽也。午者，阴阳交，故曰午。未者，言万物皆成，有滋味也。申者，言阴用事，申贼万物，故曰申。酉者，万物之老也，故曰酉。戌者，言万物尽灭，故曰戌。亥者，该也，言阳气藏于下，故该也。"

《汉书·律历志》又为之申其说曰：

"孳萌于子，纽牙于丑，引达于寅，冒茆于卯，振美于辰，已盛于巳，咢布于午，昧薆于未，申坚于申，留执于酉，毕入于戌，该阂于亥，故阴阳之施化，万物之终始。"

这十二支的次第，与十干可谓具有同一意义，主要仍在说明事物发展的由微而盛，由盛而衰，反复变化进展的过程。十一月冬至一阳复苏，生命潜藏于地，已渐有滋生之机（孳萌于子），故建之以子。十二月，阴气尽，阳气生，新的生命已将解脱阴纽而出土（纽牙于丑），故建之以丑。正月为孟春，三阳开泰，生机已蟆然活泼（引达于寅），故建之以寅。二月仲春，阳气方盛，生物的成长渐茂（卯言茂也），故建之以卯。三月季春，春阳振动，生物越发长得茂美（振美于辰），故建之以辰。四月阳气益为盛壮（巳盛于巳），故建之以巳。五月阳盛阴生,生物的成长,莘繁叶布(阴阳交,莘布),故建之以午。六月生物盛长,果实成熟(物成有味),故建之以未。七月凉秋初至,生物成熟渐收(申贼万物),故建之以申。八月阴气益盛,阳气益衰,生物衰老(万物之老),故建之以酉。九月季秋,生物尽收(万物尽灭),故建之以戌。十月阴气渐盛于外,阳气潜藏于内(阳气藏于下),故建之以亥。

十二支既有纪月、定岁、分立四时的作用,而月也,岁也,四时也,无不有阴阳五行,生生化化的道理存乎其中,正如《素问·六节藏象论篇》所说:

"天为阳,地为阴,日为阳,月为阴,行有分纪,周有道理。五日谓之候,三候谓之气,六气谓之时,四时谓之岁,而各从其主治焉。五运相袭,而皆治之,终期之日,周而复始,时立气布,如环无端。"

一候五日,一气三候,一时六气,一岁四时,统由天地日月的阴阳变化,五运承袭,才能时立气布。因而古人亦运用十二支以观察一岁四时、十二月二十四节气的阴阳五行变化关系,以分析气候变化的规律,正如《类经图翼·五行统论》所云:

"十二支以应月,地之五行也,子阳亥阴曰永,午阳巳阴曰火,寅阳卯阴曰木,申阳酉阴曰金,辰戌阳丑未阴曰土。"

为什么十二支的阴阳五行属性要这样配合呢?仍须首先了解阴阳奇偶数的道理。一、三、五、七、九、十一这六个月统为单数,单数为奇属阳,而一月建寅,三月建辰,五月建午,七月建申,九月建戌,十一月建子,所以寅、辰、午、申、戌、子六支都为阳支。而二、四、六、八、十、十二这六个月统为双数,双数为偶属阴,而二月建卯,四月建巳,六月建未,八月建酉,十月建亥,十二月建丑,所以卯、巳、未、酉、亥、丑六支都为阴支。亥月、子月,一阴一阳,正当孟、仲两个冬月,正是北方寒水之气当令的时候,所以亥子在五行同属于水。巳月、午月,一阴一阳,正当孟、仲两个夏月,正是南方火热之气当令的时候,所以巳午在五行同属于火。寅月、卯月,一阴一阳,正当孟、仲两个春月,正是东方风木之气当令的时候,所以寅卯在五行同属于木。申月、酉月,一阴一阳,正当孟、仲两个秋月,正是西方燥金之气当令的时候,所以申酉在五行同属于金。辰为季春三月,未为季夏六月,戌为季秋九月,丑为季冬十二月,这四个季月,都是中央土湿之气寄王于四时的月分,所以辰戌丑未在五行同属于土。《素问·太阴阳明论篇》云:

> "脾者,土也,治中央,常以四时长四脏,各以十八日寄治。"

即在三月(辰)、六月(未)、九月(戌)、十二月(丑)这四个月的立春、立夏、立秋、立冬节气前的十八天,都是中央土寄王的时候。为了便于了解,图示如图1。

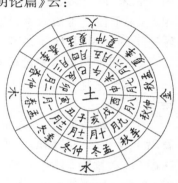

图1　十二支月建
五行所属图

一年三百六十日,以四季分之,各得九十日,今于每个九十日中各除去十八日,则每季各为七十二日,这种五分法,仍无损于三百六十日以成一岁之数也。

(三) 甲子

天干和地支配合起来,便叫做甲子。因天干在上,地支在下,按着干支各原有的次序,以次相加,便自然地见到天干的甲和地支的子首先排列起来了。所以《素问·六微旨大论篇》说:

> "天气始于甲,地气始于子,子甲相合,名曰岁立,谨候其时,气可与期。"

意思即是说,推算天气的有十干,而十干的次第以甲字为始;推算地气的有十二支,而十二支的次第以子字为始。从干支的头一个字甲和子开始,依次把它们配合起来,一直到十干末尾的癸字和十二支末尾的亥字相互配合,刚刚是六十整数,便为甲子一周。甲子的次第建立后,推算岁气的方法亦随之建立,于是候时占气,都可以通过甲子的推算而为之预期。

干支配合的方法是:甲、丙、戊、庚、壬五个阳干,和子、寅、辰、午、申、戌六个阳支相配;乙、丁、己、辛、癸五个阴干和丑、卯、巳、未、酉、亥六个阴支相配,这样干的十数与支的十二数相配,天干往复排演六次,地支往复排演五次,便构成了六十轮甲子的一周,其次序如下表2。

《素问·六节藏象论篇》说:

"天有十日,日六竟而周甲,甲六复而终岁,三百六十日法也。"

十日,就是十干,因为十干原是用以纪日的。从下表不难看出十天干在一轮周的甲子里,是经过往复排演六次的,这就叫做"日六竟而周甲"。竟,尽也。一年本来是三百六十五天,这五天是由各个节气所余的奇零数累积起来的,古人往往置而不言,仅概举其六六三百六十日的大数。单是天干的"六竟",还不能构成甲子,必须与地支的"五周"相配合才行。所以《素问·天元纪大论篇》说:

"天以六为节,地以五为制,周天气者六,期为一备;终地纪者五,岁为一周。五六相合,而七百二十气为一纪,凡三十岁。千四百四十气,凡六十岁,而为一周。不及太过,斯皆见矣。"

病机临证分析 运气学说

名家临证医著重刊

表2 甲子表

天 干	甲	乙	丙	丁	戊	己	庚	辛	壬	癸
地 支	子	丑	寅	卯	辰	巳	午	未	申	酉
天 干	甲	乙	丙	丁	戊	己	庚	辛	壬	癸
地 支	戌	亥	子	丑	寅	卯	辰	巳	午	未
天 干	甲	乙	丙	丁	戊	己	庚	辛	壬	癸
地 支	申	酉	戌	亥	子	丑	寅	卯	辰	巳

天 干	甲	乙	丙	丁	戊	己	庚	辛	壬	癸
地 支	午	未	申	酉	戌	亥	子	丑	寅	卯
天 干	甲	乙	丙	丁	戊	己	庚	辛	壬	癸
地 支	辰	巳	午	未	申	酉	戌	亥	子	丑
天 干	甲	乙	丙	丁	戊	己	庚	辛	壬	癸
地 支	寅	卯	辰	巳	午	未	申	酉	戌	亥

十干为阳,主天;十二支为阴,主地。十天干往复轮周六次,是谓"天以六为节",又叫做"周天气者六"。十二地支往复轮周五次,是谓"地以五为制",也就是"终地纪者五"。天干六周,地支五备,是谓"五六相合",这就是干支构成甲子的基本要义。由于"五六相合",构成六十周甲子以后,前三十年包括七百二十个节气(一年二十四节气,三十年故如上数),这叫做"一纪",或者叫做"一世"。再加上后三十年的七百二十个节气,而成为整整一周甲子的六十年。在这六十年中,有了由阴阳干支配合的甲子来推衍计算,凡五运六气的太过不及,均可从此而知。因为甲子的天干,主要是主五运的盛衰,《素问·五运行大论篇》所谓:"五气主岁,首甲定运",义即指此。甲子的地支,主要是司六气的变化,《素问·六元正纪大论篇》所谓:"六气六变,胜复淫治"的道理,就要从地支上来推求。所以讲求五运六气,便不能离开干支甲子。《类经图翼·气数统论》说:

"举一岁之气,及干支之数而言,从天用干,则五日一候(一个节气十五日,凡三候),五阴五阳,而天之所以有十干,甲戊(甲丙戊庚壬)以阳变,己癸(乙丁己辛癸)以阴变,五之变也。从地用支,则六日一变,六刚六柔,而地之所以有十二支,子巳(子丑寅卯辰巳)以阳变,午亥(午未申酉戌亥)以阴变。六之变也。十干以应日。十二支以应月,故一年之月两其六,一月之日六其五,一年之气四其气,一气之候三其五。

总计一年之数，三十六甲而周以天之五，三十子而周以地之六，故为十二月（自注：以二因六得此），二十四气（自注：以十五日归三百六十得此），七十二候（自注：以五日归三百六十得此），三百六十日（自注：以三十日因十二月得此），四千三百二十辰（自注：以十二辰因三百六十日得此），十二万九千六百分（自注：以三百六十日因三百六十分得此），何非五六之所化。"

可见十干与十二支五六相合而成甲子，是属于古代历法中的一种计算方法。用甲子纪日、纪月、纪时，都是很早的方法，前面已经提到，约在殷商时期就有了。《甲骨学商史编》载：

"民国十八年秋季，容庚曾为燕京大学购得一枚，列六十甲子甚全，骨版刮治甚平滑，背面又未经钻凿，此版既非卜用，可决为专著旬历之用了。"

这可以说是殷代纪日、纪旬用的六旬周期甲子表，是毫无疑义的。为什么在这样早的时期，能编制出这样相当高水平的甲子表呢？这应该说和当时的历法成就是分不开的。由于农业之被重视，自然也就引起当时的文化官对于天文历数的探求，借以把握农业上的正确的时间观念。例如：什么时候宜于种植，什么时候可以收获，以及什么时候宜于栽种什么，这一切都应及时把握住，因之殷人就这样从探求中创造出了他们纪日、纪旬、纪月、纪年的历法来。

但这里要说明一点，即殷人确已知道纪年，但未曾用甲子来纪年，且对年的称谓亦不统一。如胡厚宣《殷代年岁称谓考》说：

"殷代自盘庚迁都以后，早期称年为年、为岁、为春、为秋。至晚期始称为祀，亦以事纪年。"

殷人为什么以春或秋来纪年呢？因春为五谷之始生，秋乃五谷之大熟，以五谷的始生或大熟来纪载年岁，既方便，又明确。为什么又称祀，即一年祭祀完毕之义。要之，东汉以前是没有用甲子来纪年的。顾炎午《日知录》云：

"《尔雅》疏曰：'甲至癸为十日，日为阳；寅至丑为十二辰，辰为阴。'此二十二名，古人用以纪日，不以纪岁。岁则自有阏逢至昭阳十名，为岁阳；摄提格至赤奋若十二名，为岁名。后人谓甲子岁，癸亥岁，非古也。自汉以前，初不假借。《史记·历书》'太初元年年名焉（即阏字）逢摄提格，月名毕聚，日得甲子，夜半朔旦冬至'，其辨析如此。"

汉以前的纪年，基本是如《尔雅·释天》所说：

"太岁在甲曰阏逢，在乙曰旃蒙，在丙曰柔兆，在丁曰强圉，在戊曰著雍，在己曰屠维，在庚曰上章，在辛曰重光，在壬曰玄黓，在癸曰昭阳，岁阳。太岁在寅曰摄提格，在卯曰单阏，在辰曰执徐，在巳曰大荒落，在午曰敦牂，在未曰协洽，在申曰涒滩，在酉曰作噩，在戌曰阉茂，在亥曰大渊献，在子曰困敦，在丑曰赤奋若，岁名。"

相当于十干的，称为岁阳；相当于十二支的，称为岁名。也就是从"阏逢"到"昭阳"十名，叫做岁阳；从"摄提格"到"赤奋若"十二名，叫做岁名。把岁阳岁名按次第配合起来，便是一年之名。如：岁阳之甲是阏逢，岁名之子是困敦，阏逢困敦，便是甲子年；岁阳之乙为旃蒙，岁名之丑为赤奋若，蒙赤奋若，便是乙丑年。其他岁阳岁名依次相配，亦同于甲子之纪年，只是没有五六节制，阴阳配合之义罢了。《吕氏春秋·季冬纪·序意》称：

"维秦八年，岁在涒滩。"

这是岁名最早之应用，涒滩是申年，这可能是庚申，具体岁名应当是上章涒滩。南宋洪迈著《容斋随笔》说：

"岁阳岁名之说，始于《尔雅》，自后惟太史公《历书》用之，而或有不同。如阏逢为焉逢，旃蒙为端蒙，柔兆为游兆，强圉作强梧、著雍作徒维、屠维作祝犁、上章作商横、重光作昭阳、玄黓作横艾，昭阳作尚章，此乃年纪久远，传写或讹，不必深辩。郭景纯注释云：'自岁阳至月名，皆所未详通，故缺而不论。'《资治通鉴》专取岁阳岁名以冠年,不可晓解。韩退之诗,岁在渊献牵牛中,王介甫《字说》言强圉,自余亦无说。"

关于岁阳岁名的解释,后世虽有为之一一阐明者。唯亦多牵强附会。正如《尔雅》疏所云:

"李巡孙炎虽各有其说,皆构虚不经,疑事无质。"

梁任公在《国文语原解》中亦说:

"此等名称,虽以郭璞之博闻多识,犹云字义未详,注中缺而不论,而其音读,亦往往有异同。以《史记》较之,此皆以音近而生异同者,然则,此二十二文,殆为衍声而非衍形也。"

自郭景纯讫梁任公,先后一千六百年,岁名之意义,无人能晓解。梁任公谓岁阳岁名诸名目,乃衍声而非衍形,若以《天官书》和《尔雅》之异同比较,任公之说,是有一定道理的。晚近欧西人士有谓中国岁名出于西文译音,显见其来自异国之说,虽未免失之武断,但迄无正确之解释,这是存在的事实。

注解

[1] 均见卷二十五《律书》第三。

[2] 《后汉书·律历上》注引《月令章句》。

[3] 《饮冰室丛书》第五种 50～54 页。

三、五运

　　研究气象运行的规律,古人如何提出"五运"的说法呢?
这由于远在殷商时代,人们已经具备五方观念,正如胡厚宣
《论五方观念及中国称谓之起源》所说:

　　"帝乙帝辛时卜辞有曰:'己巳王卜贞图岁商受囿,王旧
曰吉。'东土受年,南土受年,西土受年,北土受年。商者,亦
称中商,中商而与东南西北并贞,则殷代已有中东南西北五方
之观念明矣。然则,此即后世五行说之滥觞。"[1]

　　不仅此也,在殷商卜辞中还有关于四方风雨的记载,
也是和原始的五行说有关。杨向奎《五行说的起源及其演
变》说:

　　"郭沫若先生的《卜辞通纂·天象门》中曾经录有如下材
料,'癸卯今日雨,其自西来雨?其自东来雨?其自北来雨?
其自南来雨?'郭先生说:'一雨而问东西南北之方向,至可
异。'这真是值得我们注意的地方。为什么他们要问雨的方
向?在当时人看来,不同方向的风雨,结合到农业生产上说,
可以发生不同的作用,因而产生他们对于不同方向风雨的看
法。在卜辞中还有关于四方风的记载,刘晦之善斋所藏甲骨
文字有一片曰:'东方曰析,凤(风)曰叠,南方曰夹,凤曰岃,
西方曰羔,风曰彝,囗(北)囗(方)囗(曰)口,囗(凤)曰
役。'"[2]

　　对五方风雨进行研究,就是在研究变动不居的气象。即
今日的气象学家,亦认为中国的气候变化,与四季的风向活动
有关,竺可桢氏《中国气流之运行》一文曾说:

　　"中国为季风气候区域,冬季风向偏北,夏季风向偏南,

季节更始,风信随之转易。此种风向之变动,于民生之关系至巨。冬季之风发自极北,挟寒凉冰雪之气流以俱来,远至粤南。夏季之风来自南海,与温暖湿润之气流相携并进,故其来也,雨泽丰沛,以在中国东南部分润湿为尤甚。是以中国居民春耕之早迟,寒衣之御藏,皆以季风之消长为视。中国于冬季风向自陆上以吹入海中,夏季风向自海上以吹上大陆,至于春秋二季,则殆为风向转变之时期。"[3]

古代对气象变化的研究,虽未必如竺氏那样用科学方法进行调查研究,从而作出较准确的分析。但古人在那样早的时代,亦"筚路蓝缕"地本着"则天之明,因地之性,生其六气,用其五行"[4]的精神,仍然能够从一年几个季节中的风向变化来观察,把中国一年的气候变化,基本上分为五个季节,并探测出一定的运行规律。如《素问·五运行大论篇》说:

"东方生风,风生木,木生酸,在天为风,在地为木,其性为暄,其德为和,其用为动,其色为苍,其化为荣,其虫毛,其政为散,其令宣发,其变摧拉,其眚为陨。

南方生热,热生火,火生苦,其在天为热,在地为火,其性为暑,其德为显,其用为躁,其色为赤,其化为茂,其虫羽,其政为明,其令郁蒸,其变炎烁,其眚燔焫。

中央生湿,湿生土,土生甘,其在天为湿,在地为土,其性静兼,其德为濡,其用为化,其色为黄,其化为盈,其虫倮,其政为谧,其令云雨,其变动注,其眚淫溃。

西方生燥,燥生金,金生辛,其在天为燥,在地为金,其性为凉,其德为清,其用为固,其色为白,其化为敛,其虫介,其政为劲,其令雾露,其变肃杀,其眚苍落。

北方生寒,寒生水,水生咸,其在天为寒,在地为永,其性为凛,其德为寒,其用为藏,其色为黑,其化为肃,其虫鳞,其政为静,其令闭塞,其变凝冽,其眚冰雹。"

用木、火、土、金、水五行来说明一年五个季节的基本性质,这就是名为五运的基本意义所在。每一季节各有三"生"

两"为",即由于季节变换,而有不同的发生和作为之意。至每一季节的性、德、用、化、政、令,即各个季节正常气候的多方面表现。色和虫,是不同季节的物候。变和眚,是不同季节的反常变化。五个季节的中央,名为长夏,可以说是一年之中的转变时期。于此可知所谓五运,即将一年气象分为五季,各按五行之性有规律地运行之谓。

(一) 十干化运

气象既有五运之分,古人用什么方法来观察五种不同气象的运行呢? 主要是从每年年甲子的年干来进行分析的。五行的分配十天干是:甲乙为木,丙丁为火,戊己为土,庚辛为金,壬癸为水,已经解说在前面了。而推测五运则与此大不相同,须把十干的阴阳干重新调整一番,而如《素问·五运行大论》所说:

"土主甲己,金主乙庚,水主丙辛,木主丁壬,火主戊癸。"

甲为木行的阳干,己为土行的阴干,甲与己相合,则化为五运的土运。乙为木行的阴干,庚为金行的阳干,乙与庚相合,则化为五运的金运。丙为火行的阳干,辛为金行的阴干,丙与辛相合,则化为五运的水运。丁为火行的阴干,壬为水行的阳干,丁与壬相合,则化为五运的木运。戊为土行的阳干,癸为水行的阴干,戊与癸相合,则化为五运的火运。从这甲己土运,乙庚金运,丙辛水运,丁壬木运,戊癸火运的次序看来,仍然是土生金,金生水,水生木,木生火,火生土五行相生的次序。为什么化运的十干要不同于五行十干的阴阳配合呢? 因五行十干的配合,是以五方、五季等关系而确定的,五运是代表五种气象运行于宇宙间,即所谓"五运终天"[5]者,这便有关于天体上星宿的问题了。《素问·五运行大论篇》说:

"览《太始天元册文》:'丹天之气,经于牛女戊分;黅天之气,经于心尾己分;苍天之气,经于危室柳鬼;素天之气,经于亢氐昴毕;玄天之气,经于张翼娄胃。'所谓戊己分者,奎壁角轸,则天地之门户也。夫候之所始,道之所生,不可不通也。"

　　这说明十干化运,是由二十八宿位于天体上的方位来决定的,如图 2 所示。

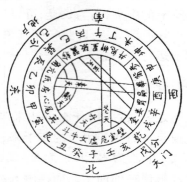

图 2　五气经天化五运图

　　丹天之气,即五行化见于天体的火气,火色赤,故曰丹天;黅(今)天之气,即五行化见于天体的土气,土色黄,黅即黄色,故曰黅天;苍天之气,即五行化见于天体的木气,木色青,故曰苍天;素天之气,即五行化见于天体的金气,金色白,故曰素天;素,白色也。玄天之气,即五行化见于天体的水气,水色黑,故曰玄天,玄,幽深而黑之色。牛、女、心、尾、危、室、柳、鬼、亢、氐、昴、毕、张、翼、娄、胃、奎、壁、角、轸等,是天体上二十八宿的宿名。它们分布于天体的情况是这样的:

　　角、亢、氐、房、心、尾、箕,是东方苍龙七宿,凡七十五度。计:角十二度,亢九度,氐十五度,房五度,心五度,尾十八度,箕十一度。

　　斗、牛、女、虚、危、室、壁,是北方玄武七宿,凡九十八度。计:斗二十六度,牛八度,女十二度,虚十度,危十七度,室十六度,壁九度。

　　奎、娄、胃、昴、毕、觜、参,是西方白虎七宿,凡八十度。计:奎十六度,娄十二度,胃十四度,昴十一度,毕十六度,觜二度,参九度。

井、鬼、柳、星、张、翼、轸,是南方朱雀七宿,凡一百一十二度。计:井三十三度,鬼四度,柳十五度,星七度,张十八度,翼十八度,轸十七度。

共周天三百六十五度。从上图可以清楚地看到二十八宿的方位,及其干支所属。四方的地支,代表着四季十二月,四方的天干,即为五行方位所属。所谓"丹天之气,经牛、女、戊分"者,即五行火气在天体上经过牛、女、奎、壁四宿时,在十干则适当戊癸的方位,因而逢戊逢癸年,便是属火的气象运行主事,是为戊癸化火。所谓"黅天之气,经于星、尾、己、分"者,即五行土气在天体上经过心、尾、角、轸四宿时,在十干则适当甲己的方位,因而逢甲逢己年,便是属土的气象运行主事,是为甲己化土。所谓"苍天之气,经于危、室、柳、鬼"者,即五行木气在天体上经过危、室、柳、鬼四宿时,在十干则适当于丁壬的方位。因而逢丁逢壬年,便是属木的气象运行主事,是为丁壬化木。所谓"素天之气,经于亢、氐、昴、毕"者,即五行金气在天体上经过亢、氐、昴、毕四宿时,在十干则适当乙庚的方位,因而逢乙逢庚年,便是属金的气象运行主事,是为乙庚化金。所谓"玄天之气经于张、翼、娄、胃"者,即五行水气在天体上经过张、翼、娄、胃四宿时,在十干则适当丙辛的方位,因而逢丙逢辛年,便是属水的气象运行主事,是为丙辛化水。于此,尚须明确两个问题,即奎、壁、角、轸四宿何以分别称为戊分、己分? 又何以叫做天门、地户呢?

十天干在图的方位中,甲乙木在东,丙丁火在南,庚辛金在西,壬癸水在北,戊己土应居于中央。今不居中央,而戊土寄于乾方的戌位,己土寄于巽方的辰位也。戊己为什么要这样分别寄居乾巽二方呢? 沈括《梦溪笔谈·象数》解释说:

"《素问》以奎壁为戊分,轸角为己分,奎壁在戌亥之间(见图3-1),谓之戊分,则戊当在戌也。角轸在辰巳之间,谓之己分,则己当在辰也。《遁甲》[6]以六戊(戊辰、戊寅、戊子、戊戌、戊申、戊午)为天门,天门在戌亥之间,则戊亦当在戌。

六己(己巳、己卯、己丑、己亥、己酉、己未)为地户,地户在辰巳之间,则己亦当在辰。辰戌皆土位,故戊己寄焉(即天干的土位,寄于地支的土位),二说正相合。按字书,戌从戊从一,则戊寄于戌,盖有从来。辰文从厂(音汉),从衣(音身),从衣乚(音隐)从己,则己寄于辰,与《素问》《遁甲》相符矣。五行,土常与水相随,戊,阳土也。一,水之生数,水乃金之子,水寄于西方金之末者,生水也。而旺土包之,此戊之理如是。己,阴土也,六(十干,己在第六位),水之成数也,水乃木之母,水寄于东方之末者,老水也,而衰土(即是辰为木所制之土)相与隐于厂下者,水土之墓也。厂,山岩之可居者。乚,隐也。"

总之,辰戌是十二支的土位,戊己是十干的土,土寄居于土位,这是很自然的。天门地户的意义,张介宾《类经图翼·奎壁角轸天地之门户说》有云:

"周天七政躔度(即日月星辰在天体上所经行的度数),则春分二月中,日躔壁初,以次而南,三月入奎、娄,四月入胃、昴、毕,五月入觜、参,六月入井、鬼,七月入柳、星、张。秋分八月中,日躔翼末,以交于轸,循次而北,九月入角、亢,十月入氐、房、心,十一月入尾、箕,十二月入斗、牛,正月入女、虚、危,至二月复交于春分而入奎、壁矣。是日之长也,时之煖也,万物之生发也,皆从奎、壁始;日之短也,时之寒也,万物之收藏也,皆从角、轸始。故曰春分司启,秋分司闭。夫既司启闭,要非门户而何。自奎、壁而南,日就阳道,故曰天门;角、轸而北,日就阴道,故曰地户。"

是天门、地户,亦《素问·天元纪大论篇》所谓"天以阳生阴长,地以阳杀阴藏",阴阳消长之机之所从出的意义而已。

附带在这里谈一个问题,就是中国、印度、阿拉伯都有二十八宿,特别是印度的二十八宿与我国尤为接近,竺可桢氏在《中国古代在天文学上的伟大贡献》一文曾说:

"我国有二十八宿,印度也有二十八宿。我们若把中国二十八宿和印度二十八宿相比较,知道中国二十八宿距星和印度相同者,有角、氐、室、壁、娄、胃、昴、觜、轸九宿。距星虽不同,而同在一个星座者,有房、心、尾、箕、斗、危、毕、参、井、鬼、柳十一宿。其距星之不同属于一个星座者,只有亢、牛、女、虚、奎、星、张、翼八个宿。而其中印度却以织女代我们的女宿,河鼓即牛郎,代我们的牛宿。从此可以知道二者是同出于一原的。这二十八宿究竟起源于中国还是起源于印度,从十九世纪初叶起,西洋人热烈地辩论了一百多年,不得结论。但从中国二十八宿以角宿为带头,和牛女两宿的交动看起来,二十八宿的发祥地,无疑是在中国。"[7]

二十八宿起源于中国,1875 年荷兰人薛莱格《星辰考源》略谓:①西方之星座,自希腊、埃及传授而来,除少数外,非西方所创造。②中国之星座乃全为中国所创造。③西洋之星座与中国同者甚多,均自中国传入西洋。④中国星座历史之悠久,可自天文地质各方面证明之[8]。二十世纪初叶法国德沙素著《中国天文学》,亦主张二十八宿起源于中国之说。日本前京都帝大校长天文学家新城新藏著《二十八宿之起源说》略称,二十八宿于中国在周初时代或其前所设定,而于春秋中叶以后自中国传出,经由中亚细亚传于印度,更传于波斯、阿拉伯地区[9]。

后人解释十干化五运的道理、是从各年的第一个月月建的寅位上产生的,如《素问运气论奥·论五音建运》云:

"丙者火之阳,建于甲己岁之首,正月建丙寅,丙火生土,故甲己为土运。戊者土之阳,建于乙庚岁之首,正月建戊寅,戊土生金,故乙庚为金运。庚者金之阳,建于丙辛岁之首,正月建庚寅,庚金生水,故丙辛为水运。甲者木之阳,建于戊癸岁之首,正月建甲寅,甲木生火,故戊癸为火运。壬者水之阳,建于丁壬岁之首,正月建壬寅,壬水生木,故丁壬为木运。"

这样解释,虽未必是化运的所以然,但确便于推算和记忆,故亦足资参考。《运气觳》并为五言韵语,尤便于记诵云:

病机临证分析 运气学说

名家临证医著重刊

"甲己丙为寅,余年更酌斟。乙庚当起戊,丙辛庚上寻。戊癸先生甲,丁壬复建壬。"[10]

十干所化的运,叫做中运,其意义则如《素问·六元正纪大论篇》所说:

"天气不足,地气随之;地气不足,天气从之。运居其中,而常先也。"

天气在上,地气在下,运气居于天地之中,气交之分,故天气欲降,则居中的运必先之而降;地气欲升,而居中的运亦必先之而升。这中运通主一年的岁气,所以一般又有把中运叫做大运的。《素问·天元纪大论篇》说:

"甲己之岁,土运统之;乙庚之岁,金运统之;丙辛之岁,水运统之;丁壬之岁,木运统之;戊癸之岁,火运统之。"

所谓统,就是通纪一年的意思。例如:甲年则为阳土通纪全年的运。乙年则为阴土通纪全年的运,其余类推。正因其能通纪一年,所以一般才把它叫做大运。

五运所从化生的基本知识既已了解,而在运用时,还有几个主要内容必须知道,它就是:太过不及、平气、主运、客运。兹分别列述如下。

(二) 太过不及

太过,即主岁的运气旺盛而有余;不及,即主岁的运气衰少而不足。甲、丙、戊、庚、壬五阳干,均主岁运的有余,是为太过,乙、丁、己、辛、癸五阴干,均主岁运的衰少,是为不及。例如:甲己化土,同样的土运主事,逢六甲年(甲子、甲戌、甲申、甲午、甲辰、甲寅)便为土运太过,《素问·气交变大论篇》所谓"岁土太过,雨湿流行"是也。逢六己年(己巳、己卯、己遍、己亥、己酉、己未)便为土运不及,亦《素问·气交变大论篇》所谓"岁土不及,风乃大行"是也。"

丙辛化水,同样是水运主事,逢六丙年(丙寅、丙子、丙戌、两申、丙午、丙辰)便为水运太过,《素问·气交变大论篇》所谓"岁水太过,寒气流行"是也。逢六辛年(辛未、辛巳、辛卯、辛丑、辛亥、辛酉)便为水运不及,亦《素问·气交变大论篇》所谓"岁水不及,湿乃大行"是也。

戊癸化火,同样的火运主事,逢六戊年(戊辰、戊寅、戊子、戊戌、戊申、戊午)便为火运太过,《素问·气交变大论篇》所谓"岁火太过,炎暑流行"是也。逢六癸年(癸酉、癸未、癸巳、癸卯、癸丑、癸亥)便为火运不及,亦即《素问·气交变大论篇》所谓"岁火不及,寒乃大行"是也。

乙庚化金,同样的金运主事,逢六庚年(庚午、庚辰、庚寅、庚子、庚戌、庚申)便为金运太过,《素问·气交变大论篇》所谓"岁金太过,燥气流行"是也。逢六乙年(乙丑、乙亥、乙酉、乙未、乙巳、乙卯)便为金运不及,亦《素问·气交变大论篇》所谓"岁金不及,炎火乃行"是也。

丁壬化木,同样的木运主事,逢六壬年(壬申、壬午、壬辰、壬寅、壬子、壬戌)便为木运太过,《素问·气交变大论篇》所谓"岁木太过,风气流行"是也。逢六丁年(丁卯、丁丑、丁亥、丁酉、丁未、丁巳)便为木运不及,亦《素问·气交变大论篇》所谓"岁木不及,燥乃大行"是也。

太过是运本身的气胜,所以土太过则湿气流行,水太过则寒气流行,火太过则暑气流行,金太过则燥气流行,木太过则风气流行。以土为湿,水为寒,火为暑,金为燥,木为风也。不及是运本身的气衰,不能抵御克制之气,所以土不及则风气大行,风为木,木克土也。水不及则湿气大行,湿为土,土克水也。火不及则寒气大行,寒为水,水克火也。金不及则炎暑大行,炎为火,火克金也。木不及则燥气大行,燥为金,金克木也。

凡属甲、丙、戊、庚、壬太过之年,各运之气,每年都在大寒节(十二月中气)前十三日交运。凡属乙、丁、己、辛、癸不及之年,各运之气,都在大寒节后十三日交运。《素问·气交变大论篇》云:"太过者先天,不及者后天。"又《素问·六元正纪大

病机临证分析　运气学说

名家临证医著重刊

论篇》云:"运有余,其先至;运不及,其后至",都是这样一个道理。

(三)平气

五运之气,既非太过,又非不及,便叫做平气。它和太过、不及,并称为"五运三纪"。如《素问·五常政大论篇》所谓"三气之纪",就是指这太过、不及、平气三个不同之运而言的。十干化五运,不属于阳,便属于阴,阳为太过,阴为不及,为什么可以产生平气呢?则如张介宾《类经图翼·五运太少齐兼化逆顺图解》所谓:

"平气,如运太过而被抑,运不及而得助也。"

例如:癸巳年是火运不及,因癸为阴火也。但巳在南方属火,则不及的癸火得着南方巳火的帮助,于是便平均而无不及之弊了。因而火运不及的癸巳年,便一变而为平气之年。又如:戊辰年是火运太过,以戊属阳火也。但逢辰之年,总是太阳寒水司天,太过的火运,遇着司天的寒水之气,火便被水抑制住了,因而火太过的戊辰年,又一变而为平气之年了。再如:辛亥年是水运不及,以辛为阴水也。但亥在北方属水,不及的辛水,得到北方亥水的帮助,于是亦平匀而无不及之弊了。因而水不及的辛亥年,又一变而为平气之年。诸如此类,都是从年干和年支的关系来测定的。另外还有一种情况,也可以产生平气。例如:每年的初运总是在年前的大寒节交接,假使是丁亥年,交运的第一天,与日甲子的"壬"相合,即是年干和日干相合,这叫做"干德符"。符者,合也,亦称为平气。或者是交运的时刻甲子是"壬",年干与时干合,还是为"干德符",还是叫平气。又如:在阴运不及之年,而所逢的月干皆符合相济,没有胜制它的,仍然称为平气。总之,平气不能预期,要以当年的辰(年支)、日、时依法推算,才能决定。所以林亿校正《素问·五常政大论篇》说:

"王注太过不及,各纪年辰,此平木运不纪年辰者,平气之岁,不可以定纪也。或者欲补注云谓丁巳、丁亥、壬寅、壬申岁者,是未达也。"

运得其平,在气候方面的征象,就是无偏无颇,不胜不衰,五运之性,各守其平。故《素问·五常政大论篇》说:

"平气何如而名,何如而纪也?木曰敷和,火曰升明,土曰备化,金曰审平,水曰静顺。"

木气敷布调柔,火气上升光明,土气备具生化,金气平顺无妄,水气清静顺流,即为五运各守其平的征象。无论任何一运如此,则物阜民安,疾疫不兴了。

（四）主运

主运,即五运之气分主于一年各个季节的岁气。全年分做五步运行,从木运开始,而火运,而土运,而金运,而水运,按着五行相生的次第运行,直至水运而终。每一步运,各主七十三日零五刻,每年木运的起运,都开始于大寒日,岁岁如此,居恒不变,略如图3。

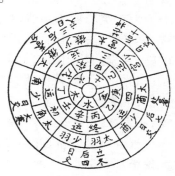

图3　五运主运图

从图3－2看出,要了解主运的内容,必须先弄清楚以下几个问题:（1）五音建运。（2）太少相生。（3）五步推运。（4）交司时刻。兹分述如下:

1. 五音建运

五音,即宫、商、角、徵、羽。宫为土音,商为金音,角为木音,徵为火音,羽为水音。由于五音亦随着春、夏、长夏、秋、冬五个季节不同的气运而发生,所以它们亦各属于五行。角者,触也,谓由阳气所触动而发生也。木正是由于春阳之气发动而生者,所以角为木之音。徵者,止也。阳盛而极,物盛则止也。火为盛阳之象,司炎暑之令,所以徵为火之音。宫者,中也,为中和之义。唯土居中央,化生万物,所以宫为土之音。商者,强也,为坚强之义,五行的金,性最坚强,所以商为金之音。羽者,舒也。阴尽阳生,万物将由之而舒发,唯水气具有这种生机,冬尽春回,水能生木,所以羽为水之音。宫音最长、最下、最浊;羽音最短、最高、最清;商音次长,次下、次浊;徵音次短、次高、次清;角音介于长短、高下、清浊之间。

五音的解说既清楚了,便把它分别建立于五运十干之中,宫为土音,建于土运,在十干为甲己。商为金音,建于金运,在十干为乙庚。羽为水音,建于水运,在十干为丙辛。角为木音,建于木运,在十干为丁壬。徵为火音,建于火运,在十干为戊癸。《素问·阴阳应象大论篇》说:

"东方生风,风生木,在音为角;南方生热,热生火,在音为徵;中央生湿,湿生土,在音为宫;西方生燥,燥生金,在音为商;北方生寒,寒生水,在音为羽。"

五音所具五行、五运之义,略尽于此。故《素问·五常政大论篇》、《素问·六元正纪大论篇》诸篇,亦屡言之,其旨亦无非是见其所言五音,即知其所言之五运,如斯而已。

2. 太少相生

由于十干有阴阳之别,五音建于五运,亦应有阴阳的区分。据《素问·六元正纪大论篇》叙述六十年运气病治之纪的记载,是以太和少来区分五音的阴阳的。如:十干以甲、丙、戊、庚、壬为阳,乙、丁、己、辛、癸为阴,在阳干则属太,在阴干则属少。例如:甲己土均为宫音,阳土甲则属太宫;阴土己则属少宫。乙庚金均为商音,阳金庚则属太商,阴金乙则属少商。丙辛水均为羽音,阳水丙则属太羽,阴水辛则属少羽。丁壬木均为角音,阳木壬则属太角,阴木丁则属少角。戊癸火均为徵音,阳火戊则属太徵,阴火癸则属少徵。

五运的相生,既为木生火,火生土,土生金,金生水,水生木。五音既建于五运之中了,当然亦必以五运相生之次而生。但除此而外,另有一个太少互为相生之义存乎其中。所谓太少相生,亦即阴阳相生。试以甲己土年为例,甲为阳土,土生金,便是阳土生阴金,于五音便是太宫生少商。金生水,便是阴金生阳水,也就是少商生太羽。水生木,便是阳水生阴木,也就是太羽生少角。木生火,便是阴木生阳火,也就是少角生太徵。火生土,便是阳火生阴土,也就是太徵生少宫。己为阴土,土生金,便是阴土生阳金,少宫生太商;金生水,便是阳金生阴水,太商生少羽;水生木,便是阴水生阳木,少羽生太角;木生火,便是阳木生阴火,太角生少徵;火生土,便是阴火生阳土,少徵生太宫。如此太少相生,以衍成运气阴阳的变化,正如《类经图翼·五音五运太少相生解》所云:

"盖太者属阳,少者属阴,阴以生阳,阳以生阴,一动一静,乃成易道。故甲以阳土,生乙之少商;乙以阴金,生丙之太羽;丙以阳水,生丁之少角;丁以阴木,生戊之太徵;戊以阳火,生己之少宫;己以阴土,生庚之太商;庚以阳金,生辛之少羽;辛以阴水,生壬之太角;壬以阳木,生癸之少徵;癸以阴火,复生甲之太宫。"

太为有余,少为不足,不仅纪主运如此,中运、客运,亦各有太少相生之义,兹构圆周图如图4,以明究竟。

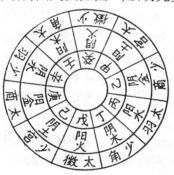

图4　五音建运太少相生图

于图中可以明显的看出年干排列的顺序,就是按照五运太少相生的顺序而衍变,以致于无穷的。

3. 五步推运

主运五步,在一年的五个季节中,木运主春季而属角。木能生火,故火运次之,主夏季而属徵。火能生土,故土运又次之,主长夏季而属宫。土能生金,故金又次之,主秋季而属商。金能生水,故水运又次之,主冬季而属羽。在这春木角、夏火徵、长夏土宫、秋金商、冬水羽的次序中,再辨别其属阳年,属阴年。或为太,或为少,从其主岁运的本身而推到初运木角,这就叫做五步推运。也就是从中运年干本身推算本年五个季节分主五运阴阳的步骤。例如:

甲年为阳土,运属太宫,必须按照主运五步的圆周图从太宫土运本身依次上而推至初运的角,便会清楚的看到;生太宫的是少徵,生少徵的是太角,因而甲年的主运,便是起于太角。太少相生,则为太角生少徵,少徵生太宫(甲本运),太宫生少商,少商生太羽,而终于太羽。

己年为阴土,运属少宫。从阴土运本身依次上而推至初运的角,便见到生少宫的是太徵,生太徵的是少角。因而己年的主运便是起于少角。少太相生,则为少角生太徵,太徵生少宫(己本运),少宫生太商,太商生少羽,而终于少羽。

乙年为阴金,运属少商,从阴金运本身依次上而推至初运的角,便见到生少商的是太宫,生太宫的是少徵,生少徵的是太角。因而乙年的主运便是起于太角。太少相生,则为太角生少徵,少徵生太宫,太宫生少商(乙本运),少商生太羽,而终于太羽。

庚年为阳金,运属太商。从阳金运本身依次上推至初运的角,便见到生太商的是少宫,生少宫的是太徵,生太徵的是少角。因而庚年的主运,便是起于少角。少太相生,则为少角生太徵,太徵生少宫,少宫生太商(庚本运),太商生少羽,而终于少羽。

丙年为阳水,运属太羽。从阳水运本身依次上而推至初运的角,便见到生太羽的是少商,生少商的是太宫,生太宫的是少徵,生少徵的是太角。因而丙年的主运便是起于太角。太少相生,则为太角生少徵,少徵生太宫,太宫生少商,少商生太羽(丙本运),而终于太羽。

辛年为阴水,运属少羽,从阴水运本身依次上而推至初运的角,便见到生少羽的是太商,生太商的是少宫,生少宫的是太徵,生太徵的是少角。因而辛年的主运便是起于少角。少太相生,则为少角生太徵,太徵生少宫,少宫生太商,太商生少羽(辛本运),而终于少羽。

丁年为阴木,运属少角。角本身是初运,无从上推,则丁年即从少角起算,少太相生,即少角(丁本运)生太徵,太徵生少宫,少宫生太商,太商生少羽,而终于少羽。

壬年为阳木,运属太角,角本身是初运,亦无从上推,则壬年便从太角起算,太少相生,即太角(壬本运)生少徵,少徵生太宫,太宫生少商,少商生太羽,而终于太羽。

戊年为阳火,运属太徵。从阳火运本身上推一步,即是少角。因而戊年的主运便是起于少角。少太相生,则为少角生太徵(戊本运),太徵生少宫,少宫生太商,太商生少羽,而终于少羽。

癸年为阴火,运属少徵。从阴火运本身上推一步,即是太角。因而癸年的主运便是起于太角。太少相生,则为太角生少徵(癸本运),少徵生太宫,太宫生少商,少商生太羽,而终于太羽。

如此逐步推算,本年的主运究竟在某一步,才了如指掌。而主运必始于角而终于羽,一定不易之序,亦更为明白了。

4. 交司时刻

主运五步,分司于五季,而成为每岁的常令,其于各年交司的时刻如下：

（1）申、子、辰年

初运角：大寒日寅时初初刻[11]起。

二运徵：春分后十三日寅正一刻起。

三运宫：芒种后十日卯初一刻起。

四运商：处暑后七日卯正三刻起。

五运羽：立冬后四日辰初四刻起。

（2）巳、酉、丑年

初运角：大寒日巳初初刻起。

二运徵：春分后十三日巳正一刻起。

三运宫：芒种后十日午初二刻起。

四运商：处暑后七日午正三刻起。

五运羽：立冬后四日未初四刻起。

（3）寅、午、戌年

初运角：大寒日申时初初刻起。

二运徵：春分后十三日申正一刻起。

三运宫：芒种后十日酉初二刻起。

四运商：处暑后七日酉正三刻起。

五运羽：立冬后四日戌初四刻起。

（4）亥、卯、未年

初运角：大寒日亥初初刻起。

二运徵：春分后十三日亥正一刻起。

三运宫：芒种后十日子初二刻起。

四运商：处暑后七日子正三刻起。

五运羽：立冬后四日丑初四刻起。

申、子、辰、寅、午、戌六阳年，寅为木，午为火，申为金，子为水，辰与戌为土，此为五行之属于阳者。巳、酉、丑、亥、卯、未六阴年，卯为木，巳为火，酉为金，亥为水，丑与未为土，此为五行之属于阴者。凡阳年的初运，均起于阳时，所以申、子、辰三阳年都起于寅时。寅、午、戌三阳年都起于申时。阴年的初运均从阴时起,所以巳、酉、丑三阴年都起于巳时,亥、卯、未三阴年都起于亥时。统观六阴六阳十二年中所交司的时刻,从寅到丑,顺序而下,与一年中月建的次序秩然无紊,五运推移而司岁气的道理,于此越发显然可见。《素问·六元正纪大论篇》云:

"先立其年,以明其气,金、木、水、火、土运行之数;寒、暑、燥、湿、风、火临御之化,则天道可见,民气可调。"

所谓"主岁之纪"、所谓"立年明气"等道理,均于以上四个部分分别说明了。概括言之,主运的建立,即所以明确一年五纪常令运行的次序而已。

(五) 客运

客运者,即中运之推步而计算者也。中运本是通管一年,客运则以每年的中运为初运,循着五行相生的次序,分做五步运行,每步仍为七十三日零五刻,行于主运之上。与主运相对而言,所以便称它做客运,逐岁运行,十年一周。例如:

甲己年属土运,甲年为阳土,为太宫;己年为阴土,为少宫。逢甲年便以太宫阳土为初运,太少相生,土生金,则少商为二运。少生太,金生水,则太羽为三运。太生少,水生木,则少角为四运。少生太,木生火,则太徵为终运。逢己年便以少宫阴土为初运。少生太,土生金,则太商为二运。太生少,金生水,则少羽为三运。少生太,水生木,则少角为四运。太生少,木生火,则少徵为终运。凡乙、庚、丙、辛、丁、壬、戊、癸诸年,均如此太少相生,十年一司令,而轮周十干,周而复始。于此看出主运与客运的异同是:阴阳干互为起运,太少相生,五行顺序,五步推移等,都是相同的。惟主运年年始于春角,终于冬羽,万年不变。而客运必须以本年的中运为初运,循五行次序,太少相生,十年之内,年年不同,十年一周,周而复始。这是客运主运相较的极大不同处。兹图示如图5,以觇其十年运行的次序。

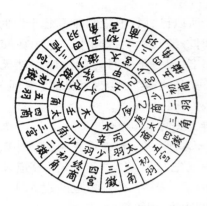

图5　五运客运图

在《素问》的几篇大论里,虽然未对客运作系统的叙述,而于《素问·六元正纪大论篇》中,确有客运定局的程式,其式如下:

壬年:太角(初正)少徵　　太宫　　少商　　太羽(终)

戊年:太徵　　　少宫　　太商　　少羽(终)少角(初)

甲年:太宫　　　少商　　太羽(终)太角(初)少徵

庚年:太商　　　少羽(终)少角(初)太徵　　少宫

丙年:太羽(终)　太角(初)少徵　　太宫　　少商

丁年:少角(初正)太徵　　少宫　　太商　　少羽(终)

癸年:少徵　　　太宫　　少商　　太羽(终)太角(初)

己年:少宫　　　太商　　少羽(终)少角(初)太徵

乙年:少商　　　太羽(终)太角(初)少徵　　太宫

辛年:少羽(终)　少角(初)太徵　　少宫　　太商

这个程式,基本还是以主运为主来立的局。如它所注的"初",即是指每年主运的初运,"终"即每年主运的终运。所以"初"字都注之于角,而终字均注之于羽,即是每年主运均始于角而终于羽的意义。唯十干各年的第一个角、徵、宫、商、羽,则为客运的初运。如:壬年太角、戊年太徵、甲年太宫、庚年太商、丙年太羽、丁年少角、癸年少徵、己年少宫、乙年少商、辛年少羽,都是代表各该年客运的初运。至壬年太角和丁年少角,又多注一"正"字,系指出这两年的主运和客运五步太少相生都是一致的,其他八年便没有这种情况了。正者,谓其得四时之正也。唯陆筦泉[12]《运气辩》,谓五运当两分回环,亦颇有道理,其式如下:

1. **太角壬统五运**

壬年:大角(初正)少徵(癸)太宫(甲)少商(乙)太羽(终丙)

癸年:少徵太宫(甲)少商(乙)太羽(终丙)太角(初壬)

甲年:太宫少商(乙)太羽(终丙)太角(初壬)少徵(癸)

乙年:少商太羽(终丙)太角(初壬)少徵(癸)太宫(甲)

丙年:太羽(终)太角(初壬)少徵(癸)太宫(甲)少商(乙)

2. **少角丁统五运**

丁年:少角(初正)太徵(戊)少宫(己)太商(庚)少羽(终辛)

戊年:太徵少宫(己)太商(庚)少羽(终辛)少角(初丁)

己年:少宫太商(庚)少羽(终辛)少角(初丁)太徵(戊)

庚年:太商少羽(终辛)少角(初丁)太徵(戊)少宫(己)

辛年:少羽(终)少角(初丁)太徵(戊)少宫(己)太商(庚)

丁壬两年,主客运是一样的,所以便用其阴阳之不同,而分统其五运的回环。这样回环,从客运的十年一周来看,壬、癸、甲、乙、丙、丁、戊、己、庚、辛,是十年依次太少相生的;从壬、丁分统之五运来看,每年亦是壬、癸、甲、乙、丙、丁、戊、己、庚、辛五步太少相生的。而年干下之运,即是客运。主客运的异同,于兹益判。

注解

[1] 杨向奎《五行说的起源及其演变》引（原载《文史哲》1955年11月号）。

[2] 同上。

[3] 见《科学》1933年第17卷第8期。

[4] 见《左传》昭公二十五年引子太叔和赵简子的答问。

[5]《素问·天元纪大论篇》："万物资始，五运终天。"张介宾《类经》注云："终天者，五行终天，运而无已也。"

[6] 即《遁甲经》，专讲六甲循环推数的，为术书之一种。

[7] 见《科学通报》1951年第2卷第3期。

[8] 见氏著《星辰考源》第706页。

[9] 氏著《东洋天文学史研究》第四编，沈璿译中译本1933年中华学艺社出版。

[10]《运气毂》明万历间大梁人张昶著。

[11] 刻即时刻。古时无钟表，用铜壶贮水，穿一小孔，使水自然漏漏，经一昼夜，则一壶之水漏尽，壶面平均刻作百格，视壶低至第几格，即知时间为第几刻。既刻百格，既是分一昼夜为百刻。每刻复分作十分，计时间的刻分，实由此起。广州尚保存有古铜壶，乃秦汉间南粤王赵佗故物，制作绝巧，非但漏水记刻，漏至某时，即有一铜牌浮出，上刻子丑等辰名，不稍紊乱。今通行分一昼夜为二十四小时，一小时为六十分，又以十五分为一刻，则一昼夜仅九十六刻，是刻分之名虽同，其实则异，刻则古时较短而今时较长，分则古对较长而今时较短。水漏之刻，起自寅初，相当上午三点钟，与今之计时起自夜半者不同，寅时初初刻，实为零刻，亦上午三点零分。

[12] 陆筦泉，名儋辰，清乾道间海陵海安人。所著《运气辩》二卷，载《海陵丛刻》中。

四、六气

　　五运,是探讨一年五个季节变化的运行规律。六气,是从我国的气候区划、气候特征来研究气旋活动的规律问题,这当中自然也包括对灾害性天气的研究。现代的气候学家,认为中国除高山、高原外,可分为五带,从北到南为寒温带、温带、暖温带、积温带、热带。古人的气候区划,还是从五方观念来的,所以才有东方生风、南方生热、中央生湿、西方生燥、北方生寒之说。唯其把风与热、湿、燥、寒相提并论,便知其所说的风不是风向的风,而是代表气候温和之意。故《素问·五运行大论篇》在发挥"东方生风"的具体内容时便说:

　　"在天为风,在地为木,在气为柔,其性为暄,其德为和,其用为动,其色为苍,其化为荣,其政为散,其令宣发。"

　　总起来说,无非就是一种春风温和的气象,因此可以说"东方生风",就是东方生温,这样东方温,南方热,中央湿,西方燥,北方寒,也是属于对气候的五种区划。由于东、南、中、西、北五方的区划不同,因而各个区划的干燥度、蒸发量、雨量、积温种种都不同,必然要产生不同的气旋活动以及温、热、湿、燥、寒不同的气候特征。既然已将气候分为五个区划,为什么却对气候提出六种不同的特征呢?气候的六种特征即:风、热、湿、火、燥、寒六气。与五行相较,五行有水而无热,六气则有火又有热。唯五行之火,尚可别为君、相,而六气之热,即相当于君火,六气之火,即属于相火。在五行君火属阴,相火属阳;在六气热则为阴,火则为阳。正如《素问·天元纪大论篇》所说:

　　"厥阴之上,风气主之;少阴之上,热气主之;太阴之上,湿气主之；少阳之上，相火主之；阳明之上，燥气主之；太阳之上，寒气主之。所谓本也，是谓六元。"

风、热、湿、火、燥、寒六气之化，复用三阴三阳以为之识别，风化厥阴，热化少阴，湿化太阴，火化少阳，燥化阳明，寒化太阳。以六气之化为本，三阴三阳之辨为标。这六种具有不同特征的气候，时至而气至，便为宇宙间的六元正气；如果化非其时，便为邪气，也就是气候学所谓的灾害性天气。《素问·五运行大论篇》所谓："非其时则邪，当其位则正"，就是这个道理。

具有特征的六种气候之中，有热、有火、有燥，而风又属于温，似乎三分之二都偏于温热，这可能是由于我国的气候特点而产生的认识。因中国在气象学看来，是处于亚热带，它的地位介于热带与温带之间，是一个过渡地带。据竺可桢氏《论我国气候的几个特点及其与粮食作物生产的关系》一文称：

"中国太阳年总辐射量超出西欧和日本，最高地区在西藏，青海、新疆和黄河流域次之，长江流域与大部分华南地区较少，与世界各国相比，我国西北地区不亚于地中海沿岸的阿联、西班牙和意大利，即长江流域与华南较之日本与西欧，仍不愧为天赋独厚的地区。"[1]

即是说我国的太阳辐射总量，尽管长江流域与华南地区较少，但与日本及西欧相比，仍然要多，所以我国始终是以产水稻著称的国家之一。古人虽不可能如现在用若干个太阳辐射台站分别测知确切的太阳辐射量，但他们从物候方面，农业生产方面，并积累若干年的经验，亦大体知道太阳对中国地区的影响是很大的，故朱丹溪"月禀日光以为明"[2]，"灭主生物恒于动"[3]，张介宾"天之和者惟此日，万物生者惟此日"[4]等重视太阳的论点，是有其实践意义的。于此可知，六气中之言温、言热、言火、言燥独多，便不难于理解了。

（一）十二支化气

各具不同特征的六气,在运气学说中,是用配合十二支的方法来推衍分析的,一般简称之为"十二支化气",正如《素问·五运行大论篇》所说：

"子午之上,少阴主之;丑未之上,太阴主之;寅申之上,少阳主之;卯酉之上,阳明主之;辰戌之上,太阳主之;巳亥之上,厥阴主之。"

上,即是指在天之气而言。犹言逢子、午年,则为少阴君火之气所主;逢丑、未年,则为太阴湿土之气所主;逢寅、申年,则为少阳相火之气所主;逢卯、酉年,则为阳明燥金之气所主;逢辰、戌年,则为太阳寒水之气所主;逢巳、亥年,则为厥阴风木之气所主。这和前述十二支配五行,有很大的不同。前为子与亥配为水,此为子与午配为少阴君火;前为午与巳配为火,此为巳与亥配为厥阴风木;前为寅与卯配为木,此为寅与申配为少阳相火;前为申与酉配为金,此为卯与酉配为阳明燥金;前为辰戌与丑未配为土,此为丑与未配为太阴湿土;辰与戌配为太阳寒水。兹将十二支配五行和六气的差异,列表如下：

表3 十二支配五行与化六气比较表

寅　卯	午　卯	辰戌丑未	申　酉	子　亥
木	火	土	金	水

厥阴风木	少阴君火	少阳相火	太阴湿土	阳明燥金	太阳寒水
巳亥	子午	寅申	丑未	卯酉	辰戌

为什么六气要这样配合呢?《素问·六元正纪大论篇》说："寒、暑、燥、湿、风、火,临御之化也。"

主制为临,从侍为御。即是说:寒水、君火(热)、相火、湿土、燥金、风木六气,总是由于阴阳两个方面一主一从,两相激

病机临证分析　运气学说

名家临证医著重刊

动而发生的。《素问·天元纪大论篇》还说：

"动静相召，上下相临，阴阳相错，而变由生也。"

这种临御主从的作用，王冰解释为"正对之化"，他在《素问·六气玄珠密语篇》中说：

"正化者，即天令正化其令，正无邪化，天气实故也。对化者，即对位冲化也。对化即天令虚，易其正数，乃从成也。"

究竟怎样正对化呢？如图6。

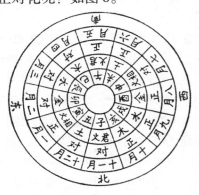

图6　六气正对化图

这样一正一对而施化六气之理，刘温舒颇有较明白的解释，他在《素问入式运气论奥·论客气》里说：

"六气分上下左右而行天令，十二支分节令时日而司地化。上下相召，而寒、暑（热）、燥、湿、风、火与四时之气不同者，盖相临不一而使然也。六气司于十二支者，有正对之化也。然厥阴所以司于巳亥者，何也？谓厥阴木也，木生于亥，故正化于亥，对化于巳也。虽有卯为正木之分，乃阳明燥金对化也，所以从生而顺于巳也。少阴所以司于子午者，何也？谓少阴为君火尊位，所以正得南方离位，故正化于午，对化于子也。太阴所以司于丑未者，何也？谓太阴为土，土属中宫，寄于坤位西南，居未分也，故正化于未，对化于丑也。少阳所以司于寅申者，何也？谓少阳相火，位卑于君火也，虽有午位，君火居之，火生于寅，故正化于寅，对化于申也。阳明所以司于卯酉者,何也?谓阳明为金,酉为西方,西方属金,故正化于酉,对化于卯也。太阳所以司于辰戌者,何也?谓太阳为水,虽有子位,以居君火对化,水乃伏土中,即六戊天门戌是也,六己地户辰是也,故水虽土用,正化于戌,对化于辰也。此天之阴阳合地之十二支,动而不息者也。"

总之,所谓正化,不是取其方位的所在,即为含有阴阳五行相生的意义。如子与午均为君火,但午之方位在南,在月建为五月,南方与五月仲夏均属火,所以午为正化;子为十一月月建,居正北方,与正南方的午遥遥相对,故子为对化。未与丑均为湿土,未为六月月建,六月为长夏,正当湿土旺季,所以未为正化;丑为十二月月建,未在西南方,丑在东北方,东北方十二月的丑,与在西南方六月的未遥遥相对,故丑为对化。寅与申均为相火,正月建寅,在时令为孟春,正当木气旺时,木能生火,为火之母,所以寅为正化;申为七月月建,七月初秋属燥金,是下半年的第一月,与上半年的第一月正月遥遥相对,故申为对化。酉与卯均为燥金,酉为八月月建,正是西方金气旺盛的季节,所以酉为正化;卯为十二月月建,八月仲秋,二月仲春;仲春卯月与仲秋酉月遥遥相对,故卯为对化。戌与辰均为寒水,九月建戌,为秋金隆盛之时,金能生水,为水之母,所以戌为正化;辰为三月月建,三月为季春,与季秋戌月遥遥相对,故辰为对化。亥与巳均为风木,十月建亥,为水令之孟冬月,水能生木,为木之母,所以亥为正化;巳为四月月建,属孟夏月,与孟冬月遥遥相对,故巳为对化。《灵枢·卫气行》篇云:

"子午为经,卯酉为纬。"

在天象定者为经,动者为纬。子午当南北二极,居其所而不移,所以"子午为经";卯酉居于东西两端,东升西降,列宿周旋无已,所以"卯酉为纬"。子午卯酉之所以成为天体的经纬,仍不外于东西南北的一正一对。明乎此,则正对化的道理,可以不费辞而解了。

六气的主要内容有:主气、客气、客主加临三个方面,兹分别叙述如次。

（二）主气

主气，又叫地气，即风木、君火、相火、湿土、燥金、寒水六气，分主于春夏秋冬二十四节气，显示着一年季节中的不同变化，所以它的次序仍是按着木、火、土、金、水五行相生之序而排列的。厥阴风木为初气，主春分前六十日又八十七刻半，以风木是东方生气之始，所以为初气，从十二月中的大寒起算，经过立春、雨水、惊蛰、至二月中的春分前夕。木能生火，则少阴君火为二气，主春分后六十日又八十七刻半，从二月中的春分起算，经过清明、谷雨、立夏、至四月中的小满前夕。火既有君相之分，君相相随，君火在前，相火在后，所以少阳相火，势必要紧接着君火而为三气，主夏至前后各三十日又四十三刻有奇。从四月中小满起算，经过芒种、夏至、小暑至六月中的大暑前夕。火能生土，则太阴湿土为四气，主秋分前六十日又八十七刻半，从六月中的大暑起算，经过立秋、处暑、白露至八月中的秋分前夕。土能生金，则阳明燥金为五气，主秋分后六十日又八十七刻半，从八月的中秋分起算，经过寒露、霜降、立冬，至十月中的小雪前夕。金能生水，则太阳寒水为终气，主冬至前后各三十日又四十三刻有奇，从十月中的小雪起算，经过大雪、冬至、小寒，至十二月中的大寒前夕。一年的主气，至此而一周，兹列图说明如图7。

《素问·六微旨大论篇》说：

"愿闻地理之应六节气位何如？曰：显明之右，君火之位也。君火之右，退行一步，相火治之；复行一步，土气治之；复行一步，金气治之；复行一步，水气治之；复行一步，木气治之；复行一步，君火治之。"

六步主气的推移，就是这样推算出来的。看图中最小圈的十二支，即所以表示地平方位，亦即《素问·六微旨大论篇》所问的"地理"方位，亦即十二月的月建。"显明"，据王冰注

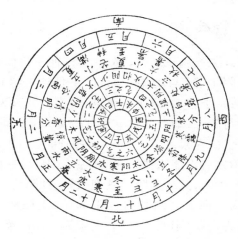

图7　六气主时节气图

云:"日出谓之显明"。有了地平方位,则"显明之右,君火之位"一语,才容易了解。按日出的地平方位,虽四季不同,又因地面纬度(即该地北极出地之高度)而各异,但取其平均,则为正东方的卯位。又以二十四节气分配四方,则冬至正北,春分正东,夏至正南,秋分正西。以四时的中气(即二分二至),居于四正方,于理最惬。因而"显明"即是春分的卯位,显明在正东,人向东而立,则"显明之右",为从正东之点南迤,从图中的十二支看,则从卯至巳;从第四圈的节气看,则由春分到小满,这一步凡六十日又八十七刻半,为少阴君火之位。"君火之右,退行一步",即从巳至未,从小满至大暑,这一步即少阳相火之位。所谓退行者,古天文家以日月五星各于其本天缓缓东行,以东行为进,西行为退也。以此依次步推,则从未至酉,从大暑至秋分,为太阴湿土之位。从酉至亥,从秋分至小雪,为阳明燥金之位。从亥至丑,从小雪至大寒,为太阳寒水之位。从丑至卯,从大寒至春分,为厥阴风木之位。总六步,共得三百六十五日又二十五刻,一岁一周遍,年年无异动,此所以称为主时之六气也。

（三）客气

前面谈到主气属于地气,那么,客气便不言而可知属于天气了。地为阴主静(与动相对而言,不是绝对静止不动),所以主气六步,始于春木,终于冬水,居恒不变。天为阳主动,所以客气便运行于天,动而不息。主气分为六步,客气亦分做六步,即司天之气,在泉之气,上下左右四间气。这六步气的次序,是从阴阳先后次序来排定的,即先三阴,后三阳。三阴以厥阴为始,次少阴,又次太阴。其理由是:厥阴为一阴,少阴为二阴,太阴为三阴。三阳则以少阳为始,次阳明,又次太阳。亦因为少阳为一阳,阳明为二阳,太阳为三阳的缘故。合三阴三阳六气而计之,则一厥阴,二少阴,三太阴,四少阳,五阳明,六太阳。分布于上下左右,互为司天,互为在泉,互为间气,便构成了司天、在泉、四间气的六步运行。司天、在泉,又各有南北主政之不同,而称为"南北政",兹分述之。

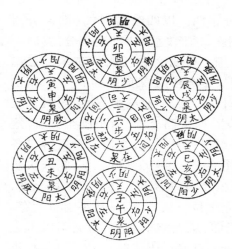

图8 司天在泉左右间气图

1. 司天在泉

司天在泉四间气,为客气的六步,凡主岁的气为司天,位当三之气;在司天的下方,恰与之相对的,是为在泉,位当终之气。司天的左方为左间气,右方为右间气;在泉的左方亦有左间气,在泉的右方亦有右间气。间,即间隔于司天和在泉之中的意思。因为司天和在泉的左右,都各有一间气,所以又称它为四间气,略如图8。

每岁的客气,总是始于司天前的第二位,即上列中心小圆图在泉的左间,是为初之气,从此右向退行而到二气,即司天的右间;而三气,即司天本身;而四气,即司天的左间;而五气,即在泉的右间;而六气,即终气,在泉本身。一步一气,各主六十日又八十七刻半。《素问·六微旨大论篇》说:"所谓步者,六十度而有奇也。"就是指此而言。同篇大论又说:

"上下有位,左右有纪,故少阳之右,阳明治之;阳明之右,太阳治之;太阳之右,厥阴治之;厥阴之右,少阴治之;少阴之右,太阴治之;太阴之右,少阳治之。此所谓气之标。盖南面而待之也。"

六步客气在天的位置,也就是按着这样顺序排列的。古人以为地包于浑天之中,因而假设人居于上列六个小圆圈任何一圈的圆心,则出现面对少阳时,阳明在右;面对阳明时,太阳在右的情况,即所谓"南面而待之"也。所谓"上下有位",即司天在上,在泉居下,各定其位。上下之位既定,司天既有其左右间气,在泉也有其左右间气,这便是"左右有纪"。又如《素问·五运行大论篇》说:

"天地者,万物之上下;左右者,阴阳之道路。所谓上下者,岁上下见阴阳之所在也。左右者,诸上见厥阴,左少阴,右太阳。见少阴,左太阴,右厥阴。见太阴,左少阳,右少阴。见少阳,左阳明,右太阴。见阳明,左太阳,右少阳。见太阳,左厥阴,右阳明。所谓面北而命其位,言其见也。"

"阴阳之所在",即指三阴三阳之所在。"上见",即指司天。司天的位置既经确定,司天的左右间气便自然随之而定。如上见厥阴司天,则左少阴而右太阳,如上列"巳亥"小圆圈图。上见少阴司天,则左太阴而右厥阴,如上列"子午"小圆圈图。其他各气,均按此类推。南方为上,上见司天,人必须北面立于图之南,"面北而命其位,言其见也",就是这样一个含义。《素问·五运行大论篇》又说：

"何谓下？曰：厥阴在上，则少阳在下，左阳明，右太阴。少阴在上，则阳明在下，左太阳，右少阳。太阴在上，则太阳在下，左厥阴，右阳明。少阳在上，则厥阴在下，左少阴，右太阳。阳明在上，则少阴在下，左太阴，右厥阴。太阳在上，则太阴在下，左少阳，右少阴。所谓面南而命其位，言其见也。"

这是以在泉的方位为主，而定左右间气。下即指在泉而言。"厥阴在上，则少阳在下"，如厥阴司天之年，在泉之气即为少阳，阳明便位于在泉的左间，太阴便位于在泉的右间，正如前列"巳亥"小圆圈图所示。其余五气，依次参看各个小圆图，自可类推而得。在上之司天既属南方，在泉即在司天垂直之下，自属北方了。人面南立于图之北，则左右阴阳自见，即所谓"面南而命其位，言其见也。"

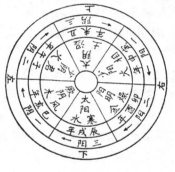

图9　六气互为
上下左右图

六气的互为司天，互为在泉，互为间气，是按着十二支的顺序，迭为迁转的，略如图9所示。

《素问·五运行大论篇》还说：

"动静何如？曰：上者右行，下者左行，左右周天，余而复会也。"

司天之气在上，不断地右转，自上而右，以降于地；在泉之气在下，不断地左转，自下而左，以升于天，即如上图所示。例如：戊年太阳司天，太阴在泉，转太阳于上方，则太阴自然在下方。明年亥年厥阴司天，少阳在泉，则将圆图依箭头所示而旋转，转厥阴于上方，则少阳自然在下方。图中箭头所指之方向，在上者自左向右，在下者自右向左，这就是"上者右行，下者左行。"如此左右周天，一周之后而复会也。

从上图还可以看出司天在泉之气，总是一阴一阳，二阴二阳,三阴三阳上下相交的。如一阴厥阴司天,便是一阳少阳在泉;二阴少阴司天,便是二阳阳明在泉;三阴太阴司天,便是三阳太阳在泉;一阳少阳司天,便是一阴厥阴在泉;二阳阳明司天,便是二阴少明在泉;三阳太阳司天,便是三阴太阴在泉。天地阴阳之数相参,就是这样秩然不紊的。《素问·至真要大论篇》说:

"六气分治,司天气者,其至何如?曰:厥阴司天,其化以风;少阴司天,其化以热;太阴司天,其化以湿;少阳司天,其化以火;阳明司天,其化以燥;太阳司天,其化以寒。地化奈何?曰:司天同候,间气皆然。"

这说明只要知道了厥阴风,少阴热,太阴湿,少阳火,阳明燥,太阳寒六气分化的所在,无论其为司天,为在泉(地化),为间气,都是同一性质,并没有其他不同。不过这里还要了解一个问题,即司天、在泉、四间气虽各分做六步走,而司天和在泉两气,又可以主岁。如《素问·至真要大论篇》说:

"间气何谓?曰:司左右者,是谓间气也。曰:何以异之?曰:主岁者纪岁,间气者纪步也。"

主岁,即指司天、在泉之气而言,谓司天和在泉可以共主一岁之气,而不仅是各主一步。唯四间气只能纪步,即一个间气只管一步(六十日又八十七刻半),这是它和司天,在泉不同的地方。那么,司天、在泉又怎样纪岁呢?《素问·六元正纪大论篇》云:

"岁半之前,天气主之;岁半之后,地气主之。"

即是说:司天通主上半年,在泉通主下半年。岁半之前,始于十二月中大寒,终于六月初小暑。岁半之后,始于六月中大暑,终于十二月初小寒。如《素问·至真要大论篇》所云:

"初气终三气,天气主之;四气尽终气,地气主之。"

"初气终三气",即由初气、二气到三气;"四气尽终气",即由四气、五气到终气。前三气属于司天之气,故曰"天气主之";后三气属于在泉之气,故曰"地气主之"。

2. 南北政

南北政之说,旧注多谓甲已岁为南政,余岁皆为北政,其义多以尊土为说,似属牵强。唯陆筦泉《运气辩》,谓南北致之分,在于岁阴有南北之分布,较他说为胜,兹从陆氏之说[5]而叙述如下:

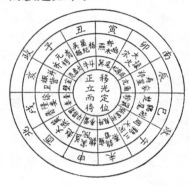

图 10　南北政分
宫次星土图

无论司天和在泉,都有南政与北政的区分。南即黄道南纬,起于寿星辰宫,一直到娵訾亥宫,因而岁支的亥、子、丑、寅、卯、辰都为南政。北即黄道北纬、起于降娄戌宫,一直到鹑尾巳宫,因而岁支的巳、午、未、申、酉、戌都为北政。如《素问·至真要大论篇》云:"视岁南北,可知之矣。"犹言视察岁气(即岁支)的在南在北,其为南政、其为北政,便清楚地可以分辨了。兹列图 10,以明其概。

子、丑、寅、卯等为天体的十二宫。所谓"移光定位",即由日光之移易所在,南北位次便随之而定。《素问·生气通天论篇》云:"天运当以日光明",正属此义。如日光在亥、子、丑、寅、卯、辰任何一宫,均为南政。在巳、午、未、申、酉、戌任何一宫,均为北政。人随日光之所在,而面南面北,即可命其政为南为北,即所谓"正立而待也。"如前所引《素问·六微旨大论篇》所谓"南面而待之",及《素问·五运行大论篇》所谓"面北而命其位,言其见也"、都是同一道理。所谓"政",即指司天、在泉居于南纬,或居于北纬的主令。所以《素问·六元正纪大论篇》叙述三阴三阳的司天主事,一则曰"三之气,天布政"，再则曰"司天之政"，再则曰"其政肃、其政切"，无一不为主令之义。

南北政的运用，据《素问》所云，唯用于诊切少阴脉一途。《素问·至真要大论篇》说：

"阴之所在寸口何如？曰：视岁南北，可知之也。曰：愿卒闻之，曰：北政之岁，少阴在泉，则寸口不应；厥阴在泉，则右不应；太阴在泉，则左不应。南政之岁，少阴司天，则寸口不应；厥阴司天，则右不应；太阴司天，则左不应，诸不应者，反其诊则见矣。尺候何如？曰：北政之岁，三阴在下，则寸不应；三阴在上，则尺不应。南政之岁，三阴在天，则寸不应；三阴在泉，则尺不应，左右同。"

这里首应明确三个问题：①南政为阳为上，北政为阴为下。②北政之年，司天应尺，在泉应寸；南政之年，司天应寸，在泉应尺。③所谓不应，是指少阴脉的反常而言，所以它说："诸不应者，反其诊则见也。"即脉来沉细而伏，不应于指之谓。明乎此，便不难解释了。

北政之岁，尺主司天、寸主在泉，如属酉年，则少阴在泉，两寸之脉便沉细而伏；申年厥阴在泉，右寸之脉沉细而伏；戌年太阴在泉，左寸之脉沉细而伏。南政之岁，寸主司天，尺主在泉，如属子年，少阴司天，两寸之脉沉细而伏；亥年厥阴司天，右寸之脉沉细而伏；丑年太阴司天，左寸之脉沉细而伏。

为什么无论北政司天，南政在泉，少阴之应均在两寸，厥阴之应均在右寸，太阴之应均在左寸呢？因按司天、在泉、三阴三阳的顺序，一厥阴，二少阴，三太阴，是少阴居中，厥阴居少阴之右，太阴居少阴之左，居中者则应于两寸，右则应于右，左则应于左也。北政之岁，三阴在下（即在泉），少阴脉之应于左右寸已如上述。如果是三阴在上（即司天），少阴司天，则两尺之脉沉细而伏；厥阴司天，右尺之脉沉细而伏；太阴司天，左寸之脉沉细而伏。南政之岁，三阴在上（即司天）、少阴脉之应于左右寸已如上述。如果是三阴在下，少阴在泉，则两

病机临证分析　运气学说

名家临证医著重刊

尺之脉沉细而伏;厥阴在泉,右尺之脉沉细而伏;太阴在泉,左尺之脉沉细而伏。以上是指少阴脉之在南北政应于寸尺而言。本来《素问·五运行大论篇》有云:"脉法曰,天地之变,无以脉诊。"犹言天地气运变化,不一定要应见于脉的。为什么少阴之脉,偏要受到南北政司天、在泉的影响呢?《类经·运气类》第五解释云:

"夫三阴三阳者,天地之气也。如《太阴、阳明论》曰:'阳者天气也,主外;阴者地气也,主内。故阳道实,阴道虚。'此阴阳虚实,自然之道也。第以日月证之,则日为阳,其气常盈;月为阴,其光常缺。是以潮汐之盛衰,亦随月而有消长、此阴道当然之义,为可知矣。人之经脉,即天地之潮汐也。故三阳所在,其脉无不应者,气之盈也。三阴所在,其脉有不应者,以阴气有不及,气之虚也。然三阴之列,又惟少阴独居乎中(二阴),此又阴中之阴也,所以少阴所在为不应,盖亦应天地之虚耳。"

气象的阴阳盛衰变化,可以影响血脉的运行,故《素问·八正神明论篇》说:

"天温日明,则人血淖液而卫气浮,故血易写,气易行;天寒日阴,则人血凝泣而卫气沉。月始生,则血气始精,卫气始行;月郭满,则血气实,肌肉坚;月郭空,则肌肉减,经络虚,卫气去,形独居。是以因天时而调血气也。"

张介宾的解说,颇与此理同。同样是属于气象变化对人体的影响。不过,其影响固无可疑,其规律是否如此,尚待作进一步的探讨。

(四) 客主加临

在天的客气,和在地的主气,虽然上下攸分,动静迥异,而它们相互间的关系,仍是非常密切的。正如《素问·五运行大论篇》所云:"上下相遘,寒暑相临",变化顺逆,便由斯见了。客主气之间,究竟如何相遘和相临呢?这首先要确定逐年客气司天的所在。《素问·天元纪大论篇》说：

"子午之岁，上见少阴；丑未之岁，上见太阴；寅申之岁，上见少阳；卯酉之岁，上见阳明；辰戌之岁，上见太阳；巳亥之岁，上见厥阴。厥阴之上，风气主之；少阴之上，热气主之；太阴之上，湿土主之；少阳之上，相火主之；阳明之上，燥气主之；太阳之上，寒气主之。所谓本也，是谓六元。"

即是说逢子逢午年为少阴君火（热气）司天，逢丑逢未年为太阴湿土司天，逢寅逢申年为少阳相火司天，逢卯逢酉年为阳明燥金（燥气）司天、逢辰逢戌年为太阳寒水（寒气）司天，逢巳逢亥年为厥阴风木司天。将逐年的司天客气（三之气），加临于主气的第三气上面，其余五气，便很自然地以次相加，而成为以下的公式：

子午年少阴君火司天，阳明燥金在泉。初气的主气为厥阴风木，客气则为太阳寒水。二气的主气为少阴君火，客气则为厥阴风木。三气的主气为少阳相火，客气则为少阴君火。四气的主气为太阴湿土，客气亦为太阴湿土。五气的主气为阳明燥金，客气则为少阳相火。六气的主气为太阳寒水，客气则为阳明燥金。

丑未年太阴湿土司天，太阳寒水在泉。初气的主气为厥阴风木，客气亦为厥阴风木。二气的主气为少阴君火，客气亦为少阴君火。三气的主气为少阳相火，客气则为太阴湿土。四气的主气为太阴湿土，客气则为少阳相火。五气的主气为阳明燥金，客气亦为阳明燥金。六气的主气为太阳寒水，客气亦为太阳寒水。

寅申年少阳相火司天，厥阴风木在泉。初气的主气为厥阴风木，客气则为少阴君火。二气的主气为少阴君火，客气则为太阴湿土。三气的主气为少阳相火，客气亦还是少阳相火。四气的主气为太阴湿土，客气则为阳明燥金。五气的主气为阳明燥金，客气则为太阳寒水。六气的主气为太阳寒水，客气则为厥阴风木。

卯酉年阳明燥金司天,少阴君火在泉。初气的主气为厥阴风木,客气则为太阴湿土。二气的主气为少阴君火,客气则为少阳相火。三气的主气为少阳相火,客气则为阳明燥金。四气的主气为太阴湿土,客气则为太阳寒水。五气的主气为阳明燥金,客气则为厥阴风木。六气的主气为太阳寒水,客气则为少阴君火。

辰戌年为太阳寒水司天,太阴湿土在泉。初气的主气为厥阴风木,客气则为少阳相火。二气的主气为少阴君火,客气则为阳明燥金。三气的主气为少阳相火,客气则为太阳寒水。四气的主气为太阴湿土,客气则为厥阴风木。五气的主气为阳明燥金,客气则为少阴君火。六气的主气为太阳寒水,客气则为太阴湿土。

已亥年厥阴风木司天,少阳相火在泉。初气的主气为厥阴风木,客气则为阳明燥金。二气的主气为少阴君火,客气则为太阳寒水。三气的主气为少阳相火,客气则为厥阴风木。四气的主气为太阴湿土,客气则为少阴君火。五气的主气为阳明燥金,客气则为太阴湿土。六气的主气为太阳寒水,客气则为少阳相火。

这样主岁的客气与主时的主气,在一年的六步中,上下交遷,错综互见,以成一期年的气象变化的情景,六年一周期。为了进一步明白这规律变化的由来,特制六气客主加临图如图 11 所示。

客气主气这样上下加临的结果怎么样呢? 主要是观察其相生相克的关系所在,正如《素问·五运行大论篇》所谓"气相得则和,不相得则病"也。客主之气彼此是相生的,便相得而安和;如果彼此是相克的,便不相得而为病。例如子午少阴君火司天之年,初气的主气是厥阴风木,客气是太阳寒水,水能生木,是客主之气相得。二气的主气是少阴君火,客气是厥阴风木,木能生火,客主之气仍然相得。三气的主气是少阳相火,客气是少阴君火,同一火气,而君相相从,仍然相得,但须

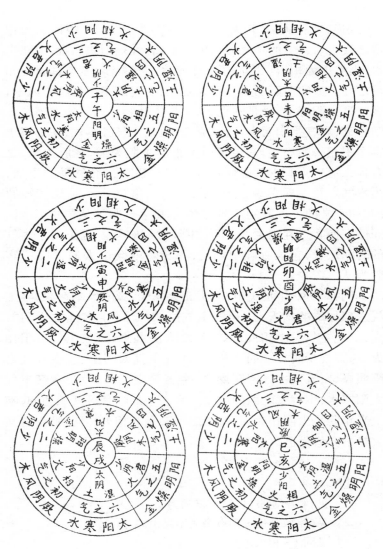

图 11　六气客主加临图

防其亢盛。四气的客气和主气,同为太阴湿土,同气相求,仍为相得之例。五气的主气为阳明燥金,客气是少阳相火,火能克金,似乎客主之气不相得了,但《素问·至真要大论篇》云:

"主胜逆,客胜从"。相火克金,是客气胜制主气,因而又为相得之气了。六气的主气为太阳寒水,客气是阳明燥金,金能生水,当然更为相得。因而子年午年客主气六步,基本都属于相得之气。如卯酉阳明燥金司天之年,初气的主气是厥阴风木,客气是太阴湿土,既是木克土,又是主胜客。三气的主气是少阳相火,客气是阳明燥金,火克金,也是主气胜客气,便都属于客主不相得的病气,其余可以类推。主胜为逆,客胜为从,这有什么道理呢? 主气居而不动,为岁气之常,客气动而不居,为岁气之暂。即是说,主气是经常的,客气之至是比较短暂的,如经常的主气胜制短暂的客气,则客气将无从司令了。因而便宁使客气胜制主气,不使主气胜制客气。也正由于客气的时间短暂,它虽有胜制之气,一转瞬就会过去的,所以"客胜为从"。

例如 1980 年是庚申,少阳相火司天,厥阴风木在泉,客主气六部加临的情况是:初气主气厥阴风木,生客气之少阴君火;二气主气少阳相火,生客气之太阴湿土;三气主气少阳相火,与客气少阴君火同气相求;四气主气太阴湿土,生客气之阳明燥金;五气主气阳明燥金,生客气之太阳寒水;六气主气太阳寒水,生客气之厥阴风木。客主气加临是极其顺利的,唯上半年既是少阳相火司天,三之气又是君相火相同,唯当防其火热之亢盛而已。

注解

[1] 见《科学通报》1964 年 3 月号。
[2] 见《格致余论·阳有余阴不足论》。
[3] 见同上《相火论》。
[4] 见《类经附翼·大宝论》。
[5] 见氏著《运气辨·辨南北政》。

五、运气同化

主运客运,主气客气,在六十年变化中,除互为生克、互有消长外,还有二十多年的同化关系发生。《素问·六元正纪大论篇》说:

"愿闻同化何如?曰:风温春化同,热曛昏火夏化同,胜与复同,燥清烟露秋化同,云雨昏暝埃长夏化同,寒气霜雪冰冬化同。此天地五运六气之化,更用盛衰之常也。"

即是说无论运或气,只要它们遇着同一性质的变化,必然有同一气象的反映,便叫做同化。如木同风化,火同暑热化,土同湿化,金同燥化、水同寒化之类。不过在运气里又有或太过,或不及,或同天化、或同地化的各殊。所以《素问·六元正纪大论篇》又说:

"太过而同天化者三,不及而同天化者亦三;太过而同地化者三、不及而同地化者亦三,此凡二十四岁也。"

运同司天之化的,其太过、不及各有三个类型;运同在泉之化的,其太过、不及,亦各有三种类型。兹分做天符、岁会、同天符、同岁会、太乙天符五个方面叙述如次:

(一) 天符

通主一年的中运(俗称大运)之气,与司天之气相符而同化的,这叫做"天符"。《素问·天元纪大论篇》云:"应天为天符"。也就是说运气与司天之气相应而符合的意思。那么,究竟有哪些年辰属于"天符"呢?《素问·六微旨大论篇》说:

"土运之岁,上见太阴;火运之岁,上见少阳、少阴;金运之岁,上见阳明;木运之岁,上见厥阴;水运之岁,上见太阳。

奈何?曰:天之会也,故《天元玉册》曰天符。"

又《素问·六元正纪大论篇》说:

"戊子戊午太徵,上临少阴;戊寅戊申太徵,上临少阳;丙辰丙戌太羽,上临太阳,如是者三。丁巳丁亥少角,上临厥阴;乙卯乙酉少商,上临阳明;己丑己未少宫,上临太阴,如是者三。"

所述上见及上临的"上",都是指的司天。"土运之岁,上见太阴",己丑、己未年也。己为阴土运,故云"己丑己未少宫"。丑未为太阴湿土司天,是运气的己土,与司天的丑未湿土相合而同化。"火运之岁,上见少阳、少阴",戊寅、戊申、戊子、戊午年也。戊为阳火运,故云"戊子戊午太徵,戊寅戊申太徵"。寅申为少阳相火司天,子午为少阴君火司天,是运气的戊火,与司天的寅申相火、子午君火相合而同化。"金运之岁,上见阳明",乙卯、乙酉年也。乙为阴金运,故云"乙卯乙酉少商"。卯酉为阳明燥金司天,是运气的乙金,与司天的卯酉燥金相合而同化。"木运之岁,上见厥阴",丁巳、丁亥年也。丁为阴木运,故云"丁巳丁亥少角"。巳亥为厥阴风木司天,是运气的丁木,与司天的巳亥风木相合而同化。"水运之岁,上见太阳",丙辰、丙戌岁也。丙为阳水运,故云"丙辰丙戌太羽"。辰戌为太阳寒水司天,是运气的丙水,与司天的辰戌寒水相合而同化。凡此己丑、己未、戊寅、戊申、戊子、戊午、乙卯、乙酉、丁巳、丁亥、丙辰、丙戌十二年、都是司天之气与主岁的运气相合而同化者,正如《素问·六微旨大论篇》所谓的"与天之会",所以都叫做"天符",盖符即为合之义。兹将十二年司运相合的"天符"列图12以示之。

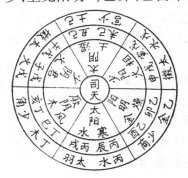

图12　天符图

（二）岁会

通主一年的中运之气，与岁支之气相同，这叫做"岁会"。《素问·六微旨大论篇》说：

"木运临卯，火运临午，土运临四季，金运临酉，水运临子，所谓'岁会'，气之平也。"

如丁卯年，丁为木运，卯在东方属木，是为"木运临卯"。戊午年，戊为火运，午在南方属火，是为"火运临午"。甲辰、甲戌、己丑、己未四年，甲己均为土运，而辰、戌、丑、未分布在四个季月，辰为季春、戌为季秋、丑为季冬、未为季夏，同属于土寄王之支，是为"土运临四季"，乙酉岁、乙为金运，酉在西方属金，是为"金运临酉"。丙子岁，丙为水运，子在北方属水，是为"水运临子"。凡此八年，都是本运临于本气，本气上承本运，即《素问·天元纪大论篇》之所谓"承岁为岁值"也。值为遇会之义。所以又叫做"岁会"。又：子午为经，卯酉为纬，在一年四季中，子居于正北方，而为仲冬；午居于正南方，而为仲夏；卯居于正东方，而为仲春；酉居于正西方，而为仲秋。东西南北经纬相对，是为四正支。以上列举的丁卯、戊午、乙酉、丙子四年，即为四正支与运相合之年，所以又把这四年称为"四直承岁"。他如壬寅皆为木，庚申皆为金，癸巳皆为火，辛亥皆为水，这四年也是运与年支相合的，为什么不称为"岁会"呢？即因寅、申、巳、亥四支不当于四正位的缘故。但亦可称之为"类岁会"，以其似岁会而实非也。参看岁会图（图13），四支正的方位，便一览了然。

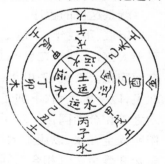

图13 岁会图

（三）同天符

凡逢阳年,太过的中运之气,与在泉之气相合,这叫做"同天符"。因为司天之气与中运之气相符,叫做"天符"。无论司天、在泉,同样是运行于天空的气象,无非在上者为司天,在下者为在泉而已。则太过的中运之气、与天气的在泉之气相合,实有与"天符"相同之处,而又不尽然、便叫做"同天符"。以别于"天符"之年。《素问·六元正纪大论篇》云:

"太过而同地化者三,甲辰、甲戌太宫,下加太阴。壬寅、壬申太角,下加厥阴。庚子、庚午太商,下加阳明。如是者三,加者何谓? 曰:太过而加同天符"。

也就是说:甲辰、甲戌的甲土,壬寅、壬申的壬木,庚子、庚午的庚金,都是太过的运,所以分别称之为太宫、太角、太商。所谓下加者,即以在上之运,加于在下之气,也就是中运而加于在泉。以运和气的关系是,司天在上,中运在中,在泉在下。也正如《素问·六元正纪大论篇》所举的例:

"甲子、甲午岁:上少阴火、中太宫土运,下阳明金。乙丑、乙未岁;上太阴土、中少商金运,下太阳水"。

就是这样的程序。

甲辰、甲戌年,中运是太宫甲土,客气是太阴湿土在泉,以甲土太宫,下加于在泉的太阴湿土,这就是七运和湿土之气相合而同化。壬寅、壬申年,中运是太角壬木,客气是厥阴风木在泉,以壬木太角,下加于在泉的厥阴风木,这就是木运和风木之气相合而同化。庚子、庚午年,中运是太商庚金,客气是阳明燥金在泉,以庚金太商,下加于在泉的阳明燥金,这就是金运和燥金之气相合而同化。则太宫、太角,太商均为太过之运,加临于同一性质的三种在泉之气,所以都称之为"同天符"。其主要的意义,即为阳年的不同运气,符合于客气不同的在泉之气,正如以上所述,并示图如图14。

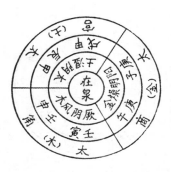

图 14　同天符图

（四）同岁会

　　凡逢阴年,不及的中运之气与在泉之气相合、这叫做"同岁会"。本来中运与岁支之气相同,才叫做"岁会"。但司天在泉之气,仍取决于岁支,今中运之气与在泉之气合,并不是完全取决于岁支,而是找岁支所主的在泉之气,这便与"岁会"有似同而实异的地方了,所以叫做"同岁会"。《素问·六元正纪大论篇》云:

　　"不及而同地化者三,癸巳、癸亥少徵,下加少阳。辛丑、辛未少羽,下加太阳。癸卯、癸酉少徵,下加少阴。如是者三,不及而加,同岁会也。"

　　癸巳、癸亥、癸卯、癸酉的癸火,辛丑、辛未的辛水,都是不及的运,所以分别称之为少徵、少羽。癸巳、癸亥、癸卯、癸酉年,中运都是少徵癸火,唯巳亥两年的客气,是少阳相火在泉,卯酉两年的客气,是少阴君火在泉。以火运少徵,分别下加于少阳相火和少阴君火,则癸巳、癸亥是火运与相火之气相合而同化;癸酉、癸卯是火运与君火之气相合而同化。辛丑、辛未年,中运是少羽辛水,客气是太阳寒水在泉,以辛水少羽,下加于在泉的太阳寒水、是水运和寒水之气相合而同化。这两种不及的水火之运,而分别会合于在泉的水火之气,所以都称做"同岁会"。仍具图 15 以示意。

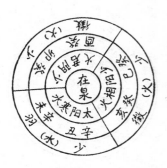

图 15　同岁会图

（五）太乙天符

　　既是天符，又是岁会，便叫做"太乙天符"。所以《素问·六微旨大论》说：

　　"天符岁会何如？曰：太乙天符之会也。"

　　如戊午、乙酉、己丑、己未四年，天符十二年中既有它、岁会八年中又有它，因而这四年便为"太乙天符"之年了。既是天符，又是岁会，也就是天气、中运、岁支三者之气都会合了，《素问·天元纪大论篇》所谓的"三合为治"，就是这个道理。如戊午年、戊为火运，午年为少阴君火司天，而午又是南方火位。乙酉年，乙为金运，酉年为阳明燥金司天，而酉在岁支又属西方金位。己丑、己未年，己为土运，丑未年均为太阴湿土司天，丑未本身又属土。这样的三气会合，是谓之"三合为治"的"太乙天符"。刘温舒在《素问入式运气论奥》卷中说："太乙者，所以尊之之号也。"也就是难得而可贵的意思。

　　以上"天符"十二年，"岁会"八年，"同天符"六年，"同岁会"六年，"太乙天符"四年，共为三十六年。但"太乙天符"四年，已在"天符"的十二年中（戊午、乙酉、己丑、己未）。"岁会"八年，亦有四年（即与"太乙天符"相同的四年）在"天符"中，实际只有二十六年。但是，为什么《素问·六元正纪大论篇》云"二十四岁"呢？因为那里只计算了"天符"十二年，

"同天符"六年,"同岁会"六年,而没有计算及"岁会"的缘故。在"岁会"八年中,除了与"天符"相同的四年,和与"同天符"相同的两年(甲辰、甲戌)外,还有丁卯、丙子两年,是与任何年不相同的,所以实际计算起来,共为二十六年。在这二十六年中,天地同化,运气符会,无所克侮,而气象极其正常,所以都属于较好的年辰。可是,这样的运气同化,并不等于是平气。相反,正因其同化的纯一之气,亦须防其亢害为灾。所以《素问·六微旨大论篇》说:

"'天符'为执法,'岁会'为行令、'太乙天符'为贵人。邪之中也奈何? 曰:中执法者,其病速而危;中行令者,其病徐而持;中贵人者,其病暴而死。"

执法,所以形容"天符"之邪气在上,法执于上之意也。行令,所以形容"岁会"之邪气在下,下奉令而行之意也。贵人,所以形容"天符""岁会"之邪气盈于上下。邪气盈于上下,说明邪气甚盛,病则暴而死。邪气仅盛于上,或仅盛于下的,与"太乙天符"相比较,便要轻缓些,所以伤于"天符"邪气者,仅是速而危、危则未必死。伤于"岁会"邪气者,仅是徐而持、持为邪正相持不下之意。要之,这亦不过是言其邪气有轻重,受病亦有轻重之不同而已。

六、运气学说与辨证论治

我国著名科学家竺可桢氏曾著《气候与人生及其他生物之关系》一文,载于《广播教育》一九三六年创刊号,备述气候和衣食住、气候与文化、气候与卫生、气候与其他生物之关系等各个方面,文中说到:

"据 1932～1933 年,上海、南京、杭州、汉口、青岛五个城市的统计,一年中死亡人数最多在 8 月和 9 月,次之在 3 月和 2 月,而死亡人数最少是在 10 月、11 月和 5 月、6 月。换句话讲在我国中部夏秋之交死人最多,冬春之交次之,而春秋却是死人最少的时候。夏季和冬季之病症亦不同,夏季的流行症是霍乱、伤寒、疟疾和痢疾,冬季是肺炎、白喉和猩红热。夏季患的多是胃肠病,而冬季多是肺管病。为什么死人最多,夏季不在最热的 7 月,而在 8、9 月,冬季不在最冷的 1 月而在 2、3 月呢? 这多半因为人身抵抗力经过夏天的酷暑,和冬天的严寒以后,慢慢地减少了,而病菌遂得乘机以入的缘故。"

竺氏在这里只说明了一个问题:疾病和死亡与气候有着密切的关系。这究竟是为什么,不仅竺氏在这里的答案,十分肤浅,即使现今的医学气候学的专家们,亦还是正在探索之中。例如:苏联的医学气候学,正在研究自然环境各种物理因素对人类健康影响的问题,认为对当前保健事业是非常现实的。在天气和气候变化时,有百分之六七十的人产生不良感觉,特别是患有心脏血管病、神经系统病、运动系统、呼吸系统的人。而运气学说正是研究气候变化与疾病的关系这一重要问题的,故《素问·至真要大论篇》说:

"夫百病之生也,皆生于风、寒、暑、湿、燥、火以之化之变也。"

运气学说就是在探讨风、寒、暑、湿、燥火诸种气候致人于病的"之化之变"的规律问题。特别是《灵枢·百病始生》篇说：

"风雨寒热，不得虚邪，不能独伤人，其中于虚邪也，因于天时，与其身形，参以虚实，大病乃成。"

虚邪，就是反常的气候变化，对人体的危害性更大，通过运气学说的种种方法，能于事前测知"虚邪"的发生，使人们有所预防，这是研究运气学说的目的之一。《灵枢·九宫八风》所谓：

"故避虚邪之道，如避矢石然。"

在古代，不通过运气学说，是不可能得到"避虚邪之道"的。古人于运气学说不仅用以测知气候对疾病的影响，还用以测知气候对生理和治疗的关系。《素问·八正神明论篇》说：

"天温日明，则人血淖液而卫气浮，故血易写，气易行；天寒日阴，则人血凝涩而卫气沉。月始生，则血气始精，卫气始行；月郭满，则血气实，肌肉坚；月郭空、则肌肉减，经络虚，卫气去，形独居，是以因时而调血气也。"

这里提出太阳、月亮对人体的照射，将影响到气血在生理病理方面的变化。而苏联的医学气候学家们在 1976 年日食时对一百名不同年龄的病人进行观察后，认为日食会使许多人的健康恶化，而日食一结束，这一现象很快就消失了。但他们还没有提到月亮的问题。据中医用针灸治疗学的经验，掌握太阳和月亮的变化来进行治疗某些疾病，如运动系统疾病，泌尿系疾病等，影响到疗效的关系是非常密切的。又《灵枢·五十营》说：

"愿闻五十营奈何？曰：天二十八宿，宿三十六分，人气行一周千八分。"

即是说营气在人身运行，一昼夜共行五十周，用周天二十八宿，每一宿的等距为三十六分，加起来共得一千零八分，这就是营气运行的度数。又《灵枢·卫气行》说：

"卫气之行，一日一夜五十周于身，昼日行于阳（手足三阳经）二十五周，夜行于阴（手足三阴经）二十五周，终而复始，一日一夜，水下百刻而尽矣。"

这是用漏刻来测定卫气运行于人身的节律。后世针灸家竟据以测知营卫气运行在人身一日夜的节律是：

"肺寅大卯胃辰宫，脾巳心午小未中，膀申肾酉心包戌，亥三子胆丑肝通。"

这一时辰表，标志着五脏六腑十二经气在二十四小时里运行的节律，也就是所谓经气的旺时，针对脏腑不同的疾病，各选定其旺时，以进行针刺的补泻治疗，往往能取得较满意的疗效。既能经受实践的检验，说明它并非虚妄。现在的生物钟学说，发现每一种生物，由微小的单细胞草履虫以至于人，是由一复杂的天生的生理节奏所控制，使每一生物有像时钟般的调节，保持其特别的节奏。现代医学已证明，人体内的细胞分裂、血液成分、直肠温度、尿量及尿的成分等等，都有着昼夜节律，一个月或一年的节律。既然具备这些节律，便可以肯定它与气候的变化规律是分不开的。气候变化既然对人体生理、病变的关系如此密切，那么在预防或治疗时，究应如何具体运用运气学说的种种方法呢？且作以下几方面的说明，借供参考。

（一） 运用原则

五运六气，变化之极，总不外太过不及，生化克制诸端。而人体病变的发生，也不外乎是这几个方面。因而掌握运气学说的胜衰生克，这是具体运用的关键所在。《素问·六节藏象论篇》说：

"未至而至，此谓太过，则薄所不胜，而乘所胜也，命曰气淫。至而不至，此谓不及，则所胜妄行。而所生受病，所不胜薄之也，命曰气迫。"

时节未至，而气候先至，这是气运的太过，太过则为有余。凭我太过有余之气，彼虽是我所不胜，而是克我的，我亦能以盛气凌（薄）之，薄即欺凌之意。如果是我能胜之气，也就是被我所克之气，当然我更能乘势而侵袭它了。例如：木气有余，金不能克制它，而木反来侮金，便是"薄所不胜"；木盛而土受其克，便是"乘所胜"。凡属太过之气，都会淫虐而至于此，故"命曰气淫"。时节已到，而气候还不到，这是气运的不及，不及则衰弱无能。虽然是我一向所能胜，也就是被我克制的，由于我的衰弱，它亦狂妄起来了；也由于我的衰弱，不仅是我所不胜而克我的，现在要威胁（薄）我，甚至还影响着一向生养我的也受病。例如：木气不及，木虽能克土，但由于衰弱，土不畏木而妄干，是为"所胜妄行"，土气妄行，水便受克，水本来是生养木的，亦因其受土克而病了，这就是"所生受病"；金本来克制水的，因于木气之衰，金便越发威胁着木气而有加无已，是所谓"所不胜薄之"。凡属不及之气，都会被威迫到这个地步，"命曰气迫"的意义，就是如此。《素问·五运行大论篇》还说：

"主岁何如？曰：气有余则制己所胜，而侮所不胜。其不及，则己所不胜，侮而乘之；己所胜，轻而侮之，侮反受邪。侮而受邪，寡于畏也。"

无论五运或六气，都各有其所主之岁，是为"主岁"。主岁之气，无论其为太过，为不及，仍不能离开生克制化的关系，来推算其气运的相得与否。"己所胜"，即是我克制它；"所不胜"，是它克制我。例如：木气有余，不仅能克制着己所胜的土，使其湿化之用大衰，甚至还能欺侮着我素所不能胜的金，而风气大行。这就是"制己所胜，而侮所不胜"。假使木气不及，不仅木气素所不能胜的金气，将乘着木气之衰而来欺侮；即是木气素所能胜制的土，亦将轻视木气之衰而来欺侮。这就是"己所不胜，侮而乘之；己所胜，轻而侮之"。但是，事物运动的规律，有极必有反，有胜必有衰。胜气到了肆无忌惮，妄行暴虐之极,等到势极而衰的时候,亦将使自己受到灾害。"侮而受邪,寡于畏也",就是这个道理。这与《素问·五常政大论篇》所说的:

"乘危而行;不速而至;暴虐无德,灾反及之。"

是具有同样的含义的。以上生克制化的规律,无论其为五运、为六气、或五运与六气之间,推而至于为五脏、为六腑、或脏与腑之间,都是一样的,了无它义,所以《素问·藏气法时论篇》说:

"合人形以法四时五行而治,何如而从,何如而逆?得失之意,愿闻其事。曰:五行者,金、木、水、火、土也,更贵更贱,以知死生、以决成败,而定五脏之气,间甚之时、死生之期也。"

运气学说,基本是以阴阳五行学说为基础的,甚至可以说是以五行生克制化的思想为基础的,因古代的唯物论者是明确地把五行当作宇宙的普遍规律提出来的。所以《灵枢·阴阳二十五人》说:

"天地之间,六合之内,不离于五,人亦应之。"

《素问·天元纪大论篇》说:

"夫五运阴阳者,天地之道也,万物之纲纪,变化之父母,生杀之本始,神明之府也。"

意思就是认为世界上任何事物,不论天上地下,都是按照五行的法则来运动变化的。五行生克制化的道理,也就是它们关于对事物之间相互关系的认识,也就是企图说明事物之间存在一种相对稳定的有规律的结构联系。用五行的观点来分析事物,也就不自觉地体现了从事物内部的结构关系及在整体上把握事物的思想。把这一思想用于对人体的认识,把脏腑分属于五行,形成人体脏腑之间的五行结构,这五行结构同样是表现于生克制化,太过不及诸方面,太过为盛,不及为衰,所谓"贵",即是盛;所谓"贱",即是衰。如肝木之盛于春,心火之盛于夏,都是贵;肝木之衰于秋,心火之衰于冬,都是贱。"更贵更贱",也就是五行的互为生克,阴阳的互为盛衰。脏腑之间所构成的动态平衡,既与阴阳五行的相对稳定规律没有两样,因而便可以用阴阳五行互为"贵贱"的道理,来说明脏腑之间生理病理的"间甚之时,死生之期"了。

(二)《藏气法时论篇》示范

五运六气的理论,既是以阴阳五行学说为基础的,而讨论五脏六腑之间的动态平衡及其整体关系,也是运用阴阳五行学说来阐明的。如果临证时要运用五运六气这门知识,亦只有通过阴阳五行的理论来说明它。联系这两方面的关系,并从原则上解说得最扼要的,莫过于《素问·藏气法时论篇》,兹就其列举五脏五行生克制化的病理变化部分,略加解释,作为运用的示范。

1. 肝、胆

"肝主春,足厥阴少阳主治,其日甲乙,肝苦急,急食甘以缓之,病在肝,愈于夏;夏不愈,甚于秋;秋不死,持于冬,起于春,禁当风。肝病者,愈于丙丁,丙丁不愈,加于庚辛;庚辛不死,持于壬癸,起于甲乙。肝病者,平旦慧,下晡甚,夜半静。肝欲散,急食辛以散之。用辛补之,酸写之。"

肝主春木之气,木有阴阳之分。肝在足厥阴经为阴木,胆在足少阳经为阳木。纪旬日的十干,甲乙同属木,但甲为阳木,乙为阴木,所以乙木属肝,甲木属胆。肝木之性,以能曲能直而柔和为正常。假使肝木偏亢,而苦于急躁,便当用甘味的药物来缓和它。肝胆为甲乙木,夏为丙丁火,木生火,火克金,金克木。火既为木生之子,所以肝木病到了夏季,火气旺时,便借着火气之能克金,金受克而不能制木,肝木之气便可以逐渐转好。相反,肝木病遇着庚辛秋金旺时,便会加甚。幸而未至于死,遇着冬令壬癸水气旺时,水能生木,为木之母,便能得到母气的维护而逐渐好转。如果肝病适逢春木本气,那就会有更大的起色了。不过,风木之气太盛,于肝病也是有妨碍的,还是要加以注意,不能遭受风邪。推而至于一日的五行生克关系,亦复如此。例如:平旦属寅卯,是木气旺的时候,肝病者在这时便要清爽(慧)些。下晡是申酉金气胜的时候,金能克木,肝病在这时便会加剧。夜半亥子时属水,水能生木,因而肝病患者在这时便会安静一些。木气主疏泄条达,肝病则木气郁而不能疏,便宜用辛味药物来使之疏散,或者用酸味的药来使之疏泄。辛散酸泄,使木郁之气得到通调,这便是对肝病最大的补益了。

2. 心、小肠

"心主夏,手少阴、太阳主治,其日丙丁。心苦缓,急食酸以收之。病在心,愈在长夏;长夏不愈,甚于冬;冬不死,持于春,起于夏,禁温食热衣。心病者,愈在戊己,戊己不愈,加于壬癸;壬癸不死,持于甲乙,起于丙丁。心病者,日中慧,夜半甚,平旦静。心欲软,急食咸以软之,用咸补之,甘写之。"

心主夏火之气,故为阳中之阳脏。火有阴阳之分,心在手少阴经为阴火,小肠在手太阳经为阳火。纪旬日的十天干丙丁都属火,但丙为阳火,丁为阴火,所以丁火属心,丙火属小肠。心火之性,以炎上为正常,假使心火缓散不收,便当用酸味的药物来收敛它。心(包括小肠)为丙丁火,长夏(六月节令)为戊己土,火生土,土克水,水克火。土既为火生之子,所以心病到了长夏土气旺时,便借着土气之能克水。水受克而不能制火,心火之气便可以逐渐转好。相反,心火病遇着壬癸冬水旺时,便会加甚。幸而未至于死,遇着春令甲乙木气旺时,木能生火,为火之母,便能得母气的维持而逐渐好转。如果心病适逢着夏火本气,那就会有更大的起色。不过火气过于亢盛,对于心脏还是不利的,在调护中必须注意"温食热衣"等过分地滋长了火气,推而至于一日的五行关系,亦复如此。例如:日中时属巳午,是火旺的时候,心病人在这时可能清爽些。夜半是亥子水气胜的时候,水能克火,心病在这时便会加剧。平旦寅卯属木,木能生火,因而心病患者在这时更要安静一些。心火属阳,阳中要含有阴,如阳气偏盛,高亢而不柔软,便宜用咸味的药物来柔软它,或者用甘寒的药物来泻火。亢盛之火得到柔泻,这便是对心病最大的补益了。

3. 脾、胃

"脾主长夏,足太阴、阳明主治,其日戊己。脾苦湿,急食苦以燥之。病在脾,愈在秋;秋不愈,甚于春;春不死,持于夏,起于长夏,禁温食饱食,湿地濡衣。脾病者,愈在庚辛,庚辛不愈,加于甲乙,甲乙不死,持于丙丁,起于戊己。脾病者,日昳慧,日出甚,下晡静。脾欲缓,急食甘以缓之,用苦泻之,甘补之。"

脾主长夏土之气,土有阴阳之分,脾在足太阴经为阴土,脾与胃为表里,胃在足阳明经为阳土。纪旬日的十干戊己都属土,但戊为阳土,己为阴土,所以己土属脾,戊土属胃。脾土以运化水谷,克制水湿为事,假使湿气过盛,势必反伤脾土,便当用苦味的药物来温燥它。脾胃为戊己土,秋为庚辛金,土生金,金克木,木克土。金既为土生之子,所以脾病到了秋金气旺时,便借着金气之能克木,木受克而不能制土,脾土之气便可以逐渐转好。相反,病脾土遇着甲乙春木旺时,便会加甚。幸而未至于死。遇着夏令丙丁火气旺时,火能生土,为土之母,便能得母气的维持而逐渐好转。如果脾病适逢长夏土本气,那就会更有起色。饱食伤脾,胃欲清饮,凡脾胃有病,必须禁忌温食饱食。他如湿地卑洼,水湿濡衣等,也应当特别谨慎。推而至于一日之中的五行生克关系,亦复如此。例如:日昳未时,土气正旺,脾病者遇之,便会感到清爽。日出的时候,正当寅卯木气旺,木能克土,脾病在这时便会加剧。时至下晡,正当申酉,金气旺盛,金为土之子,脾土得着子气亦比较要安静一些。脾土居中,和缓为宜,故应服用甘缓的药物,假使湿邪太盛,仍当用苦温之品来燥湿。脾土既得甘缓,而湿邪又被苦燥之品所泻,这便是对脾土最大的补益。

4. 肺、大肠

"肺主秋,手太阴、阳明主治,其日庚辛。肺苦气上逆,急食苦以泄之。病在肺,愈在冬;冬不愈,甚于夏;夏不死,持于长夏,起于秋,禁寒饮食寒衣。肺病者,愈在壬癸,壬癸不愈,加于丙丁,丙丁不死,持于戊己,起于庚辛。肺病者,下晡慧,日中甚,夜半静。肺欲收,急食酸以收之,用酸补之,辛泻之。"

肺主秋金之气,金有阴阳之分,肺在手太阴经为阴金,肺与大肠相表里,大肠在手阳明经为阳金。纪旬日的十干庚辛都属金,但辛为阴金,庚为阳金,所以辛金属肺,庚金属大肠。肺主气而下降,病则肺气上逆,便当用苦降药物来泄其上逆之气。肺与大肠为庚辛金,冬为壬癸水,金生水,水克火,火克金。水既为金生之子,所以肺病到冬季水气旺时,便借着水气之能克火,火受克而不能制金,肺金之气便可以逐渐转好。相反,肺金病遇着丙丁夏火旺时,便会加甚。幸而未至于死,遇着长夏戊己土气旺时,土能生金,为金之母,便能得到母气的维持而逐渐好转。如果肺病适逢着秋金本气,那就会更有起色。肺为娇脏,无论外之形寒,或内之饮冷,都容易伤害肺气,所以对肺病的调护,凡寒衣冷食等都要特别留意。推而至于一日之中的五行生克关系,亦复如此。例如:日下晡时,正当申酉,金气最旺,肺病而得着本气的帮助,在这时便感觉清爽些。日中属巳午,为火气旺时,火能克金,肺病在这时便会加甚。夜半属亥子,正当水气旺,水是金之子,肺病得着子气的帮助,亦比较要安静些。肺既属秋金,秋以收降为用,因而肺气不降,便当用酸收药物来敛降它。如肺气伤于寒湿诸邪,还得用辛温药物来疏泄,肺气既疏且降,这便是对肺金最大的补益。

5. 肾、膀胱

"肾主冬,足少阴、太阳主治,其日壬癸。肾苦燥,急食辛以润之,开腠理,致津液,通气也。病在肾,愈在春;春不愈,甚于长夏;长夏不死,持于秋,起于冬,禁犯焠煨热食温炙衣。肾病者,愈在甲乙,甲乙不愈,甚于戊己,戊己不死,持于庚辛,起于壬癸。肾病者,夜半慧,四季甚,下晡静。肾欲坚,急食苦以坚之,用苦补之,咸泻之。"

肾主冬水之气,水有阴阳之分,肾在足少阴经为阴水,肾与膀胱相表里,膀胱在足太阳经为阳水。纪旬日的十干壬癸都属水,但癸为阴水,壬为阳水,所以癸水属肾,壬水属膀胱。肾为水脏,主藏阴精,阴精宜润不宜燥,便宜用辛润的药物来滋养它。只要阴精充足,既可以使其外达而通气于腠理,亦可以使其上升而有济于津液。肾与膀胱为壬癸水,春为甲乙木,水生木,木克土,土克水。木既为水生之子,所以肾病到了春季木气旺时,便借着木气之能克土,土受克而不能制水,肾水之气便可以逐渐转好。相反,肾水病遇着戊己长夏土气旺时,便会加甚。幸而未至于死,遇着庚辛秋金之气旺时,金能生水,为水之母,便能得到母气的维持而逐渐好转。如果肾病适逢着冬水本气,那就会更有起色。肾病既是最怕干燥,在调护时,凡关于焠煨、热食、温炙衣等容易引起干燥的饮食和措施,都应当禁忌。推而至于一日之中五行生克的关系,亦复如此。例如:夜半当亥子时,水气正旺,肾病人在这时得本气的帮助,便要清爽些,若辰、戌、丑、未四个时辰,都是属于土气的旺时,土能克水,肾病遇之便可能加剧。下晡正当申酉,为金气旺时,金能生水,所以肾病在这时便可能安静些。肾病而遇着燥热固然不好,但是,火衰而水寒邪盛亦不行。如果寒水盛,便当用苦温药物来坚强肾气,一面又须用咸味之品来排泻水邪,肾气坚而水邪去,这便是对肾脏最大的补益。

（三） 明确五行属性的概念

从上面所举《素问·藏气法时论篇》的示范来看，一病而轻重于四时昼夜，好像最不是事实，其实这在临证时是最受用的，关键在于要把范例中所谈的春夏秋冬、白昼黑夜等，抽象为五行生克的概念，临证时便受用了。例如：示范中所说的春、甲乙、平旦、酸等，都应抽象为木的概念。夏、丙丁、日中、苦等，都应抽象为火的概念。长夏、戊己、日昳、甘等，都应抽象为土的概念。秋、庚辛、下晡、辛等，都应抽象为金的概念。冬、壬癸、夜半、咸等，都应抽象为水的概念。木、火、土、金、水这五个不同的概念，它概括着肝、心、脾、肺、肾五个脏器的不同属性，胆、小肠、胃、大肠、膀胱诸腑，亦分别概括于这五个属性之中，这样便于说明各个脏腑之间的相互关系，也就是动态平衡关系，如此，则受用于临证而有余，如不把它按照五行的概念抽象出来，只是看做是实际的四时昼夜，当然在临证时就可能体现不了。《素问·至真要大论篇》说：

"故治病者，必明六化分治，五味五色所生，五脏所宜，乃可以言盈虚病生之绪也。"

六化，实际就是五行，五行的概念各有不同，各有所属，就叫"分治"。也就是说在辨证论治时，必须要把五脏、五味、五色等分别用五行的概念抽象化，才易于理出病变的头绪来，即所谓"盈虚病生之绪"。《素问·至真要大论篇》又说：

"以名命气，以气命处，而言其病。"

无论言运气，言脏气，言病气，分别以之隶属于五行的概念，从而讨论气象的运行规律，脏腑间的生理病理，便持之有故，亦言之成理了。兹将古人以五行概括各种事物的一般情况，列表如下：

把有关的事物分别隶属于五行，所谓"以名命气，以气命处"，就是这样一个含义，对所属事物均明确了它的五行概念，并辨识其我生、生我、我克、克我的相互关系，以之辨识疾

病,以之确立治法,一一均可由此而定。正如《素问·藏气法时论》所说:

> "夫邪气之客于身也、以胜相加、至其所生而愈,至其所不胜而甚,至其所生而持,自得其位而起。必先定五脏之脉,乃可言间甚之时,死生之期也。"

表4　五行分属表

五行	木	火	土	金	水
六气	风	热、火	湿	燥	寒
五方	东	南	中	西	北
五季	春	夏	长夏	秋	冬
十天干	甲乙	丙丁	戊己	庚辛	壬癸
十二支	寅卯	巳午	辰戌丑未	申酉	亥子
五运干	丁壬	戊癸	甲乙	乙庚	丙辛
六气支	巳亥	子午、寅申	丑未	卯酉	辰戌
五时	平旦	日中	日昳	下晡	夜半
五色	青	赤	黄	白	黑
五味	酸	苦	甘	辛	咸
五臭	臊	焦	香	腥	腐
五脏	肝	心	脾	肺	肾
六腑	胆	三焦、小肠	胃	大肠	膀胱
十二经	足厥阴、足少阳	手少阴、手太阳、手厥阴、手少阳	足阳明、足太阴	手太阴、手阳明	足太阳,足少阴
我所生	火、热、相火	土、湿	金、燥	水、寒	木、风
生我者	水、寒	木、风	火、热、相火	土、湿	金、燥
我所克	土、湿	金、燥	水、寒	木、风	火、热、相火
克我者	金、燥	水、寒	木、风	火、热、相火	土、湿

病机临证分析　运气学说

名家临证医著重刊

所谓"以胜相加",就是包括五运六气太过不及,相互克制,相互乘侮等关系。如燥金伤木、寒水凌心、风木乘脾、火热灼肺、湿土侵肾等都是。我所生的(即相生)叫做"所生",我不胜而被克的叫做"所不胜",生我者也叫做"所生",本气自旺,叫做"自得其位"。总之,疾病好坏演变的基本规律是:虚病逢着生我者,或遇本气旺时,均主吉;如遇克我者则主凶。实证而遇着克我者,或本气衰时,均主吉;如遇着生我者则主凶。

例如1981年为辛酉年,从五运来说,辛为阴水,则本年的中运为水运不及。从主客运关系来看,从1980年大寒日巳时初初刻起,便交了本年的主运初运少角,客运初运少羽,少羽生少角,水来生木,阴运而得相生,水虽不足,木犹滋荣。春分后十三日巳时正一刻起交二运,主运太徵,客运太角。太角生太徵,木来生火、还是客运生主运。芒种后十日午时初二刻起交三运,主运少宫,客运少徵,少徵生少宫,火来生土,也是客运生主运。处暑后七日午时正三刻起交四运,主运太商,客运太宫,太宫生太商,土来生金,仍为客运生主运。立冬后四日未时初四刻起交终运,主运少羽,客运少商,少商生少羽,金来生水,全年五步运都是相生,所以1981年春夏秋冬四季是比较正常的。

从六气来说,酉年为阳明燥金司天,少阴君火在泉。上半年是燥金之气主事,下半年是君火之气主事。中运又为阴水不足,是本年的气象偏于燥热可知。故入冬以后,一直少有下雪的原因亦可知。从运与气的关系来看,上半年是水生金,燥气盛之机已见,下半年水运克君火在泉之气,燥热之气可能略有缓和。本年总的气象变化是,水运不及,燥金司天,君火在泉,阴水不足以济燥火,凡属阴精不足,津液亏损或阴虚阳亢的患者,无论在心在肺,在肝在肾,总宜生津以润燥,甚则养阴以泻火。

从客主加临来说,自去年大寒日(十二月十五)巳时初刻至本年春分日（二月十六）卯时初刻为初气，客气是太阴湿土，主气是厥阴风木，既是风木克湿土。又是主气克客气，故初气仍以风、燥两盛为特点，对脾虚肝亢的患者，应着重于柔润息风，泻木清燥，甘淡培土诸法的运用。

自春分日卯时正刻起，至小满日（四月十八）丑时正为二气，客气是少阳相火，主气是少阴君火，两火同气，于脾虚湿盛者颇相宜，于阴虚火旺者，将助其炎上之势，故当慎用辛温诸法。

自小满日寅时初刻起，至大暑日（六月二十二）子时初刻为三气，客气是阳明燥金（即司天之气），主气是少阳相火，相火固能克制燥金，但时当盛夏，火热之气独旺，于阳热患者仍应注意泻火养阴诸法的运用。

自大暑日子时正起，至秋分日（八月二十六）戌时正为四气，客气是太阳寒水，主气是太阴湿土。本年中运已为水气不足，又是主气之土克客气之水，水将益见其弱，下半年在泉之气又为君火，故于阴虚阳亢证仍不相宜。

自秋分日亥时初刻，至小雪日（十月二十六）酉时初刻为五气，客气是厥阴风木，主气是阳明燥金，金克木，主胜客，燥金挟君火之气以行，本年秋季仍当显得燥热，呼吸系统的病，应注意清火润燥。

自小雪日酉时正起，至大寒日（十二月十五）未时正为终气，客气是少阴君火（即在泉之气）主气是太阳寒水，水克火，主胜客，本年火热之气可将由此衰歇，交明年壬戌的木运，太阳寒水司天，太阴湿土在泉之气。

总之，本年气候总的说来是偏于燥热的。特别是反映在上半年。其他各年，可以类推。这说明掌握运气的基本精神、仍在于胜衰生克之所在，胜者抑之，衰者扶之，生者助之，克者平之。《素问·六元正纪大论篇》云：

"安其运气，无使受邪，折其郁气，资其化源，以寒热轻重，多少其制。"

郁气，即被克而郁结不散之气。如水胜则火郁，火胜则金郁之类。要折散其被郁之气，必先折服其制胜之气，如水得制则火郁解，火得制则金郁解是也。化源，即指生化之源，如木能生火，火失养则当滋木；金能生水，水失养则当滋金。皆从其母气以滋养，是谓滋其化源。这种种论治的原理，在临证时是具有指导意义的，千万不要忽视。

七、结语

　　运气学说的基本内容,已略如上述。我们究竟应该怎样对待这门古老的科学呢? 自古迄今,议论纷纷,莫衷一是。首先我们要承认气候变化对于人们生活的影响,特别是对疾病的影响,是十分密切的。古代的人们在很早时期的生活实践和生产实践中就认识到这一点,并尽他们当时的科学水平,不断认识,反复提高,终于总结出认识气候变化的一套规律来,这是难能可贵的。从运气学说的具体内容来看,他们立足于所生存的地带,逐渐扩大到所能了解到的地带(基本是以黄河流域大平原为中心地带),经过长时期的"则天之明,因地之性"[1]进行观察,把中国一年的气候变化,基本上分为五个季节,并总结出一般的运行规律——五运。又从气候的区划和特征,总结出三阴三阳六种不同的气旋活动——六气。虽然与今天的气候学、气象学比较起来,相当朴素,甚至还有不尽符合的地方,但是,毕竟是在长期的生活和生产实践中总结出来的,亦反复经过长期的生活和生产验证,说明它是具有一定的科学基础的。从生产方面来说,二十四节气之指导农业生产,直到科学发达的今天,它还是对农业起着指导作用。从生活方面来说,许多流行病的发生,是与气候有密切关系的,1959 年丙申,少阳相火司天,乙型脑炎猖獗,多数都用白虎汤加减治愈。这些客观存在的现实,是谁也否定不了的。当然,我们也要承认,运气学说本身,由于受到历史条件、科学水平的种种局限,仅凭直觉的观察,不可能对复杂的气候变化,得出完全符合客观现实的规律来。尽管说什么"五运相袭[2]","六气分治[3]",五六之说虽辩,究嫌其过于简单化,不足以尽气流运动之穷,实有待于运用先进科学方法整理提高。因此对运气学说持完全否定、或完全肯定的态度,都是不正确的。所以尽管《素问》七篇大论,阐发运气学说綦详,但亦一而再地告诉我们要辩证地对待,不能胶柱鼓瑟。如《素问·六元正纪大论篇》说:

"四时之气,至有早晏,高下左右,其候何如?曰:行有顺逆,至有迟速。至高之地,冬气常在;至下之地,春气常在,必谨察之。"

又《素问·五常政大论篇》说:

"地有高下,气有温凉,高者气寒,下者气热。"

又《素问·至真要大论篇》说:

"胜复之动,时有常乎?气有必乎?曰:时有常位,而气无必也。"

这都说明因时因地的不同,而气候迥殊,决不能不辨方隅高下,一概而论。在前人的争论中,唯汪省之、张介宾持论较为允当,兹录如下,以殿吾文。

汪省之《运气易览·序》云:

"运气一书,古人启其端,□□□牺之士,岂可徒泥其法,而不求其法外之遗耶!如冬有非时之温,夏有非时之寒,春有非时之燥,秋有非时之热,此四时不正之气,亦能病人也。又况百里之内,晴雨不同;千里之邦,寒暖各异,此方土之候、各有不齐,所生之病,多随土著,乌可皆以运气相比倒哉!务须随机达变,因时识宜,庶得古人未发之旨,而能尽其不言之妙也。奈何程德斋、马宗素[4]等,妄谓某人生于某日,病于某经,用某药,某日当汗瘥,某日当危殆,悖乱经旨,愚惑医流,莫此为甚。后人因视经为繁文,置之而弗用者有也。又有读其书,玩其理,茫然无入手处,遂乃弃去而莫之省者有也。是以世医罕有能解其意者焉。"

张介宾《类经·运气类》十注云:

"读运气者,当知天道有是理,不当曰理必如是也。自余有知以来,常以五六之义,逐气推测,则彼此盈虚,十应七八,即有少不相符者,正属井蛙之见,而见有未至耳,岂天道果不足凭耶?今有昧者,初不知常变之道,盛衰之理,故每凿执经文,以害经意,徒欲以有限之年辰,概无穷之天道,隐微幽显,诚非易见,管测求全,陋亦甚矣。此外复有不明气化,如马宗素之流者,假仲景之名,而为《伤寒钤法》等书,用运气之更迁,拟主病之方治,拘滞不通,诚然谬矣。然又有一等偏执己见,不信运气者,每谓运气之学,何益于医?且云疾病相加,岂可依运气以施治乎?非切要也。余喻之曰:若所云者,似真运气之不必求,而运气之道,岂易言哉!凡岁气之流行,即安危之关系。或疫气遍行,而一方皆病风温;或清寒伤脏,则一时皆犯泻利。或痘疹盛行,而多凶多吉,期各不同;或疔毒遍生,而是阳是阴,每从其类。或气急咳嗽,一乡并兴;或筋骨疼痛,人皆道苦。或时下多有中风,或前此盛作痰火。诸如此类,以众人而患同病,谓非运气之使然欤!第运气之显而明者,时或盛行,犹为易见;至其精微,则人多阴受,而识者为难。夫人殊禀赋,令易寒喧,利害不侔,气交使然。故凡以太阳之人,而遇流衍[5]之气;以太阴之人,而逢赫曦[6]之纪。强者有制,弱者遇扶,气得其平,何病之有。或以强阳遇火,则炎烈生矣;阴寒遇水,则冰霜及矣。天有天符,岁有岁会,人得无人和乎!能先觉预防者,上智也;能因几辨理者,明医也;既不能知,而且云乌有者,下愚也。然则,运气之要与不要,固不必辩,独慨乎知运气者之难其入耳。由此言之,则凿执者本非智士,而不谕者又岂良材。二者病则一般,彼达人之见,自所不然。故善察运气者,必当顺天以察运,因变以求气。故杜预之言历曰:'治历者当顺天以求合。非为合以验天,知乎此,则可以言历矣[7]。'而运气之道亦然,既得其义,则胜复盛衰,理可窥也。随其机而应其用,其有不合乎道者,未之有也。"

  汪张两氏的论点,是很有可取的。第一认为运气学说,十之八九是有征验的,不能完全否定。第二当知天道有是理,不当曰理必如是,故不能拘泥其法。第三对待运气学说,应该是随机达变,因时识宜,顺天以察运,因变以求气,也就是要灵活地掌握和应用。第四对运气学说既不知不谕,便云乌有而不信,这种态度,只能说明他下愚无知。第五"欲以有限之年辰,概无穷之天道",也就是过份夸大运气学说的作用,这也是不科学的。第六运气虽有一定的征验,但亦必须结合人体本身的强弱来因几辨理,不能一概而论。我认为对待运气学说的态度,应该是这样。

注解

[1] 见《左传》昭公二十五年。

[2] 语出《素问·天元纪大论篇》。

[3] 语出《素问·至真要大论篇》。

[4] 程德斋,元人。马宗素,金人。明徐春圃《古今医绕》云:"《伤寒钤法》,马宗素、程德斋撰,按日时受病为治法。与仲景不同。"

[5] 《灵枢·通天》"太阳之人,多阳而少阴。"流衍,水气太过之名,《素同·五常政大论》"太过何谓? 水曰流衍。"

[6] 《灵枢·通天》"太阴之人,多阴而少阳。"《素问·五常政大论篇》"太过何谓? 火曰赫曦。"

[7] 杜预,晋代杜陵人,著有《春秋左氏经传集解》《春秋长历》两书,后一种即其言历法者。

附:六十年运气交司表

甲 子 年

五 运

中运	客运	主运	交司时刻
土运太过	大宫	大角	癸亥年大寒日寅时初初刻起
	少商	少徵	春分后十三日寅正一刻起
	太羽	太宫	芒种后十日卯初二刻起
	少角	少商	处暑后七日卯正三刻起
	太徵	太羽	立冬后四日辰初四刻起

六 气

	客气	主气	客主加临	交司时刻
初	司天 少阴君火	厥阴风木	主气厥阴风木 客气太阴湿土	始于癸亥年大寒日寅初,终于春分日子正 气
二	左间 太阴湿土	少阴君火	主气少阴君火 客气少阳相火	始于春分日子正,终于小满日戌正 气
三	右间 厥阴风木	少阳相火	主气少阳相火 客气阳明燥金	始于小满日戌初,终于大暑日酉初 气
四	在泉 阳明燥金	太阴湿土	主气太阴湿土 客气太阳寒水	始于大暑日酉正,终于秋分日未正 气
五	左间 太阳寒水	阳明燥金	主气阳明燥金 客气厥阴风木	始于秋分日未初,终于小雪日午初 气
六	右间 少阳相火	太阳寒水	主气太阳寒水 客气少阴君火	始于小雪日午正,终于大寒日辰正 气

四季／月建／二十四节气

四季	月 建	二十四节气
孟春	正月丙寅	立春 雨水
仲春	二月丁卯	惊蛰 春分
季春	三月戊辰	清明 谷雨
孟夏	四月己巳	立夏 小满
仲夏	五月庚午	芒种 夏至
季夏	六月辛未	小暑 大暑
孟秋	七月壬申	立秋 处暑
仲秋	八月癸酉	白露 秋分
季秋	九月甲戌	寒露 霜降
孟冬	十月乙亥	立冬 小雪
仲冬	十一月丙子	大雪 冬至
季冬	十二月丁丑	小寒 大寒

乙 丑 年

四季	月建	二十四节气	五运 中运	客运	主运	交司时刻	六气 客气	主气	客主加临	交司时刻
孟春	正月戊寅	立春 雨水	金运不及	少商	太角	甲子年大寒日巳时初初刻起	司天 太阴湿土	厥阴风木	初 主气厥阴风木 客气厥阴风木	始于甲子年大寒日巳初,终于春分日卯初
仲春	二月己卯	惊蛰 春分								
季春	三月庚辰	清明 谷雨		太羽	少徵	春分后十三日巳正一刻起	左间 少阳相火	少阴君火	二 主气少阴君火 客气少阴君火	始于春分日卯正,终于小满日丑正
孟夏	四月辛巳	立夏 小满								
仲夏	五月壬午	芒种 夏至		少角	太宫	芒种后十日午时初二刻起	右间 少阴君火	少阳相火	三 主气少阳相火 客气太阴湿土	始于小满日丑正,终于大暑日子初
季夏	六月癸未	小暑 大暑					在泉 太阳寒水			
孟秋	七月甲申	立秋 处暑		太徵	少商	处暑后七日午时正三刻起	左间 太阴湿土	太阴湿土	四 主气太阴湿土 客气少阳相火	始于大暑日子正,终于秋分日戌正
仲秋	八月乙酉	白露 秋分					左间 厥阴风火			
季秋	九月丙戌	寒露 霜降		少宫	太羽	立冬后四日未时初四刻起	右间 阳明燥金	阳明燥金	五 主气阳明燥金 客气阳明燥金	始于秋分日戌正,终于小雪日酉初
孟冬	十月丁亥	立冬 小雪								
仲冬	十一月戊子	大雪 冬至						太阳寒水	六 主气太阳寒水 客气太阳寒水	始于小雪日酉正,终于大寒日未正
季冬	十二月己丑	小寒 大寒								

丙寅年

四季	月建	二十四节气	中运	客运	主运	五运交司时刻	客气	主气	客主加临	六气交司时刻
孟春	正月庚寅	立春	水运大过	太羽	太角	乙丑年大寒日申时初初刻起	少阳相火（司天）	厥阴风木	初 主气厥阴风木 客气少阳相火	自乙丑年大寒日申时初初刻，至本年春分日午初
		雨水								
仲春	二月辛卯	惊蛰								
		春分		少角	少徵	春分后十三日申正一刻起	阳明燥金（左间）	少阴君火	二 主气少阴君火 客气太阴湿土	自春分日午正，至小满日辰正
季春	三月壬辰	清明								
		谷雨								
孟夏	四月癸巳	立夏								
		小满					太阴湿土（右间）	少阳相火	三 主气少阳相火 客气阳明燥金	自小满日巳初，至大暑日卯初
仲夏	五月甲午	芒种		太徵	太宫	芒种后十日酉时初二刻起				
		夏至								
季夏	六月乙未	小暑								
		大暑					厥阴风木（在泉）	太阴湿土	四 主气太阴湿土 客气太阳寒水	自大暑日卯正，至秋分日丑正
孟秋	七月丙申	立秋								
		处暑		少宫	少商	处暑后七日酉时正三刻起				
仲秋	八月丁酉	白露								
		秋分					少阴君火（左间）	阳明燥金	五 主气阳明燥金 客气厥阴风木	自秋分日寅初，至小雪日子初
季秋	九月戊戌	寒露								
		霜降								
孟冬	十月己亥	立冬		太商	太羽	立冬后四日戌时初四刻起				
		小雪					太阳寒水（右间）	太阳寒水	六 主气太阳寒水 客气少阴君火	自小雪日子正，至大寒日戌正
仲冬	十一月庚子	大雪								
		冬至								
季冬	十二月辛丑	小寒								
		大寒								

丁 卯 年

四季	月建	二十四节气	中运（岁会）	客运	主运	交司时刻（五运）	客气	主气	客主加临	交司时刻（六气）
孟春	正月壬寅	立春 雨水	木运不及（岁会）	少角	少角	起子丙寅年大寒日亥时初初刻	司天 阳明燥金	厥阴风木	初 主气厥阴风木，客气太阴湿土	自丙寅年大寒日亥初，至本年春分日酉初
仲春	二月癸卯	惊蛰 春分								
季春	三月甲辰	清明 谷雨		太徵	太徵	春分后十三日亥正一刻起	左间 太阳寒水	少阴君火	二 主气少阴君火，客气少阳相火	自春分日酉至，至小满日未正
孟夏	四月乙巳	立夏 小满								
仲夏	五月丙午	芒种 夏至		少宫	少宫	芒种后十日子时初二刻起	右间 少阳相火	少阳相火	三 主气少阳相火，客气阳明燥金	自小满日申初，至大暑日午初
季夏	六月丁未	小暑 大暑								
孟秋	七月戊申	立秋 处暑		太商	太商	处暑后七日子时正三刻起	在泉 少阴君火	太阴湿土	四 主气太阴湿土，客气太阳寒水	自大暑日午正，至秋分日辰正
仲秋	八月己酉	白露 秋分								
季秋	九月庚戌	寒露 霜降					左间 太阴湿土	阳明燥金	五 主气阳明燥金，客气厥阴风木	自秋分日巳初，至小雪日卯初
孟冬	十月辛亥	立冬 小雪		少羽	少羽	立冬后四日丑时初四刻起				
仲冬	十一月壬子	大雪 冬至					右间 厥阴风木	太阳寒水	六 主气太阳寒水，客气少阴君火	自小雪日卯正，至大寒日丑正
季冬	十二月癸丑	小寒 大寒								

病机临证分析 运气学说

名家临证医著重刊

戊 辰 年

四季	月建	二十四节气	中运	主运	客运	交司时刻	客气	主气	客主加临	交司时刻
孟春	正月甲寅	立春 雨水	火运太过	少角	太徵	丁卯年大寒日寅时初初刻起	太阳寒水（司天）	厥阴风木	主气厥阴风木 客气少阳相火（初）	自丁卯年大寒日亥初，至本年春分日子正（气）
仲春	二月乙卯	惊蛰 春分								
季春	三月丙辰	清明 谷雨		太徵	少宫	春分后十三日寅正一刻起	厥阴风木（左间）	少阴君火	主气少阴君火 客气阳明燥金（二）	自春分日子正，至小满日戌正（气）
孟夏	四月丁巳	立夏 小满								
仲夏	五月戊午	芒种 夏至		少宫	太商	芒种后十日卯初二刻起	阳明燥金（右间）	少阳相火	主气少阳相火 客气太阳寒水（三）	自小满日亥初，至大暑日酉初（气）
季夏	六月己未	小暑 大暑								
孟秋	七月庚申	立秋 处暑		太商	少羽	处暑后七日卯正三刻起	太阴湿土（在泉）	太阴湿土	主气太阴湿土 客气厥阴风木（四）	自大暑日酉正，至秋分日未正（气）
仲秋	八月辛酉	白露 秋分								
季秋	九月壬戌	寒露 霜降		少羽	太角	立冬后四日辰初四刻起	少阳相火（左间）	阳明燥金	主气阳明燥金 客气少阴君火（五）	自秋分日申初，至小雪日午初（气）
孟冬	十月癸亥	立冬 小雪								
仲冬	十一月甲子	大雪 冬至					少阴君火（右间）	太阳寒水	主气太阳寒水 客气太阴湿土（六）	自小雪日午正，至大寒日辰正（气）
季冬	十二月乙丑	小寒 大寒								

己 巳 年

四季	建 月	二十四节气	中运	客运	主运	交司时刻	客气	主气	客主加临	交司时刻
孟春	正月丙寅	立春	土运不及	少宫	少角	戊辰年大寒日巳时初初刻起	司天 厥阴风木	厥阴风木	初 主气厥阴风木 客气阳明燥金	自戊辰年大寒日巳初，至本年春分日卯初
		雨水								
仲春	二月丁卯	惊蛰								
		春分					左间 少阴君火	少阴君火	二 主气少阴君火 客气太阳寒水	自春分日卯正，至小满日丑正
季春	三月戊辰	清明		太商	太徵	春分后十三日巳正一刻起				
		谷雨								
孟夏	四月己巳	立夏								
		小满					右间 太阳寒水	少阳相火	三 主气少阳相火 客气厥阴风木	自小满日寅初，至大暑日子初
仲夏	五月庚午	芒种		少羽	少宫	芒种后十日午初二刻起				
		夏至								
季夏	六月辛未	小暑								
		大暑					在泉 少阳相火	太阴湿土	四 主气太阴湿土 客气少阴君火	自大暑日子正，至秋分日戌正
孟秋	七月壬申	立秋		太角	太商	处暑后七日午正三刻起				
		处暑								
仲秋	八月癸酉	白露								
		秋分					左间 阳明燥金	阳明燥金	五 主气阳明燥金 客气太阴湿土	自秋分日亥初，至小雪日酉初
季秋	九月甲戌	寒露		少徵	少羽	立冬后四日未初四刻起				
		霜降								
孟冬	十月乙亥	立冬								
		小雪					右间 太阴湿土	太阳寒水	六 主气太阳寒水 客气少阳相火	至小雪日酉正，至大寒日未正
仲冬	十一月丙子	大雪								
		冬至								
季冬	十二月丁丑	小寒								
		大寒								

庚　午　年

四季	月建	二十四节气	中运	客运	主运	交司时刻（运）	客气	主气	客主加临	交司时刻（气）
孟春	正月戊寅	立春　雨水	金运太过（同天符）	太商	少角	己巳年大寒日申时初初刻起	司天 少阴君火	厥阴风木	初　主气厥阴风木 客气太阳寒水	自己巳年大寒日申初，至本年春分日午初
仲春	二月己卯	惊蛰　春分								
季春	三月庚辰	清明　谷雨		少羽	太徵	春分后十三日申时正一刻起	左间 太阴湿土	少阴君火	二　主气少阴君火 客气厥阴风木	自春分日午正，至小满日辰正
孟夏	四月辛巳	立夏　小满					右间 厥阴风木			
仲夏	五月壬午	芒种　夏至		太角	少宫	芒种后十日酉时初二刻起		少阳相火	三　主气少阳相火 客气少阴君火	自小满日巳初，至大暑日卯初
季夏	六月癸未	小暑　大暑					在泉 阳明燥金			
孟秋	七月甲申	立秋　处暑		少徵	太商	处暑后七日酉时正三刻起		太阴湿土	四　主气太阴湿土 客气太阴湿土	自大暑日卯正，至秋分日丑正
仲秋	八月乙酉	白露　秋分					左间 太阳寒水			
季秋	九月丙戌	寒露　霜降					右间 少阳相火	阳明燥金	五　主气阳明燥金 客气少阳相火	自秋分日寅初，至小雪日子初
孟冬	十月丁亥	立冬　小雪		少宫	少羽	立冬后四日戌时初四刻起				
仲冬	十一月戊子	大雪　冬至						太阳寒水	六　主气太阳寒水 客气阳明燥金	自小雪日子正，至大寒日戌正
季冬	十二月己丑	小寒　大寒								

辛 未 年

四季	月建	二十四节气	中运	客运	主运	交司时刻	客气	主气	客主加临	交司时刻
孟春	正月庚寅	立春 雨水	水运不及（同岁会）	少羽	少角	庚午年大寒日亥时初初刻初刻起	司天 太阴湿土	厥阴风木	初 主气厥阴风木 客气厥阴风木	自庚午年大寒日亥初，至本年春分日酉初
仲春	二月辛卯	惊蛰 春分								
季春	三月壬辰	清明 谷雨		太角	太徵	春分后十三日亥正二刻起	左间 少阴君火	少阴君火	二 主气少阴君火 客气少阴君火	自春分日酉正，至小满日未正
孟夏	四月癸巳	立夏 小满								
仲夏	五月甲午	芒种 夏至		少徵	少宫	芒种后十日子时初初二刻起	右间 少阳相火	少阳相火	三 主气少阳相火 客气太阴湿土	自小满日申初，至大暑日午初
季夏	六月乙未	小暑 大暑								
孟秋	七月丙申	立秋 处暑		太宫	太商	处暑后七日子时正三刻起	在泉 太阳寒水	太阴湿土	四 主气太阴湿土 客气少阳相火	自大暑日午正，至秋分日辰正
仲秋	八月丁酉	白露 秋分								
季秋	九月戊戌	寒露 霜降		少商	少羽	立冬后四日丑时初初四刻起	左间 厥阴风木	阳明燥金	五 主气阳明燥金 客气阳明燥金	自秋分日巳初，至小雪日卯初
孟冬	十月己亥	立冬 小雪								
仲冬	十一月庚子	大雪 冬至					右间 阳明燥金	太阳寒水	终 主气太阳寒水 客气太阳寒水	自小雪日卯正，至大寒日丑正
季冬	十二月辛丑	小寒 大寒								

病机证治分析 运气学说

名家医证证著重刊

壬申年

四季	月建	二十四节气	五运·中运	五运·客运	五运·主运	五运·交司时刻	六气·客气	六气·主气	六气·客气加临	六气·交司时刻
孟春	正月壬寅	立春 / 雨水	木运太过（同天符）	太角	太角	辛未年大寒日寅时初初刻起	司天 少阳相火	厥阴风木	初 主气厥阴风木 客气少阴君火	自辛未年大寒日寅初，至本年春分日子初 气
仲春	二月癸卯	惊蛰 / 春分					左间 阳明燥金	少阴君火	二 主气少阴君火 客气太阴湿土	自春分日子正 至小满日戌正 气
季春	三月甲辰	清明 / 谷雨		少徵	少徵	春分后十三日寅时正一刻起				
孟夏	四月乙巳	立夏 / 小满					右间 太阴湿土	少阳相火	三 主气少阳相火 客气少阳相火	自小满日亥初 至大暑日酉初 气
仲夏	五月丙午	芒种 / 夏至		太宫	太宫	芒种后十日卯时初二刻起				
季夏	六月丁未	小暑 / 大暑					在泉 厥阴风木	太阴湿土	四 主气太阴湿土 客气阳明燥金	自大暑日酉正 至秋分日未正 气
孟秋	七月戊申	立秋 / 处暑		少商	少商	处暑后七日卯时正三刻起				
仲秋	八月己酉	白露 / 秋分					左间 少阴君火	阳明燥金	五 主气阳明燥金 客气太阳寒水	自秋分日申初 至小雪日午初 气
季秋	九月庚戌	寒露 / 霜降								
孟冬	十月辛亥	立冬 / 小雪		太羽	太羽	立冬后四日辰时初四刻起	右间 太阳寒水	太阳寒水	六 主气太阳寒水 客气厥阴风木	自小雪日午正 至大寒日辰正 气
仲冬	十一月壬子	大雪 / 冬至								
季冬	十二月癸丑	小寒 / 大寒								

癸 酉 年

四季	月建	二十四节气	中运	客运	主运	交司时刻（五运）	客气	主气	客主加临（六气）	交司时刻（六气）
孟春	正月甲寅	立春 雨水	火运不及（同岁会）	少徵	太角	壬申年大寒日巳时初初刻起	司天 阳明燥金	厥阴风木	初 主气厥阴风木 客气太阴湿土	初气 自壬申年大寒日巳初,至本年春分日卯初
仲春	二月乙卯	惊蛰 春分					左间 太阳寒水	少阴君火		
季春	三月丙辰	清明 谷雨		太宫	少徵	春分后十三日巳正一刻起	左间		二 主气少阴君火 客气少阳相火	二气 自春分日卯正,至小满日丑正
孟夏	四月丁巳	立夏 小满					太阳寒水	少阳相火		
仲夏	五月戊午	芒种 夏至		少商	太宫	芒种后十日午时初二刻起	右间 少阳相火		三 主气少阳相火 客气阳明燥金	三气 自小满日寅初,至大暑日子正
季夏	六月己未	小暑 大暑					右间	太阴湿土		
孟秋	七月庚申	立秋 处暑		太羽	少商	处暑后七日午时正三刻起	在泉 少阴君火		四 主气太阴湿土 客气太阳寒水	四气 自大暑日子正,至秋分日戌正
仲秋	八月辛酉	白露 秋分					左间 太阴湿土	阳明燥金		
季秋	九月壬戌	寒露 霜降					左间		五 主气阳明燥金 客气厥阴风木	五气 自秋分日亥初,至小雪日酉初
孟冬	十月癸亥	立冬 小雪		少角	太羽	立冬后四日未时初四刻起		太阳寒水		
仲冬	十一月甲子	大雪 冬至					右间 太阴寒水		六 主气太阳寒水 客气少阴君火	六气 自小雪日酉正,至大寒日未正
季冬	十二月乙丑	小寒 大寒					右间 厥阴风木			

病机证证分析 运气学说

名家临证证医著重刊

甲 戌 年

四季	月建	二十四节气	中运	客运	主运	交司时刻	客气	主气	客主加临		交司时刻
											六　气
				五	**运**				**六**		
孟春	正月丙寅	立春 雨水	土运太过（岁会，同天符）	太宫	太角	癸酉年大寒日申时初初刻起	司天 太阳寒水	厥阴风木	初	主气厥阴风木 客气少阳相火	自癸酉年大寒日申时初，至本年春分日午初
仲春	二月丁卯	惊蛰 春分		少商	少徵	春分后十三日申时正一刻起	左间 厥阴风木	少阴君火	二	主气少阴君火 客气阳明燥金	自春分日午正，至小满日辰正
季春	三月戊辰	清明 谷雨					右间 阳明燥金	少阳相火	三	主气少阳相火 客气太阳寒水	自小满日巳初，至大暑日卯初
孟夏	四月己巳	立夏 小满									
仲夏	五月庚午	芒种 夏至		太羽	太宫	芒种后十日酉时初二刻起	在泉 太阴湿土	太阴湿土	四	主气太阴湿土 客气厥阴风木	自大暑日卯正，至秋分日丑正
季夏	六月辛未	小暑 大暑									
孟秋	七月壬申	立秋 处暑		少角	少商	处暑后七日酉时正三刻起	左间 少阳相火	阳明燥金	五	主气阳明燥金 客气少阴君火	自秋分日寅初，至小雪日子初
仲秋	八月癸酉	白露 秋分					右间 少阴君火	太阳寒水	六	主气太阳寒水 客气太阴湿土	自小雪日子正，至大寒日戌正
季秋	九月甲戌	寒露 霜降		太徵	太羽	立冬后四日戌时初四刻起					
孟冬	十月乙亥	立冬 小雪									
仲冬	十一月丙子	大雪 冬至									
季冬	十二月丁丑	小寒 大寒									

乙 亥 年

四季	月建	二十四节气	五运				六气			
			中运	客运	主运	交司时刻	客气	主气	客主加临	交司时刻
孟春	正月戊寅	立春 雨水	金运不及	少商	太角	甲戌年大寒日亥时初初刻起	司天 厥阴风木	厥阴风木	初 主气厥阴风木 客气阳明燥金	自甲戌年大寒日亥初,至本年春分日酉初 气
仲春	二月己卯	惊蛰 春分								
季春	三月庚辰	清明 谷雨		太羽	少徵	春分后十三日亥时正一刻起	左间 少阴君火	少阴君火	二 主气少阴君火 客气太阳寒水	自春分日酉正,至小满日未正 气
孟夏	四月辛巳	立夏 小满								
仲夏	五月壬午	芒种 夏至		少角	太宫	芒种后十日子时初二刻起	右间 太阳寒水	少阳相火	三 主气少阳相火 客气厥阴风木	自小满日申初,至大暑日午正 气
季夏	六月癸未	小暑 大暑								
孟秋	七月甲申	立秋 处暑		太徵	少商	处暑后七日子时正三刻起	在泉 少阳相火	太阴湿土	四 主气太阴湿土 客气少阴君火	自大暑日午正,至秋分日辰正 气
仲秋	八月乙酉	白露 秋分								
季秋	九月丙戌	寒露 霜降		少宫	太羽	立冬后四日丑时初四刻起	左间 阳明燥金	阳明燥金	五 主气阳明燥金 客气太阴湿土	自秋分日巳初,至小雪日卯初 气
孟冬	十月丁亥	立冬 小雪								
仲冬	十一月戊子	大雪 冬至					右间 太阴湿土	太阳寒水	六 主气太阳寒水 客气少阳相火	自小雪日卯正,至大寒日丑正 气
季冬	十二月己丑	小寒 大寒								

227

名家临证医著重刊

丙 子 年

四季	月建	二十四节气	中运	客运（五运）	主运	五运交司时刻	客气	主气	客主加临（六气）	六气交司时刻
孟春	正月庚寅	立春／雨水	水运太过（岁会）	太羽	太角	乙亥年大寒日黄时初初刻起	司天 少阴君火	厥阴风木	初　主气厥阴风木　客气太阳寒水	自己亥年大寒日寅初，至本年春分日子初
仲春	二月辛卯	惊蛰／春分		少角	少徵	春分后十三日黄时正一刻起	左间 太阴湿土	少阴君火	二　主气少阴君火　客气厥阴风木	自春分日子正，至小满日戌正
季春	三月壬辰	清明／谷雨					右间 厥阴风木	少阳相火	三　主气少阳相火　客气少阴君火	自小满日亥初，至大暑日酉初
孟夏	四月癸巳	立夏／小满								
仲夏	五月甲午	芒种／夏至		太徵	太宫	芒种后十日卯时初二刻起	在泉 阳明燥金	太阴湿土	四　主气太阴湿土　客气太阴湿土	自大暑日酉正，至秋分日未正
季夏	六月乙未	小暑／大暑								
孟秋	七月丙申	立秋／处暑		少宫	少商	处暑后七日卯时正三刻起	左间 太阳寒水	阳明燥金	五　主气阳明燥金　客气少阳相火	自秋分日申初，至小雪日午初
仲秋	八月丁酉	白露／秋分								
季秋	九月戊戌	寒露／霜降								
孟冬	十月己亥	立冬／小雪		太商	太羽	立冬后四日辰时初四刻起	右间 少阳相火	太阳寒水	六　主气太阳寒水　客气阳明燥金	自小雪日午正，至大寒日辰正
仲冬	十一月庚子	大雪／冬至								
季冬	十二月辛丑	小寒／大寒								

丁丑年

四季	月建	二十四节气	五运				六气			
			中运	客运	主运	交司时刻	客气	主气	客主加临	交司时刻
孟春	正月壬寅	立春	木运不及	少角	少角	丙子年大寒日巳时初初刻起	司天 太阴湿土	厥阴风木	初 主气厥阴风木 客气厥阴风木	自丙子年大寒日巳初，至本年春分日卯初 气
		雨水								
仲春	二月癸卯	惊蛰								
		春分					左间 少阴君火	少阴君火	二 主气少阴君火 客气少阴君火	自春分日卯正，至小满日丑正 气
季春	三月甲辰	清明		大徵	大徵	春分后十三日巳正一刻起				
		谷雨								
孟夏	四月乙巳	立夏					右间 少阳相火	少阳相火	三 主气少阳相火 客气太阴湿土	自小满日寅初，至大暑日子初 气
		小满								
仲夏	五月丙午	芒种		少宫	少宫	芒种后十日午初二刻起				
		夏至							四 主气太阴湿土 客气少阳相火	自大暑日子正，至秋分日亥正 气
季夏	六月丁未	小暑					在泉 太阳寒水	太阴湿土		
		大暑								
孟秋	七月戊申	立秋		太商	太商	处暑后七日午正三刻起			五 主气阳明燥金 客气阳明燥金	自秋分日亥初，至小雪日酉初 气
		处暑					左间 厥阴风木			
仲秋	八月己酉	白露						阳明燥金		
		秋分								
季秋	九月庚戌	寒露					右间 阳明燥金		六 主气太阳寒水 客气太阳寒水	自小雪日酉正，至大寒日未正 气
		霜降								
孟冬	十月辛亥	立冬		少羽	少羽	立冬后四日未初四刻起		太阳寒水		
		小雪								
仲冬	十一月壬子	大雪								
		冬至								
季冬	十二月癸丑	小寒								
		大寒								

戊 寅 年

四季	月建	二十四节气	中运	客运	主运	交司时刻	客气	主气	客主加临	交司时刻
孟春	正月甲寅	立春	火运太过（天符）	太徵	少角	丁丑年大寒日申时初初刻起	司天 少阳相火	厥阴风木	初 主气厥阴风木 客气少阴君火	自丁丑年大寒日申初，至本年春分日午初
		雨水								
仲春	二月乙卯	惊蛰		少宫	太徵	春分后十三日申时正一刻起	左间 阳明燥金	少阴君火	二 主气少阴君火 客气太阴湿土	自春分日午正，至小满日辰正
		春分								
季春	三月丙辰	清明					右间 太阴湿土	少阳相火	三 主气少阳相火 客气少阳相火	自小满日巳初，至大暑日卯初
		谷雨								
孟夏	四月丁巳	立夏		太商	少宫	芒种后十日酉时初二刻起	在泉 厥阴风木	太阴湿土	四 主气太阴湿土 客气阳明燥金	自大暑日卯正，至秋分日丑正
		小满								
仲夏	五月戊午	芒种					左间 少阴君火	阳明燥金	五 主气阳明燥金 客气太阳寒水	自秋分日寅初，至小雪日子初
		夏至								
季夏	六月己未	小暑		少角	太商	处暑后七日酉时正三刻起	右间 太阳寒水	太阳寒水	六 主气太阳寒水 客气厥阴风木	自小雪日子正，至大寒日戌正
		大暑								
孟秋	七月庚申	立秋								
		处暑								
仲秋	八月辛酉	白露		太羽	少羽	立冬后四日戌时初四刻起				
		秋分								
季秋	九月壬戌	寒露								
		霜降								
孟冬	十月癸亥	立冬								
		小雪								
仲冬	十一月甲子	大雪								
		冬至								
季冬	十二月乙丑	小寒								
		大寒								

己卯年

四季	月建	二十四节气	中运	客运	主运	交司时刻（五运）	客气	主气	客主加临	交司时刻（六气）
孟春	正月丙寅	立春 雨水	土运不及	少宫	少角	戊寅年大寒日亥时初初刻起	司天 阳明燥金	厥阴风木	初 主气厥阴风木 客气太阴湿土	初 自戊寅年大寒日亥初，至本年春分日酉初
仲春	二月丁卯	惊蛰 春分								
季春	三月戊辰	清明 谷雨		太商	大徵	春分后十三日亥正一刻起	左间 太阳寒水	少阴君火	二 主气少阴君火 客气少阳相火	二 自春分日酉正，至小满日未正
孟夏	四月己巳	立夏 小满								
仲夏	五月庚午	芒种 夏至		少羽	少宫	芒种后十日子时初二刻起	右间 少阳相火	少阳相火	三 主气少阳相火 客气阳明燥金	三 自小满日申初，至大暑日午初
季夏	六月辛未	小暑 大暑								
孟秋	七月壬申	立秋 处暑		太角	太商	处暑后七日子时正正刻起	在泉 少阴君火	太阴湿土	四 主气太阴湿土 客气太阳寒水	四 自大暑日午正，至秋分日辰正
仲秋	八月癸酉	白露 秋分								
季秋	九月甲戌	寒露 霜降					左间 太阴湿土	阳明燥金	五 主气阳明燥金 客气厥阴风木	五 自秋分日巳初，至小雪日卯初
孟冬	十月乙亥	立冬 小雪		少徵	少羽	立冬后四日丑时初四刻起				
仲冬	十一月丙子	大雪 冬至					右间 厥阴风木	太阳寒水	六 主气太阳寒水 客气少阴君火	六 自小雪日卯正，至大寒日丑正
季冬	十二月丁丑	小寒 大寒								

病机证分析 运气学说

名家临证医著重刊

庚辰年

四季	月建	二十四节气	五运·中运	五运·客运	五运·主运	五运·交司时刻	六气·客气	六气·主气	六气·客主加临	六气·交司时刻
孟春	正月戊寅	立春	金运太过	太商	少角	己卯年大寒日寅时初初刻起	司天 太阳寒水	厥阴风木	初 主气厥阴风木 客气少阳相火	自己卯年大寒日寅时初，至本年春分日子正
孟春	正月戊寅	雨水								
仲春	二月己卯	惊蛰								
仲春	二月己卯	春分								自春分日子正，至小满日戌正
季春	三月庚辰	清明		少羽	太徵	春分后十三日寅正二刻起	左间 厥阴风木	少阴君火	二 主气少阴君火 客气阳明燥金	
季春	三月庚辰	谷雨								
孟夏	四月辛巳	立夏								
孟夏	四月辛巳	小满					右间 阳明燥金			自小满日亥初，至大暑日酉初
仲夏	五月壬午	芒种		太角	少宫	芒种后十日卯初二刻起				
仲夏	五月壬午	夏至						少阳相火	三 主气少阳相火 客气太阳寒水	
季夏	六月癸未	小暑								
季夏	六月癸未	大暑					在泉 太阴湿土			自大暑日酉正，至秋分日未正
孟秋	七月甲申	立秋						太阴湿土	四 主气太阴湿土 客气厥阴风木	
孟秋	七月甲申	处暑		少徵	太商	处暑后七日卯正三刻起				
仲秋	八月乙酉	白露								
仲秋	八月乙酉	秋分					左间 少阳相火			自秋分日申初，至小雪日午初
季秋	九月丙戌	寒露						阳明燥金	五 主气阳明燥金 客气少阴君火	
季秋	九月丙戌	霜降								
孟冬	十月丁亥	立冬		太宫	少羽	立冬后四日辰时初四刻起				
孟冬	十月丁亥	小雪					右间 少阴君火	阳明燥金		自小雪日午正，至大寒日辰正
仲冬	十一月戊子	大雪						太阳寒水	六 主气太阳寒水 客气太阴湿土	
仲冬	十一月戊子	冬至								
季冬	十二月己丑	小寒								
季冬	十二月己丑	大寒								

名家临证医著重刊　说说运气学　病机分析证治

辛巳年

四季	月建	二十四节气	五运				六气			
			中运	客运	主运	交司时刻	客气	主气	客主加临	交司时刻
孟春	正月庚寅	立春 雨水	水运不及	少羽	少角	庚辰年大寒日巳时初初刻起	厥阴风木（司天）	厥阴风木	初　主气厥阴风木　客气阳明燥金	自庚辰年大寒日巳初，至本年春分日卯初
仲春	二月辛卯	惊蛰 春分								
季春	三月壬辰	清明 谷雨					少阴君火（左间）	少阴君火	二　主气少阴君火　客气太阳寒水	自春分日卯正，至小满日丑正
孟夏	四月癸巳	立夏 小满		太角	太徵	春分后十三日巳时正一刻起				
仲夏	五月甲午	芒种 夏至					太阳寒水（右间）	少阳相火	三　主气少阳相火　客气厥阴风木	自小满日寅初，至大暑日子初
季夏	六月乙未	小暑 大暑		少徵	少宫	芒种后十日午时初二刻起				
孟秋	七月丙申	立秋 处暑					少阳相火（在泉）	太阴湿土	四　主气太阴湿土　客气少阴君火	自大暑日子正，至秋分日亥初
仲秋	八月丁酉	白露 秋分		太宫	太商	处暑后七日午时正三刻起				
季秋	九月戊戌	寒露 霜降					阳明燥金（左间）	阳明燥金	五　主气阳明燥金　客气太阴湿土	自秋分日亥正，至小雪日酉初
孟冬	十月己亥	立冬 小雪		少商	少羽	立冬后四日未时初四刻起				
仲冬	十一月庚子	大雪 冬至					太阴湿土（右间）	太阳寒水	六　主气太阳寒水　客气少阳相火	自小雪日酉正，至大寒日未正
季冬	十二月辛丑	小寒 大寒								

病机证治学　运气学说

名家临证医著重刊

壬午年

四季	月　建	二十四节气	中运	客运	主运	交司时刻	客气	主气	客主加临	交司时刻
孟春	正月壬寅	立春 雨水	木运太过	大角	太角	辛巳年大寒日申时初初刻起	司天 少阴君火	厥阴风木	初 主气厥阴风木 客气太阳寒水	气 自辛巳年大寒日申初，至本年春分日午初
仲春	二月癸卯	惊蛰 春分					左间 太阴湿土			
季春	三月甲辰	清明 谷雨		少徵	少徵	春分后十三日申时正一刻起		少阴君火	二 主气少阴君火 客气厥阴风木	自春分日午正，至小满日辰正
孟夏	四月乙巳	立夏 小满					右间 厥阴风木			气 自小满日巳初，至大暑日卯初
仲夏	五月丙午	芒种 夏至		太宫	太宫	芒种后十日酉时正三刻起		少阳相火	三 主气少阳相火 客气少阴君火	
季夏	六月丁未	小暑 大暑					在泉 阳明燥金			
孟秋	七月戊申	立秋 处暑		少商	少商	处暑后七日酉时正三刻起		太阴湿土	四 主气太阴湿土 客气太阴湿土	气 自大暑日卯正，至秋分日寅初
仲秋	八月己酉	白露 秋分					左间 太阳寒水			自秋分日寅正，至小雪日子初
季秋	九月庚戌	寒露 霜降		太羽	太羽	立冬后四日戌时初四刻起		阳明燥金	五 主气阳明燥金 客气少阳相火	气
孟冬	十月辛亥	立冬 小雪					右间 少阳相火			自小雪日子正，至大寒日戌正
仲冬	十一月壬子	大雪 冬至						太阳寒水	六 主气太阳寒水 客气阳明燥金	
季冬	十二月癸丑	小寒 大寒								气

五　运　　　六　气

病机分析证治说学人运

名医家著证证重刊

癸未年

四季	月建	二十四节气	中运	五运		交司时刻	六气			交司时刻
				客运	主运		客气	主气	客主加临	
孟春	正月甲寅	立春 雨水	火运不及	少徵	太角	壬午年大寒日亥时初初刻起	司天 太阴湿土	厥阴风木	初 主气厥阴风木 客气厥阴风木	气 自壬午年大寒日亥初，至本年春分日酉初
仲春	二月乙卯	惊蛰 春分					左间 少阳相火			
季春	三月丙辰	清明 谷雨		太宫	少徵	春分后十三日亥时正一刻起	右间 少阴君火	少阴君火	二 主气少阴君火 客气少阴君火	气 自春分日酉正，至小满日未正
孟夏	四月丁巳	立夏 小满								
仲夏	五月戊午	芒种 夏至		少商	太宫	芒种后十日子时初二刻起	少阳相火	少阳相火	三 主气少阳相火 客气太阴湿土	气 自小满日申初，至大暑日午初
季夏	六月己未	小暑 大暑					右间			
孟秋	七月庚申	立秋 处暑		太羽	少商	处暑后七日子时正三刻起	在泉 太阳寒水	太阴湿土	四 主气太阴湿土 客气少阳相火	气 自大暑日午正，至秋分日辰正
仲秋	八月辛酉	白露 秋分					左间			
季秋	九月壬戌	寒露 霜降		少角	太羽	立冬后四日丑时初四刻起	厥阴风木	阳明燥金	五 主气阳明燥金 客气阳明燥金	气 自秋分日巳初，至小雪日卯初
孟冬	十月癸亥	立冬 小雪					右间			
仲冬	十一月甲子	大雪 冬至					阳明燥金	太阳寒水	六 主气太阳寒水 客气太阳寒水	气 自小雪日卯正，至大寒日丑正
季冬	十二月乙丑	小寒 大寒								

235

甲 申 年

四季	月（建）	二十四节气	中运	五运 主运	五运 客运	交司时刻	客气	主气	六气 客主加临	交司时刻
孟春	正月丙寅	立春 雨水	土运太过	太角	太宫	癸未年大寒日寅时初初刻起	司天 少阳相火	厥阴风木	初 主气厥阴风木 客气少阴君火	自癸未年大寒日寅初，至本年春分日子初
仲春	二月丁卯	惊蛰 春分		少徵	少商		左间 阳明燥金	少阴君火	二 主气少阴君火 客气太阴湿土	自春分日子正，至小满日戌正
季春	三月戊辰	清明 谷雨				春分后十三日寅时正一刻起	右间 太阴湿土	少阳相火	三 主气少阳相火 客气少阳相火	自小满日亥初，至大暑日酉初
孟夏	四月己巳	立夏 小满		太宫	太羽		在泉 厥阴风木	太阴湿土	四 主气太阴湿土 客气阳明燥金	自大暑日酉正，至秋分日未正
仲夏	五月庚午	芒种 夏至				芒种后十日卯初二刻起	左间 少阴君火	阳明燥金	五 主气阳明燥金 客气太阳寒水	自秋分日未初，至小雪日辰初
季夏	六月辛未	小暑 大暑		少商	少角		右间 太阳寒水	太阳寒水	六 主气太阳寒水 客气厥阴风木	自小雪日辰正，至大寒日辰正
孟秋	七月壬申	立秋 处暑				处暑后七日卯正三刻起				
仲秋	八月癸酉	白露 秋分		太羽	太徵					
季秋	九月甲戌	寒露 霜降				立冬后四日辰初四刻起				
孟冬	十月乙亥	立冬 小雪								
仲冬	十一月丙子	大雪 冬至								
季冬	十二月丁丑	小寒 大寒								

名家临证证治重刊　病证分证运气学说

乙 酉 年

四季	月	建	二十四节气	中运	客运	主运	交司时刻	客气	主气	客主加临	交司时刻
											六 气
				五 运				六 气			
孟春	正月	戊寅	立春 雨水	金运不及（太乙天符、岁会）	少商	太角	甲申年大寒日巳时初初刻起	司天 阳明燥金	厥阴风木	初 主气厥阴风木 客气太阴湿土	初 自甲申年大寒日巳初，至本年春分日卯初
仲春	二月	己卯	惊蛰 春分		太羽	少徵	春分后十三日巳正一刻起	左间 太阳寒水	少阴君火	二 主气少阴君火 客气少阳相火	二 自春分日卯正，至小满日丑正
季春	三月	庚辰	清明 谷雨			太宫		右间 少阳相火	少阳相火	三 主气少阳相火 客气阳明燥金	三 自小满日寅初，至大暑日子初
孟夏	四月	辛巳	立夏 小满						太阴湿土	四 主气太阴湿土 客气太阳寒水	四 自大暑日子正，至秋分日戌正
仲夏	五月	壬午	芒种 夏至		少角		芒种后十日午初二刻起	在泉 少阴君火	阳明燥金	五 主气阳明燥金 客气厥阴风木	五 自秋分日亥初，至小雪日酉初
季夏	六月	癸未	小暑 大暑			少商		左间 太阴湿土	太阳寒水	六 主气太阳寒水 客气少阴君火	六 自小雪日酉正，至大寒日未正
孟秋	七月	甲申	立秋 处暑		太徵		处暑后七日午正三刻起				
仲秋	八月	乙酉	白露 秋分			太羽		右间 厥阴风木			
季秋	九月	丙戌	寒露 霜降								
孟冬	十月	丁亥	立冬 小雪		少宫		立冬后四日未初四刻起				
仲冬	十一月	戊子	大雪 冬至								
季冬	十二月	己丑	小寒 大寒								

说学八运 析分证辨 病机

名家临证医著重刊

丙　戌　年

名家名著重刊　说学气运　病机分证论治

四季	月　建	二十四节气	中运	主运	客运	交司时刻	客气	主气	客主加临	交司时刻
孟春	正月庚寅	立春　雨水	水运太过（天符）	太角	太羽	乙酉年大寒日申时初初刻起	司天　太阳寒水	厥阴风木	初　主气厥阴风木　客气少阳相火	自乙酉年大寒日申初，至春分日午初　气
仲春	二月辛卯	惊蛰　春分		少徵	少角	春分后十三日申时正一刻起	左间　厥阴风木	少阴君火	二　主气少阴君火　客气阳明燥金	自春分日午正，至小满日辰正　气
季春	三月壬辰	清明　谷雨					右间　阳明燥金	少阳相火		
孟夏	四月癸巳	立夏　小满					在泉　太阴湿土	太阴湿土	三　主气少阳相火　客气太阳寒水	自小满日巳初，至大暑日卯初　气
仲夏	五月甲午	芒种　夏至		太宫	太徵	芒种后十日酉时初二刻起	左间　少阳相火	阳明燥金		
季夏	六月乙未	小暑　大暑					右间　少阴君火	太阳寒水	四　主气太阴湿土　客气厥阴风木	自大暑日卯正，至秋分日丑正　气
孟秋	七月丙申	立秋　处暑		少商	少宫	处暑后七日酉时正三刻起				
仲秋	八月丁酉	白露　秋分							五　主气阳明燥金　客气少阴君火	自秋分日寅初，至小雪日子初　气
季秋	九月戊戌	寒露　霜降								
孟冬	十月己亥	立冬　小雪		太羽	太商	立冬后四日戌时初四刻起			六　主气太阳寒水　客气太阴湿土	自小雪日子正，至大寒日戌正　气
仲冬	十一月庚子	大雪　冬至								
季冬	十二月辛丑	小寒　大寒								

丁 亥 年

四季	月　建	二十四节气	中运	客运	主运	交司时刻	客气	主气	客主加临	交司时刻
										气
孟春	正月壬寅	立春 雨水	木运不及（天符）	少角	少角	丙戌年大寒日亥时初初刻起	司天 厥阴风木	厥阴风木	**初** 主气厥阴风木 客气阳明燥金	自丙戌年大寒日亥初，至本年春分日酉初
仲春	二月癸卯	惊蛰 春分								
										气
季春	三月甲辰	清明 谷雨		太徵	太徵	春分后十三日亥时正一刻起	左间 少阴君火	少阴君火	**二** 主气少阴君火 客气太阳寒水	自春分日酉正，至小满日未正
孟夏	四月乙巳	立夏 小满								
										气
仲夏	五月丙午	芒种 夏至		少宫	少宫	芒种后十日子时初二刻起	右间 太阳寒水	少阳相火	**三** 主气少阳相火 客气厥阴风木	自小满日申初，至大暑日午初
季夏	六月丁未	小暑 大暑								
										气
孟秋	七月戊申	立秋 处暑		太商	太商	处暑后七日子时正三刻起	在泉 少阳相火	太阴湿土	**四** 主气太阴湿土 客气少阴君火	自大暑日午正，至秋分日辰正
仲秋	八月己酉	白露 秋分								
										气
季秋	九月庚戌	寒露 霜降		少羽	少羽	立冬后四日丑时初四刻起	左间 阳明燥金	阳明燥金	**五** 主气阳明燥金 客气太阴湿土	自秋分日巳初，至小雪日卯初
孟冬	十月辛亥	立冬 小雪								
										气
仲冬	十一月壬子	大雪 冬至					右间 太阴湿土	太阳寒水	**六** 主气太阳寒水 客气少阳相火	自小雪日卯正，至大寒日丑正
季冬	十二月癸丑	小寒 大寒								

五运　**六气**

名家临证医著重刊　病机分证论治说学气运

戊子年

四季	月建	二十四节气	五运				六气			
			中运	客运	主运	交司时刻	客气	主气	客主加临	交司时刻
孟春	正月甲寅	立春 雨水	火运太过(天符)	太徵	少角	丁亥年大寒日寅时初初刻起	司天 少阴君火	厥阴风木	初 主气厥阴风木客气太阳寒水	自丁亥年大寒日寅初,至本年春分日子初
仲春	二月乙卯	惊蛰 春分								
季春	三月丙辰	清明 谷雨		少宫	太徵	春分后十三日寅正一刻起	左间 太阴湿土	少阴君火	二 主气少阴君火客气厥阴风木	自春分日子正,至小满日戌正
孟夏	四月丁巳	立夏 小满					右间 厥阴风木			
仲夏	五月戊午	芒种 夏至		太商	少宫	芒种后十日卯初二刻起		少阳相火	三 主气少阳相火客气少阴君火	自小满日亥初,至大暑日酉初
季夏	六月己未	小暑 大暑					在泉 阳明燥金	太阴湿土	四 主气太阴湿土客气太阴湿土	自大暑日酉正,至秋分日未正
孟秋	七月庚申	立秋 处暑								
仲秋	八月辛酉	白露 秋分		少羽	太商	处暑后七日卯正三刻起	左间 太阳寒水	阳明燥金	五 主气阳明燥金客气少阳相火	自秋分日申初,至小雪日午初
季秋	九月壬戌	寒露 霜降								
孟冬	十月癸亥	立冬 小雪		太角	少羽	立冬后四日辰初四刻起	右间 少阳相火	太阳寒水	六 主气太阳寒水客气阳明燥金	自小雪日午正,至大寒日辰正
仲冬	十一月甲子	大雪 冬至								
季冬	十二月乙丑	小寒 大寒								

名家证证医著重刊　运气学说　辨分证论病

己 丑 年

四季	月建	二十四节气	中运	五运 主运	五运 客运	五运 交司时刻	六气 客气	六气 主气	六气 客主加临	六气 交司时刻
孟春	正月丙寅	立春 雨水	土运不及（太一天符、岁会）	少角	少宫	戊子年大寒日亥时初初刻起	太阴湿土（司天）	厥阴风木	初 主气厥阴风木 客气厥阴风木	初气 自戊子年大寒日巳初，至本年春分日卯初
仲春	二月丁卯	惊蛰 春分								
季春	三月戊辰	清明 谷雨		太徵	太商	春分后十三日巳时正一刻起	少阳相火（左间）	少阴君火	二 主气少阴君火 客气少阴君火	二气 自春分日卯正，至小满日丑正
孟夏	四月己巳	立夏 小满								
仲夏	五月庚午	芒种 夏至		少宫	少羽	芒种后十日午初二刻起	少阴君火（右间）	少阳相火	三 主气少阳相火 客气太阴湿土	三气 自小满日寅正，至大暑日子初
季夏	六月辛未	小暑 大暑								
孟秋	七月壬申	立秋 处暑		太商	太角	处暑后七日未正三刻起	太阳寒水（在泉）	太阴湿土	四 主气太阴湿土 客气少阳相火	四气 自大暑日子正，至秋分日戌正
仲秋	八月癸酉	白露 秋分								
季秋	九月甲戌	寒露 霜降		少羽	少徵	立冬后四日未初四刻起	厥阴风木（左间）	阳明燥金	五 主气阳明燥金 客气阳明燥金	五气 自秋分日亥初，至小雪日酉初
孟冬	十月乙亥	立冬 小雪								
仲冬	十一月丙子	大雪 冬至					阳明燥金（右间）	太阳寒水	六 主气太阳寒水 客气太阳寒水	六气 自小雪日酉正，至大寒日未正
季冬	十二月丁丑	小寒 大寒								

病机临证分析　运气学说　名家临证医著重刊

庚 寅 年

四季	月建	二十四节气	中运	客运	主运	交司时刻（运）	客气	主气	客主加临	交司时刻（气）
孟春	正月戊寅	立春 雨水	金运太过	太商	少角	己丑年大寒日申时初初刻起	司天 少阳相火	厥阴风木	初 主气厥阴风木 客气少阴君火	初 自己丑年大寒日申时初，至本年春分日午正
仲春	二月己卯	惊蛰 春分					左间 阳明燥金	少阴君火		
季春	三月庚辰	清明 谷雨		少羽	太徵	春分后十三日申时正一刻起			二 主气少阴君火 客气太阴湿土	二 自春分日午正，至小满日辰正
孟夏	四月辛巳	立夏 小满					右间 太阴湿土	少阳相火		
仲夏	五月壬午	芒种 夏至		太角	少宫	芒种后十日酉时初二刻起			三 主气少阳相火 客气少阳相火	三 自小满日巳初，至大暑日卯初
季夏	六月癸未	小暑 大暑					在泉 厥阴风木	太阴湿土		
孟秋	七月甲申	立秋 处暑		少徵	太商	处暑后七日酉时正三刻起			四 主气太阴湿土 客气阳明燥金	四 自大暑日卯正，至秋分日丑正
仲秋	八月乙酉	白露 秋分					左间 少阴君火	阳明燥金		
季秋	九月丙戌	寒露 霜降							五 主气阳明燥金 客气太阳寒水	五 自秋分日寅初，至小雪日子初
孟冬	十月丁亥	立冬 小雪		太宫	少羽	立冬后七日戌时初四刻起				
仲冬	十一月戊子	大雪 冬至					右间 太阳寒水	太阳寒水	六 主气太阳寒水 客气厥阴风木	六 自小雪日子正，至大寒日戌正
季冬	十二月己丑	小寒 大寒								

辛 卯 年

四季	月建	二十四节气	中运	客运	主运	交司时刻	客气	主气	客主加临	交司时刻
孟春	正月庚寅	立春 雨水	水运不及	少羽	少角	庚寅年大寒日亥时初初刻起	司天 阳明燥金	厥阴风木	初 主气厥阴风木 客气太阴湿土	自庚寅年大寒日亥初，至本年春分日酉初
仲春	二月辛卯	惊蛰 春分					左间 太阳寒水			
季春	三月壬辰	清明 谷雨		太角	太徵	春分后十三日亥正一刻起		少阴君火	二 主气少阴君火 客气少阳相火	自春分日酉正，至小满日未正
孟夏	四月癸巳	立夏 小满					右间 少阳相火			
仲夏	五月甲午	芒种 夏至		少徵	少宫	芒种后十日子初二刻起		少阳相火	三 主气少阳相火 客气阳明燥金	自小满日申初，至大暑日午初
季夏	六月乙未	小暑 大暑					在泉 少阴君火			
孟秋	七月丙申	立秋 处暑		太宫	太商	处暑后七日子正三刻起		太阴湿土	四 主气太阴湿土 客气太阳寒水	自大暑日午正，至秋分日辰正
仲秋	八月丁酉	白露 秋分					左间 太阴湿土			
季秋	九月戊戌	寒露 霜降						阳明燥金	五 主气阳明燥金 客气厥阴风木	自秋分日巳初，至小雪日卯初
孟冬	十月己亥	立冬 小雪		少商	少羽	立冬后四日丑初四刻起	右间 厥阴风木			
仲冬	十一月庚子	大雪 冬至						太阳寒水	六 主气太阳寒水 客气少阴君火	自小雪日卯正，至大寒日丑正
季冬	十二月辛丑	小寒 大寒								

243

壬辰年

四季	月建	二十四节气	五运 中运	客运	主运	五运 交司时刻	六气 客气	六气 主气	六气 客主加临	六气 交司时刻
孟春	正月壬寅	立春	木运太过	太角	太角	辛卯年大寒日寅时初初刻起	司天 太阳寒水	厥阴风木	初 主气厥阴风木 客气少阳相火	自辛卯年大寒日寅初，至本年春分日子初
		雨水								
仲春	二月癸卯	惊蛰					左间 厥阴风木			
		春分		少徵	少徵	春分后十三日寅正一刻起		少阴君火	二 主气少阴君火 客气阳明燥金	自春分日子正，至小满日戌初
季春	三月甲辰	清明					右间 阳明燥金			
		谷雨								
孟夏	四月乙巳	立夏						少阳相火	三 主气少阳相火 客气太阳寒水	自小满日亥初，至大暑日酉初
		小满								
仲夏	五月丙午	芒种		太宫	太宫	芒种后十日卯初二刻起				
		夏至								
季夏	六月丁未	小暑						太阴湿土	四 主气太阴湿土 客气厥阴风木	自大暑日酉正，至秋分日未正
		大暑								
孟秋	七月戊申	立秋					在泉 太阴湿土			
		处暑		少商	少商	处暑后七日卯正三刻起				
仲秋	八月己酉	白露					左间 少阳相火	阳明燥金	五 主气阳明燥金 客气少阴君火	自秋分日申初，至小雪日午初
		秋分								
季秋	九月庚戌	寒露					右间 少阴君火			
		霜降								
孟冬	十月辛亥	立冬		太羽	太羽	立冬后四日辰初四刻起		太阳寒水	六 主气太阳寒水 客气太阴湿土	自小雪日午正，至大寒日辰正
		小雪								
仲冬	十一月壬子	大雪								
		冬至								
季冬	十二月癸丑	小寒								
		大寒								

癸 巳 年

四季	月建	二十四节气	五运				六气			
			中运	客运	主运	交司时刻	客气	主气	客主加临	交司时刻
孟春	正月甲寅	立春 雨水	火运不及（类岁会）	少徵	太角	壬辰年大寒日巳初初刻起	司天 厥阴风木	厥阴风木	初 主气厥阴风木 客气厥阴风木	气 自壬辰年大寒，至本年春分日卯初
仲春	二月乙卯	惊蛰 春分								
季春	三月丙辰	清明 谷雨		太宫	少徵	春分后十三日巳正一刻起	左间 少阴君火	少阴君火	二 主气少阴君火 客气太阳寒水	气 自春分日卯正，至小满日丑正
孟夏	四月丁巳	立夏 小满								
仲夏	五月戊午	芒种 夏至		少商	太宫	芒种后十日午初二刻起	右间 太阳寒水	少阳相火	三 主气少阳相火 客气厥阴风木	气 自小满日寅初，至大暑日子初
季夏	六月己未	小暑 大暑								
孟秋	七月庚申	立秋 处暑		太羽	少商	处暑后七日午正三刻起	在泉 少阳相火	太阴湿土	四 主气太阴湿土 客气少阴君火	气 自大暑日子正，至秋分日亥正
仲秋	八月辛酉	白露 秋分					左间 阳明燥金	阳明燥金	五 主气阳明燥金 客气太阴湿土	气 自秋分日亥初，至小雪日酉初
季秋	九月壬戌	寒露 霜降		少角	太羽	立冬后四日未初四刻起				
孟冬	十月癸亥	立冬 小雪					右间 太阴湿土	太阳寒水	六 主气太阳寒水 客气少阳相火	气 自小雪日酉正，至大寒日未正
仲冬	十一月甲子	大雪 冬至								
季冬	十二月乙丑	小寒 大寒								

245

甲午年

五运

四季	月　建	二十四节气	中运	客运	主运	交司时刻
孟春	正月丙寅	立春　雨水	土运太过	太宫	太角	癸巳年大寒日申初初刻起
仲春	二月丁卯	惊蛰　春分			少徵	春分后十三日申正一刻起
季春	三月戊辰	清明　谷雨		少商		
孟夏	四月己巳	立夏　小满			太宫	
仲夏	五月庚午	芒种　夏至		太羽		芒种后十日酉初一刻起
季夏	六月辛未	小暑　大暑			少商	
孟秋	七月壬申	立秋　处暑		少角		处暑后七日酉正三刻起
仲秋	八月癸酉	白露　秋分			太羽	
季秋	九月甲戌	寒露　霜降		太徵		立冬后四日戌初四刻起
孟冬	十月乙亥	立冬　小雪				
仲冬	十一月丙子	大雪　冬至				
季冬	十二月丁丑	小寒　大寒				

六气

客气	主气	客主加临	交司时刻
司天　少阴君火	厥阴风木	初　主气厥阴风木　客气太阳寒水	一气　自癸巳年大寒日申初，至本年春分日午初
左间　太阴湿土	少阴君火	二　主气少阴君火　客气厥阴风木	二气　自春分日午正，至小满日辰正
右间　厥阴风木	少阳相火	三　主气少阳相火　客气少阴君火	三气　自小满日巳初，至大暑日卯初
在泉　阳明燥金	太阴湿土	四　主气太阴湿土　客气太阴湿土	四气　自大暑日卯正，至秋分日丑正
左间　太阳寒水	阳明燥金	五　主气阳明燥金　客气少阳相火	五气　自秋分日寅初，至小雪日子初
右间　少阳相火	太阳寒水	六　主气太阳寒水　客气阳明燥金	六气　自小雪日子正，至大寒日戌正

名家临证医著重刊　运气学说　辨证分析证治　病机

乙　未　年

四季	月建	二十四节气	中运	客运	主运	交司时刻（五运）	客气	主气	客主加临	交司时刻（六气）
孟春	正月戊寅	立春 雨水	金运不及	少商	太角	甲午年大寒日亥初初刻起	司天 太阴湿土	厥阴风木	初 主气厥阴风木 客气厥阴风木	初 自甲午年大寒日亥初，至本年春分日酉初
仲春	二月己卯	惊蛰 春分		太羽	少徵	春分后十三日亥时正一刻起	左间 少阳相火	少阴君火	二 主气少阴君火 客气少阴君火	二 自春分日酉正，至小满日未正
季春	三月庚辰	清明 谷雨					右间 少阴君火	少阳相火	三 主气少阳相火 客气太阴湿土	三 自小满日申初，至大暑日午初
孟夏	四月辛巳	立夏 小满		少角	太宫	芒种后十日子时初二刻起		太阴湿土	四 主气太阴湿土 客气少阳相火	四 自大暑日午正，至秋分日辰正
仲夏	五月壬午	芒种 夏至		太徵	少商	处暑后七日子时正三刻起	在泉 太阳寒水	阳明燥金	五 主气阳明燥金 客气阳明燥金	五 自秋分日巳初，至小雪日卯初
季夏	六月癸未	小暑 大暑					左间 厥阴风木	太阳寒水	六 主气太阳寒水 客气太阳寒水	六 自小雪日卯正，至大寒日丑正
孟秋	七月甲申	立秋 处暑		少宫	太羽	立冬后四日丑时初四刻起	右间 阳明燥金			
仲秋	八月乙酉	白露 秋分								
季秋	九月丙戌	寒露 霜降								
孟冬	十月丁亥	立冬 小雪								
仲冬	十一月戊子	大雪 冬至								
季冬	十二月己丑	小寒 大寒								

病机证治学说 许分证证医著重刊 名家

丙申年

四季	月建	二十四节气	中运	客运	主运	交司时刻（运）	客气	主气	客主加临	交司时刻（气）
孟春	正月庚寅	立春 雨水	水运太过	太羽	太角	乙未年大寒日寅时初初刻起	司天 少阳相火	厥阴风木	初 主气厥阴风木 客气少阳相火	自乙未年大寒日寅初，至本年春分日子正
仲春	二月辛卯	惊蛰 春分					左间 阳明燥金	少阴君火		
季春	三月壬辰	清明 谷雨		少角	少徵	春分后十三日寅正一刻起			二 主气少阴君火 客气太阴湿土	自春分日子正，至小满日戌正
孟夏	四月癸巳	立夏 小满					右间 太阴湿土			
仲夏	五月甲午	芒种 夏至		太徵	太宫	芒种后十日卯初二刻起		少阳相火	三 主气少阳相火 客气少阳相火	自小满日亥初，至大暑日酉初
季夏	六月乙未	小暑 大暑						太阴湿土		
孟秋	七月丙申	立秋 处暑		少宫	少商	处暑后七日卯正三刻起	在泉 厥阴风木		四 主气太阴湿土 客气阳明燥金	自大暑日酉正，至秋分日未正
仲秋	八月丁酉	白露 秋分					左间 少阴君火	阳明燥金		
季秋	九月戊戌	寒露 霜降							五 主气阳明燥金 客气太阳寒水	自秋分日申初，至小雪日午初
孟冬	十月己亥	立冬 小雪		太商	太羽	立冬后四日辰初四刻起		太阳寒水		
仲冬	十一月庚子	大雪 冬至					右间 太阳寒水		六 主气太阳寒水 客气厥阴风木	自小雪日午正，至大寒日辰正
季冬	十二月辛丑	小寒 大寒								

名家临证医著重刊　病机证治分辨　运气学说

丁 酉 年

四季	月 建	二十四节气	中运	客运	主运	交司时刻	客气	主气	客主加临	气	交司时刻
孟春	正月壬寅	立春	木运不及	少角	少角	丙申年大寒日巳初初刻起	阳明燥金（司天）	厥阴风木	初 主气厥阴风木 客气太阴湿土	初	自丙申年大寒日巳初，至本年春分日卯初
		雨水									
仲春	二月癸卯	惊蛰					太阳寒水（左间）				
		春分									
季春	三月甲辰	清明		太徵	太徵	春分后十三日巳正一刻起		少阴君火	二 主气少阴君火 客气少阳相火	二	自春分日卯正，至小满日丑正
		谷雨									
孟夏	四月乙巳	立夏					少阳相火（右间）				
		小满									
仲夏	五月丙午	芒种		少宫	少宫	芒种后十日午初二刻起		少阳相火	三 主气少阳相火 客气阳明燥金	三	自小满日寅初，至大暑日子初
		夏至									
季夏	六月丁未	小暑					少阴君火（在泉）				
		大暑									
孟秋	七月戊申	立秋		太商	太商	处暑后七日午正三刻起		太阴湿土	四 主气太阴湿土 客气太阳寒水	四	自大暑日子正，至秋分日戌正
		处暑									
仲秋	八月己酉	白露					太阴湿土（左间）				
		秋分									
季秋	九月庚戌	寒露						阳明燥金	五 主气阳明燥金 客气厥阴风木	五	自秋分日亥初，至小雪日酉初
		霜降									
孟冬	十月辛亥	立冬		少羽	少羽	立冬后四日未初四刻起	厥阴风木（右间）				
		小雪									
仲冬	十一月壬子	大雪						太阳寒水	终 主气太阳寒水 客气少阴君火	终	自小雪日酉正，至大寒日未正
		冬至									
季冬	十二月癸丑	小寒									
		大寒									

戊戌年

四季	月建	二十四节	中运	客运（五运）	主运	交司时刻（五运）	客气	主气	客主加临	交司时刻（六气）
孟春	正月甲寅	立春	火运太过	太徵	少角	丁酉年大寒日申初初刻起	司天　太阳寒水	厥阴风木	初　主气厥阴风木　客气太阳寒水	自丁酉年大寒日申初，至本年春分日午初
		雨水								
仲春	二月乙卯	惊蛰								
		春分						少阴君火	二　主气少阴君火　客气厥阴风木	自春分日午正，至小满日辰正
季春	三月丙辰	清明		少宫	太徵	春分后十三日申正一刻起	左间　厥阴风木			
		谷雨								
孟夏	四月丁巳	立夏								
		小满						少阳相火	三　主气少阳相火　客气少阴君火	自小满日巳初，至大暑日卯初
仲夏	五月戊午	芒种					右间　阳明燥金			
		夏至		太商	少宫	芒种后十日酉初二刻起				
季夏	六月己未	小暑								
		大暑						太阴湿土	四　主气太阴湿土　客气少阳相火	自大暑日卯正，至秋分日寅初
孟秋	七月庚申	立秋					在泉　太阴湿土			
		处暑								
仲秋	八月辛酉	白露		少羽	太商	处暑后七日酉正三刻起				
		秋分						阳明燥金	五　主气阳明燥金　客气太阴湿土	自秋分日寅正，至小雪日子初
季秋	九月壬戌	寒露					左间　少阳相火			
		霜降								
孟冬	十月癸亥	立冬								
		小雪		太角	少羽	立冬后四日戌初四刻起		太阳寒水	六　主气太阳寒水　客气阳明燥金	自小雪日子正，至大寒日戌正
仲冬	十一月甲子	大雪					右间　少阴君火			
		冬至								
季冬	十二月乙丑	小寒								
		大寒								

病机分证辨运气学说　名家临证证著重刊

己亥 年

四季	月建	二十四节气	五运 中运	五运 客运	五运 主运	五运 交司时刻	六气 客气	六气 主气	六气 客主加临	六气 交司时刻
孟春	正月丙寅	立春 雨水	土运不及	少宫	少角	戊戌年大寒日亥时初初刻起	司天 厥阴风木	厥阴风木	初 主气厥阴风木 客气阳明燥金	自戊戌年大寒，至本年春分日酉初
仲春	二月丁卯	惊蛰 春分		太商	太徵		左间 少阴君火	少阴君火	二 主气少阴君火 客气太阳寒水	自春分日酉正，至小满日未正
季春	三月戊辰	清明 谷雨				春分后十三日亥正一刻起				
孟夏	四月己巳	立夏 小满		少羽	少宫		右间 太阳寒水	少阳相火	三 主气少阳相火 客气厥阴风木	自小满日申初，至大暑日午正
仲夏	五月庚午	芒种 夏至				芒种后十日子初二刻起	在泉 少阳相火			
季夏	六月辛未	小暑 大暑		太角	太商			太阴湿土	四 主气太阴湿土 客气少阴君火	自大暑日午正，至秋分日辰正
孟秋	七月壬申	立秋 处暑				处暑后七日子正三刻起	左间 阳明燥金			
仲秋	八月癸酉	白露 秋分		少徵	少羽		右间 太阴湿土	阳明燥金	五 主气阳明燥金 客气太阴湿土	自秋分日巳初，至小雪日卯初
季秋	九月甲戌	寒露 霜降				立冬后四日丑初四刻起				
孟冬	十月乙亥	立冬 小雪						太阳寒水	六 主气太阳寒水 客气少阳相火	自小雪日卯正，至大寒日丑正
仲冬	十一月丙子	大雪 冬至								
季冬	十二月丁丑	小寒 大寒								

庚 子 年

四季	月建	二十四节气	五运 中运	客运	主运	交司时刻	六气 客气	主气	客主加临	交司时刻
孟春	正月戊寅	立春	金运太过（同天符）	太商	少角	己亥年大寒日寅时初初刻起	司天 少阴君火	厥阴风木	初 主气厥阴风木 客气太阳寒水	自己亥年大寒日寅初，至本年春分日子初
		雨水								
仲春	二月己卯	惊蛰								
		春分		少羽	太徵	春分后十三日寅正一刻起	左间 太阴湿土	少阴君火	二 主气少阴君火 客气厥阴风木	自春分日子正，至小满日戌正
季春	三月庚辰	清明								
		谷雨								
孟夏	四月辛巳	立夏								
		小满					右间 厥阴风木	少阳相火	三 主气少阳相火 客气少阴君火	自小满日亥初，至大暑日酉初
仲夏	五月壬午	芒种		太角	少宫	芒种后十日卯初二刻起				
		夏至								
季夏	六月癸未	小暑								
		大暑					在泉 阳明燥金	太阴湿土	四 主气太阴湿土 客气太阴湿土	自大暑日酉正，至秋分日申正
孟秋	七月甲申	立秋								
		处暑		少徵	太商	处暑后七日卯正三刻起				
仲秋	八月乙酉	白露								
		秋分					左间 太阳寒水	阳明燥金	五 主气阳明燥金 客气少阳相火	自秋分日申初，至小雪日午初
季秋	九月丙戌	寒露								
		霜降								
孟冬	十月丁亥	立冬		太宫	少羽	立冬后四日辰初四刻起				
		小雪					右间 少阳相火	太阳寒水	六 主气太阳寒水 客气阳明燥金	自小雪日午正，至大寒日辰正
仲冬	十一月戊子	大雪								
		冬至								
季冬	十二月己丑	小寒								
		大寒								

辛 丑 年

四季	月建	二十四节气	中运	客运	主运	五运交司时刻	客气	主气	客主加临	六气交司时刻
孟春	正月庚寅	立春 雨水	水运不及（同岁会）	少羽	少角	庚子年大寒日巳初初刻起	司天 太阴湿土	厥阴风木	初 主气厥阴风木 客气厥阴风木	气 自庚子岁大寒日巳初，至本年春分日卯初
仲春	二月辛卯	惊蛰 春分								
季春	三月壬辰	清明 谷雨		太角	太徵	春分后十三日巳正一刻起	左间 少阳相火	少阴君火	二 主气少阴君火 客气少阴君火	气 自春分日卯正，至小满日丑正
孟夏	四月癸巳	立夏 小满					右间 少阴君火			
仲夏	五月甲午	芒种 夏至		少徵	少宫	芒种后十日午初二刻起	右间 少阴君火	少阳相火	三 主气少阳相火 客气太阴湿土	气 自小满日寅初，至大暑日子初
季夏	六月乙未	小暑 大暑					在泉 太阳寒水	太阴湿土	四 主气太阴湿土 客气少阳相火	气 自大暑日子正，至秋分日戌正
孟秋	七月丙申	立秋 处暑		太宫	太商	处暑后七日午正三刻起	左间 太阳寒水			
仲秋	八月丁酉	白露 秋分					左间 厥阴风木	阳明燥金	五 主气阳明燥金 客气阳明燥金	气 自秋分日亥初，至小雪日酉初
季秋	九月戊戌	寒露 霜降		少商	少羽	立冬后四日未初四刻起	右间 阳明燥金			
孟冬	十月己亥	立冬 小雪						太阳寒水	六 主气太阳寒水 客气太阳寒水	气 自小雪日酉正，至大寒日未正
仲冬	十一月庚子	大雪 冬至								
季冬	十二月辛丑	小寒 大寒								

病机分证论析 说运气学 名家临证医著重刊

壬寅年

四季	月建	二十四节气	中运	客运	主运	交司时刻	客气	主气	客主加临	交司时刻
孟春	正月壬寅	立春 雨水	木运太过（同天符、类岁会）	太角	太角	辛丑年大寒日申初初刻起	司天 少阳相火	厥阴风木	初 主气厥阴风木 客气少阴君火	自辛丑年大寒日申初初，至本年春分日午初
仲春	二月癸卯	惊蛰 春分		少徵	少徵	春分后十三日申正一刻起	左间 阳明燥金	少阴君火	二 主气少阴君火 客气太阴湿土	自春分日午正，至小满日辰正
季春	三月甲辰	清明 谷雨					右间 太阴湿土	少阳相火	三 主气少阳相火 客气少阳相火	自小满日巳初，至大暑日卯初
孟夏	四月乙巳	立夏 小满		太宫	太宫	芒种后十日酉初二刻起	在泉 厥阴风木	太阴湿土	四 主气太阴湿土 客气阳明燥金	自大暑日卯正，至秋分日丑正
仲夏	五月丙午	芒种 夏至					左间 少阴君火	阳明燥金	五 主气阳明燥金 客气太阳寒水	自秋分日寅初，至小雪日子初
季夏	六月丁未	小暑 大暑		少商	少商	处暑后七日酉正三刻起	右间 太阳寒水	太阳寒水	六 主气太阳寒水 客气厥阴风木	自小雪日子正，至大寒日戌正
孟秋	七月戊申	立秋 处暑								
仲秋	八月己酉	白露 秋分		太羽	太羽	立冬后四日戌初四刻起				
季秋	九月庚戌	寒露 霜降								
孟冬	十月辛亥	立冬 小雪								
仲冬	十一月壬子	大雪 冬至								
季冬	十二月癸丑	小寒 大寒								

名家临证医著重刊

癸卯 年

四季	月建	二十四节气	中运	客运	主运	交司时刻（五运）	客气	主气	客主加临	气	交司时刻（六气）
孟春	正月甲寅	立春 雨水	火运不及（同岁会）	少徵	太角	壬寅年大寒日亥初初刻起	司天 阳明燥金	厥阴风木	主气厥阴风木 客气太阴湿土	初	自壬寅年大寒日亥初，至本年春分日酉初
仲春	二月乙卯	惊蛰 春分									
季春	三月丙辰	清明 谷雨		太宫	少徵	春分后十三日亥正一刻起	左间 太阳寒水	少阴君火	主气少阴君火 客气少阳相火	二	自春分日酉正，至小满日未正
孟夏	四月丁巳	立夏 小满									
仲夏	五月戊午	芒种 夏至		少商	太宫	芒种后十日子初二刻起	右间 少阳相火	少阳相火	主气少阳相火 客气阳明燥金	三	自小满日申初，至大暑日午初
季夏	六月己未	小暑 大暑									
孟秋	七月庚申	立秋 处暑		太羽	少商	处暑后七日子正三刻起	在泉 少阴君火	太阴湿土	主气太阴湿土 客气太阳寒水	四	自大暑日午正，至秋分日辰正
仲秋	八月辛酉	白露 秋分									
季秋	九月壬戌	寒露 霜降		少角	太羽	立冬后四日丑初四刻起	左间 太阴湿土	阳明燥金	主气阳明燥金 客气厥阴风木	五	自秋分日巳初，至小雪日卯初
孟冬	十月癸亥	立冬 小雪									
仲冬	十一月甲子	大雪 冬至					右间 厥阴风木	太阳寒水	主气太阳寒水 客气少阴君火	六	自小雪日卯正，至大寒日丑正
季冬	十二月乙丑	小寒 大寒									

病机证治分析 运气学说

名家临证医著重刊

甲辰年

四季	月建	二十四节气	中运	主运	客运	交司时刻	客气	主气	客主加临	交司时刻
孟春	正月丙寅	立春 雨水	土运太过（岁会，同天符）	太角	太宫	癸卯年大寒日寅时初初刻起	太阳寒水（司天）	厥阴风木	初 主气厥阴风木 客气少阳相火	自癸卯年大寒日亥初，至本年春分日子初（初气）
仲春	二月丁卯	惊蛰 春分								
季春	三月戊辰	清明 谷雨		少徵	少商	春分后十三日寅正一刻起	厥阴风木（左间）	少阴君火	二 主气少阴君火 客气阳明燥金	自春分子正，至小满日戌正（二气）
孟夏	四月己巳	立夏 小满								
仲夏	五月庚午	芒种 夏至		太宫	太羽	芒种后十日卯初二刻起	阳明燥金（右间）	少阳相火	三 主气少阳相火 客气太阳寒水	自小满日亥正，至大暑日酉初（三气）
季夏	六月辛未	小暑 大暑								
孟秋	七月壬申	立秋 处暑		少商	少角	处暑后七日卯正三刻起	太阴湿土（在泉）	太阴湿土	四 主气太阴湿土 客气厥阴风木	自大暑日酉正，至秋分日未正（四气）
仲秋	八月癸酉	白露 秋分								
季秋	九月甲戌	寒露 霜降		太羽	太徵	立冬后四日辰初四刻起	少阳相火（左间）	阳明燥金	五 主气阳明燥金 客气少阴君火	自秋分日申初，至小雪日午正（五气）
孟冬	十月乙亥	立冬 小雪								
仲冬	十一月丙子	大雪 冬至					少阴君火（右间）	太阳寒水	六 主气太阳寒水 客气太阴湿土	自小雪日午正，至大寒日辰正（六气）
季冬	十二月丁丑	小寒 大寒								

名家临证医著重刊　病机分证论治　运气学说

乙巳年

四季	月建	二十四节气	五运 中运	五运 主运	五运 客运	五运 交司时刻	六气 客气	六气 主气	六气 客主加临	六气 交司时刻
孟春	正月戊寅	立春 雨水	金运不及	太角	少商	甲辰年大寒日巳初初刻起	司天 厥阴风木	厥阴风木	初 主气厥阴风木 客气阳明燥金	初气 自甲辰年大寒日巳初,至本年春分日卯初
仲春	二月己卯	惊蛰 春分					左间 少阴君火	少阴君火	二 主气少阴君火 客气太阳寒水	二气 自春分日卯正,至小满日丑正
季春	三月庚辰	清明 谷雨		少徵	太羽	春分后十三日巳正一刻起				
孟夏	四月辛巳	立夏 小满					右间 太阳寒水	少阳相火	三 主气少阳相火 客气厥阴风木	三气 自小满日寅初,至大暑日子初
仲夏	五月壬午	芒种 夏至		太宫	少角	芒种后十日日午正一刻起				
季夏	六月癸未	小暑 大暑					在泉 少阳相火	太阴湿土	四 主气太阴湿土 客气少阴君火	四气 自大暑日子正,至秋分日戌正
孟秋	七月甲申	立秋 处暑		少商	太徵	处暑后七日日午正三刻起				
仲秋	八月乙酉	白露 秋分					左间 阳明燥金	阳明燥金	五 主气阳明燥金 客气太阴湿土	五气 自秋分日亥初,至小雪日酉初
季秋	九月丙戌	寒露 霜降		太羽	少宫	立冬后四日日未初四刻起				
孟冬	十月丁亥	立冬 小雪					右间 太阴湿土	太阳寒水	六 主气太阳寒水 客气少阳相火	六气 自小雪日酉正,至大寒日未正
仲冬	十一月戊子	大雪 冬至								
季冬	十二月己丑	小寒 大寒								

257

病机临证分析　运气学说　名家临证医著重刊

丙午年

四季	月建	二十四节气	中运	客运	主运	交司时刻（五运）	客气	主气	客主加临	交司时刻（六气）
孟春	正月庚寅	立春 雨水	水运太过	太羽	太角	乙巳年大寒日申初初刻起	少阴君火（司天）	厥阴风木	初　主气厥阴风木，客气太阳寒水	初　自乙巳年大寒日申初，至本年春分日午初
仲春	二月辛卯	惊蛰 春分					太阴湿土（左间）			
季春	三月壬辰	清明 谷雨		少角	少徵	春分后十三日申正一刻起		少阴君火	二　主气少阴君火，客气厥阴风木	二　自春分日午正，至小满日辰正
孟夏	四月癸巳	立夏 小满								
仲夏	五月甲午	芒种 夏至		太徵	太宫	芒种后十日酉初二刻起	厥阴风木（右间）	少阳相火	三　主气少阳相火，客气少阴君火	三　自小满日巳初，至大暑日卯初
季夏	六月乙未	小暑 大暑								
孟秋	七月丙申	立秋 处暑		少商	少商	处暑后七日酉正三刻起	阳明燥金（在泉）	太阴湿土	四　主气太阴湿土，客气太阴湿土	四　自大暑日卯正，至秋分日丑正
仲秋	八月丁酉	白露 秋分								
季秋	九月戊戌	寒露 霜降					太阳寒水（左间）	阳明燥金	五　主气阳明燥金，客气少阳相火	五　自秋分日寅初，至小雪日子初
孟冬	十月己亥	立冬 小雪		太羽	太羽	立冬后四日戌初四刻起				
仲冬	十一月庚子	大雪 冬至					少阳相火（右间）	太阳寒水	六　主气太阳寒水，客气阳明燥金	六　自小雪日子正，至大寒日戌正
季冬	十二月辛丑	小寒 大寒								

丁未年

四季	月建	二十四节气	五运				六气			
			中运	主运	客运	交司时刻	客气	主气	客主加临	交司时刻
孟春	正月壬寅	立春 雨水	木运不及	少角	少角	丙午年大寒日亥初初刻起	司天 太阴湿土	厥阴风木	主气厥阴风木 客气厥阴风木（初）	自丙午年大寒日亥初,至本年春分日酉初（气）
仲春	二月癸卯	惊蛰 春分					左间			
季春	三月甲辰	清明 谷雨		太徵	太徵	春分后十三日亥正一刻起	少阳相火	少阴君火	主气少阴君火 客气少阴君火（二）	自春分日酉正,至小满日未正（气）
孟夏	四月乙巳	立夏 小满					右间			
仲夏	五月丙午	芒种 夏至		少宫	少宫	芒种后十日子初二刻起	少阴君火	少阳相火	主气少阳相火 客气太阴湿土（三）	自小满日申初,至大暑日午初（气）
季夏	六月丁未	小暑 大暑					在泉 太阳寒水			
孟秋	七月戊申	立秋 处暑		太商	太商	处暑后七日子正三刻起	太阳寒水	太阴湿土	主气太阴湿土 客气少阳相火（四）	自大暑日午正,至秋分日辰正（气）
仲秋	八月己酉	白露 秋分					左间			
季秋	九月庚戌	寒露 霜降		少羽	少羽	立冬后四日丑初四刻起	厥阴风木	阳明燥金	主气阳明燥金 客气阳明燥金（五）	自秋分日巳初,至小雪日卯初（气）
孟冬	十月辛亥	立冬 小雪					右间			
仲冬	十一月壬子	大雪 冬至					阳明燥金	太阳寒水	主气太阳寒水 客气太阳寒水（六）	自小雪日卯正,至大寒日丑正（气）
季冬	十二月癸丑	小寒 大寒								

戊 申 年

四季	月 建	二十四节气	中运	客运	主运	交司时刻（五运）	客气	主气	客主加临	六气	交司时刻（六气）
孟春	正月甲寅	立春	火运太过（天符）	太徵	少角	丁未年大寒日寅初初刻起	司天 少阳相火	厥阴风木	主气厥阴风木 客气少阴君火	初	自丁未年大寒日寅初，至本年春分日子初
		雨水									
仲春	二月乙卯	惊蛰					左间 阳明燥金	少阴君火	主气少阴君火 客气太阴湿土	二	自春分日子正，至小满日戌正
		春分		少宫	太徵	春分后十三日寅正一刻起					
季春	三月丙辰	清明					右间 太阴湿土	少阳相火	主气少阳相火 客气少阳相火	三	自小满日亥初，至大暑日酉初
		谷雨									
孟夏	四月丁巳	立夏					在泉 厥阴风木	太阴湿土	主气太阴湿土 客气阳明燥金	四	自大暑日酉正，至秋分日未正
		小满									
仲夏	五月戊午	芒种		太商	少宫	芒种后十日卯初二刻起	左间 少阴君火	阳明燥金	主气阳明燥金 客气太阳寒水	五	自秋分日申初，至小雪日午初
		夏至									
季夏	六月己未	小暑					右间 太阳寒水	太阳寒水	主气太阳寒水 客气厥阴风木	六	自小雪日午正，至大寒日辰正
		大暑									
孟秋	七月庚申	立秋		少羽	太商	处暑后七日卯正三刻起					
		处暑										
仲秋	八月辛酉	白露										
		秋分										
季秋	九月壬戌	寒露										
		霜降										
孟冬	十月癸亥	立冬		太角	少羽	立冬后四日辰初四刻起					
		小雪										
仲冬	十一月甲子	大雪										
		冬至										
季冬	十二月乙丑	小寒										
		大寒										

病机临证分析 说学气运 名家名著重刊

己 酉 年

四季	月建	二十四节气	中运	客运	主运	交司时刻（五运）	客气	主气	客主加临	交司时刻（六气）
孟春	正月丙寅	立春 雨水	土运不及	少宫	少角	戌年大寒日己初初刻起	司天 阳明燥金	厥阴风木	初 主气厥阴风木 客气太阴湿土	气 初 自戌年大寒日巳初，至本年春分日卯初
仲春	二月丁卯	惊蛰 春分								
季春	三月戊辰	清明 谷雨		太商	大徵	春分后十三日巳正一刻起	左间 太阳寒水	少阴君火	二 主气少阴君火 客气少阳相火	气 二 自春分日卯正，至小满日丑正
孟夏	四月己巳	立夏 小满								
仲夏	五月庚午	芒种 夏至		少羽	少宫	芒种后十日午初二刻起	右间 少阳相火	少阳相火	三 主气少阳相火 客气阳明燥金	气 三 自小满日寅初，至大暑日子初
季夏	六月辛未	小暑 大暑								
孟秋	七月壬申	立秋 处暑		太角	太商	处暑后七日午正三刻起	在泉 少阴君火	太阴湿土	四 主气太阴湿土 客气太阳寒水	气 四 自大暑日子正，至秋分日戌正
仲秋	八月癸酉	白露 秋分								
季秋	九月甲戌	寒露 霜降		少徵	少羽	立冬后四日未初四刻起	左间 太阴湿土	阳明燥金	五 主气阳明燥金 客气厥阴风木	气 五 自秋分日亥初，至小雪日酉初
孟冬	十月乙亥	立冬 小雪								
仲冬	十一月丙子	大雪 冬至					右间 厥阴风木	太阳寒水	终 主气太阳寒水 客气少阴君火	气 终 自小雪日酉正，至大寒日未正
季冬	十二月丁丑	小寒 大寒								

五运

六气

庚　戌　年

四季	月建　月	二十四节气	五运 中运	五运 客运	五运 主运	五运 交司时刻	六气 客气	六气 主气	六气 客主加临	六气 交司时刻
孟春	正月戊寅	立春 雨水	金运太过	太商	少角	己酉年大寒日申初初刻起	太阳寒水（司天）	厥阴风木	主气厥阴风木客气少阳相火（初）	自己酉年大寒日申初，至本年春分日午初（初气）
仲春	二月己卯	惊蛰 春分			太徵		厥阴风木（左间）	少阴君火	主气少阴君火客气阳明燥金（二）	自春分日午正，至小满日辰正（二气）
季春	三月庚辰	清明 谷雨		少羽		春分后十三日申正一刻起				
孟夏	四月辛巳	立夏 小满			少宫		阳明燥金（右间）	少阳相火	主气少阳相火客气太阳寒水（三）	自小满日巳初，至大暑日卯初（三气）
仲夏	五月壬午	芒种 夏至		太角		芒种后十日酉初二刻起				
季夏	六月癸未	小暑 大暑			太商		太阴湿土（在泉）	太阴湿土	主气太阴湿土客气厥阴风木（四）	自大暑日卯正，至秋分日丑正（四气）
孟秋	七月甲申	立秋 处暑		少徵		处暑后七日酉正三刻起				
仲秋	八月乙酉	白露 秋分			少羽		少阳相火（左间）	阳明燥金	主气阳明燥金客气少阴君火（五）	自秋分日寅初，至小雪日子初（五气）
季秋	九月丙戌	寒露 霜降		太宫		立冬后四日戌初四刻起				
孟冬	十月丁亥	立冬 小雪					少阴君火（右间）	太阳寒水	主气太阳寒水客气太阴湿土（六）	自小雪日子正，至大寒日戌正（六气）
仲冬	十一月戊子	大雪 冬至								
季冬	十二月己丑	小寒 大寒								

病机证治分析　运气学说

名家医著证证重刊

辛亥年

四季	月建	二十四节气	中运	客运	主运	五运交司时刻	客气	主气	客主加临	六气交司时刻
孟春	正月庚寅	立春 雨水	水运不及（类岁会）	少羽	少角	庚戌年大寒日亥时初初刻起	司天 厥阴风木	厥阴风木	初 主气厥阴风木 客气阳明燥金	自庚戌年大寒日亥初，至本年春分日酉初
仲春	二月辛卯	惊蛰 春分					左间 少阴君火			
季春	三月壬辰	清明 谷雨		太角	太徵	春分后十三日亥正一刻起		少阴君火	二 主气少阴君火 客气太阳寒水	自春分日酉正，至小满日未正
孟夏	四月癸巳	立夏 小满					右间 太阳寒水			
仲夏	五月甲午	芒种 夏至		少徵	少宫	芒种后十日子初二刻起		少阳相火	三 主气少阳相火 客气厥阴风木	自小满日申初，至大暑分日午正
季夏	六月乙未	小暑 大暑								
孟秋	七月丙申	立秋 处暑		太宫	太商	处暑后七日子正三刻起	在泉 少阳相火	太阴湿土	四 主气太阴湿土 客气少阴君火	自大暑日午正，至秋分日辰正
仲秋	八月丁酉	白露 秋分					左间 阳明燥金			
季秋	九月戊戌	寒露 霜降						阳明燥金	五 主气阳明燥金 客气太阴湿土	自秋分日巳初，至小雪日卯初
孟冬	十月己亥	立冬 小雪		少商	少羽	立冬后四日丑初四刻起	右间 太阴湿土			
仲冬	十一月庚子	大雪 冬至						太阳寒水	六 主气太阳寒水 客气少阳相火	自小雪日卯正，至大寒日丑正
季冬	十二月辛丑	小寒 大寒								

病机临证分析　运气学说

名家临证医著重刊

壬 子 年

四季	月建	二十四节气	中运	主运	客运	交司时刻	客气	主气	客主加临	交司时刻
孟春	正月壬寅	立春 雨水	木运太过	太角	太角	辛亥年大寒日寅时初初刻起	司天 少阴君火	厥阴风木	初 主气厥阴风木 客气太阳寒水	初气 自辛亥年大寒日寅时初，至本年春分日子初
仲春	二月癸卯	惊蛰 春分					左间 太阴湿土	少阴君火		二气 自春分日子正，至小满日戌正
季春	三月甲辰	清明 谷雨		少徵	少徵	春分后十三日寅正一刻起			二 主气少阴君火 客气厥阴风木	
孟夏	四月乙巳	立夏 小满					右间 厥阴风木	少阳相火		三气 自小满日亥初，至大暑日酉初
仲夏	五月丙午	芒种 夏至		太宫	太宫	芒种后十日卯初二刻起			三 主气少阳相火 客气少阴君火	
季夏	六月丁未	小暑 大暑					在泉 阳明燥金	太阴湿土		四气 自大暑日酉正，至秋分日午正
孟秋	七月戊申	立秋 处暑		少商	少商	处暑后七日卯正三刻起			四 主气太阴湿土 客气太阴湿土	
仲秋	八月己酉	白露 秋分					左间 太阳寒水	阳明燥金		五气 自秋分日申初，至小雪日午初
季秋	九月庚戌	寒露 霜降							五 主气阳明燥金 客气少阳相火	
孟冬	十月辛亥	立冬 小雪		太羽	太羽	立冬后四日辰初四刻起	右间 少阳相火	太阳寒水		六气 自小雪日午正，至大寒日辰正
仲冬	十一月壬子	大雪 冬至							六 主气太阳寒水 客气阳明燥金	
季冬	十二月癸丑	小寒 大寒								

病机证论分析 运气学说

名家证治医著重刊

癸 丑 年

四季	月建	二十四节气	中运	主运	客运	交司时刻（五运）	客气	主气	客主加临（六气）	交司时刻（气）
孟春	正月甲寅	立春 雨水	火运不及	太角	少徵	壬子年大寒日巳初初刻起	司天 太阴湿土	厥阴风木	初 主气厥阴风木 客气厥阴风木	自壬子年大寒日巳初，至本年春分日卯初
仲春	二月乙卯	惊蛰 春分								
季春	三月丙辰	清明 谷雨		少徵	太宫	春分后十三日巳正一刻起	左间 少阳相火	少阴君火	二 主气少阴君火 客气少阴君火	自春分日卯正，至小满日丑正
孟夏	四月丁巳	立夏 小满					右间 少阴君火			
仲夏	五月戊午	芒种 夏至		太宫	少商	芒种后十日午初二刻起		少阳相火	三 主气少阳相火 客气太阴湿土	自小满日寅初，至大暑日子初
季夏	六月己未	小暑 大暑					在泉 太阳寒水			
孟秋	七月庚申	立秋 处暑		少商	太羽	处暑后七日午正三刻起		太阴湿土	四 主气太阴湿土 客气少阳相火	自大暑日子正，至秋分日戌正
仲秋	八月辛酉	白露 秋分					左间 厥阴风木	阳明燥金	五 主气阳明燥金 客气阳明燥金	自秋分日亥初，至小雪日酉初
季秋	九月壬戌	寒露 霜降		太羽	少角	立冬后四日未初四刻起				
孟冬	十月癸亥	立冬 小雪					右间 阳明燥金	太阳寒水	六 主气太阳寒水 客气太阳寒水	自小雪日酉正，至大寒日未正
仲冬	十一月甲子	大雪 冬至								
季冬	十二月乙丑	小寒 大寒								

病机证证分析 运气说学·名家临证医著重刊

甲 寅 年

四季	月建	二十四节气	中运	客运	主运	交司时刻	客气	主气	客主加临	交司时刻
孟春	正月丙寅	立春 雨水	土运太过	太宫	太角	癸丑年大寒日申初初刻起	司天 少阳相火	厥阴风木	初 主气厥阴风木 客气少阴君火	初 自癸丑年大寒日申初，至本年春分日午初正
仲春	二月丁卯	惊蛰 春分					左间 阳明燥金	少阴君火	二 主气少阴君火 客气太阴湿土	二 自春分日午正，至小满日辰正正
季春	三月戊辰	清明 谷雨		少商	少徵	春分后十三日申正一刻起				
孟夏	四月己巳	立夏 小满					右间 太阴湿土	少阳相火	三 主气少阳相火 客气少阳相火	三 自小满日巳初，至大暑日卯初正
仲夏	五月庚午	芒种 夏至		太羽	太宫	芒种后十日酉初二刻起				
季夏	六月辛未	小暑 大暑					在泉 厥阴风木	太阴湿土	四 主气太阴湿土 客气阳明燥金	四 自大暑日卯正，至秋分日丑正正
孟秋	七月壬申	立秋 处暑		少角	少商	处暑后七日酉正三刻起				
仲秋	八月癸酉	白露 秋分					左间 少阴君火	阳明燥金	五 主气阳明燥金 客气太阳寒水	五 自秋分日寅初，至小雪日子初正
季秋	九月甲戌	寒露 霜降								
孟冬	十月乙亥	立冬 小雪		太徵	太羽	立冬后四日戌初四刻起	右间 太阳寒水	太阳寒水	六 主气太阳寒水 客气厥阴风木	六 自小雪日子正，至大寒日戌正正
仲冬	十一月丙子	大雪 冬至								
季冬	十二月丁丑	小寒 大寒								

病机分析临床教材

说学气运

名家临证医著重刊

乙 卯 年

四季	月建	二十四节气	五运				六气			
			中运	客运	主运	交司时刻	客气	主气	客主加临	交司时刻
孟春	正月戊寅	立春 雨水	金运不及（天符）	少商	太角	甲寅年大寒日亥初初刻起	阳明燥金 司天	厥阴风木	初 主气厥阴风木 客气阳明燥金	自甲寅年大寒日亥初，至本年春分日酉初 气
仲春	二月己卯	惊蛰 春分								
季春	三月庚辰	清明 谷雨		太羽	少徵	春分后十三日亥正一刻起	太阳寒水 左间	少阴君火	二 主气少阴君火 客气少阴君火	自春分日酉正，至小满日未正 气
孟夏	四月辛巳	立夏 小满								
仲夏	五月壬午	芒种 夏至		少角	太宫	芒种后十日子初二刻起	少阳相火 右间	少阳相火	三 主气少阳相火 客气少阳相火	自小满日申初，至大暑日午初 气
季夏	六月癸未	小暑 大暑								
孟秋	七月甲申	立秋 处暑		太徵	少商	处暑后七日子正三刻起	少阴君火 在泉	太阴湿土	四 主气太阴湿土 客气太阴湿土	自大暑日午正，至秋分日辰正 气
仲秋	八月乙酉	白露 秋分								
季秋	九月丙戌	寒露 霜降		少宫	太羽	立冬后四日丑初四刻起	太阴湿土 左间	阳明燥金	五 主气阳明燥金 客气厥阴风木	自秋分日巳初，至小雪日卯初 气
孟冬	十月丁亥	立冬 小雪								
仲冬	十一月戊子	大雪 冬至						太阳寒水	六 主气太阳寒水 客气少阴君火	自小雪日卯正，至大寒日丑正 气
季冬	十二月己丑	小寒 大寒					厥阴风木 右间			

病机证分析　运气学说　名家临证医著重刊

丙 辰 年

四季	月　建	二十四节气	中运	客运	主运	交司时刻	客气	主气	客主加临	交司时刻
孟春	正月庚寅	立春／雨水	水运不及（天符）	太羽	太角	乙卯年大寒日寅初初刻起	太阳寒水（司天）	厥阴风木	初　主气厥阴风木　客气少阳相火	自己卯年大寒日寅初，至本年春分日子初
仲春	二月辛卯	惊蛰／春分					厥阴风木（左间）	少阴君火		
季春	三月壬辰	清明／谷雨		少角	少徵	春分后十三日寅正一刻起		少阳相火	二　主气少阴君火　客气阳明燥金	自春分日子正，至小满日戌正
孟夏	四月癸巳	立夏／小满					阳明燥金（右间）	太阴湿土		
仲夏	五月甲午	芒种／夏至		太徵	太宫	芒种后十日卯初二刻起		阳明燥金	三　主气少阳相火　客气太阳寒水	自小满日亥初，至大暑日酉初
季夏	六月乙未	小暑／大暑					太阴湿土（在泉）	太阳寒水		
孟秋	七月丙申	立秋／处暑		少宫	少商	处暑后七日卯正三刻起			四　主气太阴湿土　客气厥阴风木	自大暑日酉正，至秋分日未正
仲秋	八月丁酉	白露／秋分					少阳相火（左间）			
季秋	九月戊戌	寒露／霜降							五　主气阳明燥金　客气少阴君火	自秋分日申初，至小雪日午初
孟冬	十月己亥	立冬／小雪		太商	太羽	立冬后四日辰初四刻起	少阴君火（右间）			
仲冬	十一月庚子	大雪／冬至							六　主气太阳寒水　客气太阴湿土	自小雪日午正，至大寒日辰正
季冬	十二月辛丑	小寒／大寒								

病机证分析辨证　运气学说

名家临证医著重刊

丁巳年

四季	月建	二十四节气	五运				六气				
			中运	客运	主运	交司时刻	客气	主气	客主加临	交司时刻	气
孟春	正月壬寅	立春 雨水	木运不及（天符）	少角	少角	丙辰年大寒日巳初初刻起	厥阴风木 司天	厥阴风木	主气厥阴风木 客气阳明燥金	自丙辰年大寒日巳初，至本年春分日卯初	初
仲春	二月癸卯	惊蛰 春分									
季春	三月甲辰	清明 谷雨		太徵	太徵	春分后十三日巳正一刻起	少阴君火 左间	少阴君火	主气少阴君火 客气太阳寒水	自春分日卯正，至小满日丑正	二
孟夏	四月乙巳	立夏 小满									
仲夏	五月丙午	芒种 夏至		少宫	少宫	芒种后十日午初二刻起	太阳寒水 右间	少阳相火	主气少阳相火 客气厥阴风木	自小满日寅初，至大暑日子初	三
季夏	六月丁未	小暑 大暑									
孟秋	七月戊申	立秋 处暑		太商	太商	处暑后七日午正三刻起	少阳相火 在泉	太阴湿土	主气太阴湿土 客气少阴君火	自大暑日子正，至秋分日戌正	四
仲秋	八月己酉	白露 秋分					阳明燥金 左间				
季秋	九月庚戌	寒露 霜降		少羽	少羽	立冬后四日未初四刻起		阳明燥金	主气阳明燥金 客气太阴湿土	自秋分日亥初，至小雪日酉初	五
孟冬	十月辛亥	立冬 小雪					太阴湿土 右间				
仲冬	十一月壬子	大雪 冬至						太阳寒水	主气太阳寒水 客气少阳相火	自小雪日酉正，至大寒日未正	六
季冬	十二月癸丑	小寒 大寒									

戊　午　年

四季	月建	二十四节气	五运 中运	五运 客运	五运 主运	五运 交司时刻	六气 客气	六气 主气	六气 客主加临	六气 交司时刻
孟春	正月甲寅	立春／雨水	火运太过（太乙天符、岁会）	太徵	少角	丁巳年大寒日申初初刻起	司天 少阴君火	厥阴风木	初　主气厥阴风木　客气太阳寒水	自丁巳年大寒日申初，至本年春分日午初
仲春	二月乙卯	惊蛰／春分						少阴君火		
季春	三月丙辰	清明／谷雨		少宫	太徵	春分后十三日申正一刻起	左间 太阴湿土	少阳相火	二　主气少阴君火　客气厥阴风木	自春分日午正，至小满日辰正
孟夏	四月丁巳	立夏／小满					右间 厥阴风木	太阴湿土		
仲夏	五月戊午	芒种／夏至		太商	少宫	芒种后十日酉初二刻起		阳明燥金	三　主气少阳相火　客气少阴君火	自小满日巳初，至大暑日卯初
季夏	六月己未	小暑／大暑						太阳寒水		
孟秋	七月庚申	立秋／处暑		少羽	太商	处暑后七日酉正三刻起	在泉 阳明燥金		四　主气太阴湿土　客气太阴湿土	自大暑日卯正，至秋分日丑正
仲秋	八月辛酉	白露／秋分					左间 太阳寒水			
季秋	九月壬戌	寒露／霜降		太角	少羽	立冬后四日戌初四刻起			五　主气阳明燥金　客气少阳相火	自秋分日寅初，至小雪日子初
孟冬	十月癸亥	立冬／小雪					右间 少阳相火			
仲冬	十一月甲子	大雪／冬至							六　主气太阳寒水　客气阳明燥金	自小雪日子正，至大寒日戌正
季冬	十二月乙丑	小寒／大寒								

病机沙篆气运学说

名家名著重刊

证治准绳证治

己未年

四季	月建	二十四节气	中运	主运	客运	交司时刻（五运）	客气	主气	客主加临	交司时刻（六气）
孟春	正月丙寅	立春 雨水	土运不及（太乙天符、岁会）	少角	少宫	戊午年大寒日亥初初刻起	司天 太阴湿土	厥阴风木	初　主气厥阴风木　客气厥阴风木	自戊午年大寒日亥初，至本年春分日酉初
仲春	二月丁卯	惊蛰 春分					左间 少阳相火	少阴君火	二　主气少阴君火　客气少阴君火	自春分日酉正，至小满日未正
季春	三月戊辰	清明 谷雨		太徵	太商	春分后十三日亥正二刻起	右间 少阴君火	少阳相火	三　主气少阳相火　客气太阴湿土	自小满日申初，至大暑日午初
孟夏	四月己巳	立夏 小满					在泉 太阳寒水	太阴湿土	四　主气太阴湿土　客气少阳相火	自大暑日午正，至秋分日辰正
仲夏	五月庚午	芒种 夏至		少宫	少羽	芒种后十日子初二刻起	左间 厥阴风木	阳明燥金	五　主气阳明燥金　客气阳明燥金	自秋分日巳初，至小雪日卯初
季夏	六月辛未	小暑 大暑					右间 阳明燥金	太阳寒水	六　主气太阳寒水　客气太阳寒水	自小雪日卯正，至大寒日丑正
孟秋	七月壬申	立秋 处暑		太商	太角	处暑后七日子正三刻起				
仲秋	八月癸酉	白露 秋分								
季秋	九月甲戌	寒露 霜降		少羽	少徵	立冬后四日丑初四刻起				
孟冬	十月乙亥	立冬 小雪								
仲冬	十一月丙子	大雪 冬至								
季冬	十二月丁丑	小寒 大寒								

病机证治分析　运气学说

名家临证医著重刊

庚申年

四季	月	建	二十四节气	中运	客运	主运	交司时刻	客气	主气	客主加临	交司时刻
孟春	正月	戊寅	立春 雨水	金运太过（类岁会）	太商	少角	己未年大寒日寅初初刻起	司天 少阳相火	厥阴风木	初 主气厥阴风木 客气少阴君火	自己未年大寒日寅初，至本年春分日子正
仲春	二月	己卯	惊蛰 春分						少阴君火		
季春	三月	庚辰	清明 谷雨		少羽	太徵	春分后十三日寅正一刻起	左间 阳明燥金		二 主气少阴君火 客气太阴湿土	自春分日子正，至小满日戌正
孟夏	四月	辛巳	立夏 小满						少阳相火		
仲夏	五月	壬午	芒种 夏至		太角	少宫	芒种后十日卯初二刻起	右间 太阴湿土		三 主气少阳相火 客气少阳相火	自小满日亥初，至大暑日酉初
季夏	六月	癸未	小暑 大暑						太阴湿土		
孟秋	七月	甲申	立秋 处暑		少徵	太商	处暑后七日卯正三刻起	在泉 厥阴风木		四 主气太阴湿土 客气阳明燥金	自大暑日酉正，至秋分日未正
仲秋	八月	乙酉	白露 秋分						阳明燥金		
季秋	九月	丙戌	寒露 霜降		太宫	少羽	立冬后四日辰初四刻起	左间 少阴君火		五 主气阳明燥金 客气太阳寒水	自秋分日申初，至小雪日午初
孟冬	十月	丁亥	立冬 小雪						太阳寒水		
仲冬	十一月	戊子	大雪 冬至					右间 太阳寒水		六 主气太阳寒水 客气厥阴风木	自小雪日午正，至大寒日辰正
季冬	十二月	己丑	小寒 大寒								

辛 酉 年

四季	月建	二十四节气	五运 中运	五运 客运	五运 主运	五运 交司时刻	六气 客气	六气 主气	六气 客主加临	六气 交司时刻
孟春	正月庚寅	立春	水运不及	少羽	少角	庚申年大寒日巳初初刻起	阳明燥金（司天）	厥阴风木	初 主气厥阴风木 客气太阴湿土	自庚申年大寒日巳初，至本年春分日卯初
		雨水								
仲春	二月辛卯	惊蛰								
		春分								
季春	三月壬辰	清明		太角	太徵	春分后十三日巳正一刻起	太阳寒水（左间）	少阴君火	二 主气少阴君火 客气少阳相火	自春分日卯正，至小满日丑正
		谷雨								
孟夏	四月癸巳	立夏								
		小满								
仲夏	五月甲午	芒种		少徵	少宫	芒种后十日午初二刻起	少阳相火（右间）	少阳相火	三 主气少阳相火 客气阳明燥金	自小满日寅初，至大暑日子初
		夏至								
季夏	六月乙未	小暑								
		大暑								
孟秋	七月丙申	立秋		太宫	太商	处暑后七日午正三刻起	少阴君火（在泉）	太阴湿土	四 主气太阴湿土 客气太阳寒水	自大暑日子正，至秋分日戌正
		处暑								
仲秋	八月丁酉	白露								
		秋分								
季秋	九月戊戌	寒露		少商	少羽	立冬后四日未初四刻起	太阴湿土（左间）	阳明燥金	五 主气阳明燥金 客气厥阴风木	自秋分日亥初，至小雪日酉初
		霜降								
孟冬	十月己亥	立冬								
		小雪								
仲冬	十一月庚子	大雪					厥阴风木（右间）	太阳寒水	六 主气太阳寒水 客气少阴君火	自小雪日酉正，至大寒日未正
		冬至								
季冬	十二月辛丑	小寒								
		大寒								

病机证证分析·运气学说

名家临证医著重刊

壬戌年

五运

中运	客运	主运	交司时刻
木运太过	太角	太角	辛酉年大寒日申初初刻起
	少徵	少徵	春分后十三日申正一刻起
	太宫	太宫	芒种后十日酉初三刻起
	少商	少商	处暑后七日酉正三刻起
	太羽	太羽	立冬后四日戌初四刻起

六气

客气	主气	客主加临		交司时刻
司天 太阳寒水	厥阴风木	初	主气厥阴风木 客气少阳相火	气 自辛酉年大寒日申初，至本年春分午初
左间 厥阴风木	少阴君火	二	主气少阴君火 客气阳明燥金	气 自春分日午正，至小满日辰正
右间 阳明燥金	少阳相火	三	主气少阳相火 客气太阳寒水	气 自小满日辰初，至大暑日卯初
在泉 太阴湿土	太阴湿土	四	主气太阴湿土 客气厥阴风木	气 自大暑日卯正，至秋分日丑正
左间 少阳相火	阳明燥金	五	主气阳明燥金 客气少阴君火	气 自秋分日丑初，至小雪日子初
右间 少阴君火	太阳寒水	六	主气太阳寒水 客气太阴湿土	气 自小雪日子正，至大寒日戌正

月建与二十四节气

四季	月建	二十四节气
孟春	正月壬寅	立春 雨水
仲春	二月癸卯	惊蛰 春分
季春	三月甲辰	清明 谷雨
孟夏	四月乙巳	立夏 小满
仲夏	五月丙午	芒种 夏至
季夏	六月丁未	小暑 大暑
孟秋	七月戊申	立秋 处暑
仲秋	八月己酉	白露 秋分
季秋	九月庚戌	寒露 霜降
孟冬	十月辛亥	立冬 小雪
仲冬	十一月壬子	大雪 冬至
季冬	十二月癸丑	小寒 大寒

癸 亥 年

四季	月建	二十四节气	中运	五运客运	五运主运	五运交司时刻	客气	主气	六气客主加临		交司时刻
孟春	正月甲寅	立春 雨水	火运不及（同岁会）	少徵	大角	壬戌年大寒日亥初初刻起	司天 厥阴风木	厥阴风木	初	主气厥阴风木 客气阳明燥金	自壬戌年大寒日亥初，至本年春分日酉初
仲春	二月乙卯	惊蛰 春分									
季春	三月丙辰	清明 谷雨		太宫	少徵	春分后十三日亥正二刻起	左间 少阴君火	少阴君火	二	主气少阴君火 客气太阳寒水	自春分日酉正，至小满日未正
孟夏	四月丁巳	立夏 小满									
仲夏	五月戊午	芒种 夏至		少商	太宫	芒种后十日子初二刻起	右间 太阳寒水	少阳相火	三	主气少阳相火 客气厥阴风木	自小满日申初，至大暑日午初
季夏	六月己未	小暑 大暑									
孟秋	七月庚申	立秋 处暑		太羽	少商	处暑后七日子正三刻起	在泉 少阳相火	太阴湿土	四	主气太阴湿土 客气少阴君火	自大暑日午正，至秋分日辰正
仲秋	八月辛酉	白露 秋分									
季秋	九月壬戌	寒露 霜降		少角	太羽	立冬后四日丑初四刻起	左间 阳明燥金	阳明燥金	五	主气阳明燥金 客气太阴湿土	自秋分日巳初，至小雪日卯初
孟冬	十月癸亥	立冬 小雪									
仲冬	十一月甲子	大雪 冬至					右间 太阴湿土	太阳寒水	六	主气太阳寒水 客气少阳相火	自小雪日卯正，至大寒日丑正
季冬	十二月乙丑	小寒 大寒									

病机证治分析　运气学说

名家临证医著重刊